Alejandro Reyes-Sanchez
Carla Lisette Garcia Ramos
Armando Alpizar Aguirre

Aportaciones a la Literatura Internacional

Alejandro Reyes-Sanchez
Carla Lisette Garcia Ramos
Armando Alpizar Aguirre

Aportaciones a la Literatura Internacional

De la División de Cirugía de Columna Vertebral, INRLGII

Editorial Académica Española

Imprint

Any brand names and product names mentioned in this book are subject to trademark, brand or patent protection and are trademarks or registered trademarks of their respective holders. The use of brand names, product names, common names, trade names, product descriptions etc. even without a particular marking in this work is in no way to be construed to mean that such names may be regarded as unrestricted in respect of trademark and brand protection legislation and could thus be used by anyone.

Cover image: www.ingimage.com

Publisher:
Editorial Académica Española
is a trademark of
Dodo Books Indian Ocean Ltd. and OmniScriptum S.R.L publishing group

120 High Road, East Finchley, London, N2 9ED, United Kingdom
Str. Armeneasca 28/1, office 1, Chisinau MD-2012, Republic of Moldova, Europe
Printed at: see last page
ISBN: 978-620-2-15466-6

Dedicatoria:

A nuestras esposas por el continuo apoyo en nuestro desarrollo.

A nuestras familias quienes han sacrificado parte de su tiempo a soporte de nuestra vida académica.

Autores

Alejandro Reyes-Sánchez

Dr. Armando Alpizar Aguirre

Dra. Carla Lisette García Ramos

Agradecimiento:

A todos los colaboradores por su entusiasta participación en los capítulos asignados.

Dr. Aristoteles Zarate Basurto por la revisión y redacción final del documento.

Índice

Prefacio:

Alejandro Reyes-Sánchez

Dr. Julio Pérez Oliva

"Si no sabes a dónde vas, cualquier camino te llevará allí"

Lewis Carroll.

Muchas veces se ha preguntado que se necesita para que un cirujano de columna destaque, que características tiene o por que han saltado a la fama a nivel nacional o internacional, bueno en parte es su capacidad de observación y/o desarrollo de conceptos o tecnologías, que han mejorado los procedimientos diagnósticos y de tratamiento, sin embargo más importante, pondría su capacidad de comunicación, ya que si no expusieran estos desarrollos o ideas, solo se quedarían en utopías o vanos esfuerzos. Por lo que el uso de un lenguaje técnico, científico y el manejo de instrumentos de medición para presentar los hallazgos y resultados es fundamental. Un ejemplo claro es el Dr. Lawrence Lenke quien es famoso por su aporte desarrollando una clasificación para escoliosis y el avance tecnológico de un sistema de fijación para la columna, sin embargo, desarrolló un concepto que consideró más importante el de la colocación de tornillos a manos libres, con el conocimiento pleno de la anatomía de las vertebras normales y/o deformadas. Sin embargo si no hubiese publicado y comunicado sus teorías no sería tan reconocido. Por lo que el desarrollo de las habilidades de comunicación, investigación y observación son cualidades que hacen sobresalir sobre una amplia variedad de excelentes cirujanos.

Como médicos o profesionales tenemos muchas veces claro que nuestro objetivo es graduarnos y ejercer nuestra profesión, pero si no tenemos claras nuestras metas, puede que terminemos ejerciendo en un área donde no nos sintamos completamente desarrollados y no logremos aplicar nuestras habilidades o destrezas, es por eso que definir nuestras metas y objetivos nos ayuda a visualizar y a definir un plan para alcanzarlas. Por ejemplo, estas son algunas de las preguntas que se deben realizar para poder definir nuestras metas. ¿A dónde deseas llegar? ¿Qué puesto o rol te gustaría desempeñar? ¿Conoces alguna persona que ya esté en el lugar donde deseas estar? ¿Cómo llegó a ese lugar? ¿Qué cualidades tiene esa persona? ¿Estoy dispuesto a hacer los sacrificios necesarios para alcanzar mis sueños?

Existen muchos métodos para plantear metas, pero uno sencillo y funcional consiste en hacerse las siguientes preguntas:

1. ¿Qué quieres hacer o lograr? Definir cuál es tu objetivo, sé específico.
2. ¿Por qué lo quieres hacer? Por satisfacción personal, mejorar tu nivel económico, etc. Esto te dará la motivación cuando te enfrentes a dificultades.
3. ¿Para qué lo quieres hacer? Esta pregunta es muy personal y la respuesta será. Cual es beneficio que te dará, beneficio a tu familia, a tu comunidad y/o al mundo entero.
4. ¿Cómo puedo alcanzar esta meta? Estudiando, buscando relacionarme con expertos, leyendo biografías, etc.

Está descrito que quienes escriben sus metas tienen un 20% más probabilidad de cumplirlas.

Para lograr tu meta lo más importante es conformar un equipo, cuál es tu visión de trabajo, de acuerdo con esto puedes conformar un equipo de trabajo, compañeros médicos de los cuales tengas el conocimiento de su formación y excelencia profesional, el hierro con hierro se afila. Ejerce un liderazgo en el que la definición sea el arte de influir en la gente para que trabaje con entusiasmo en la consecución de objetivos en pro del bien común, sin perder la esencia de que lo anterior debe estar basado en el servicio del líder hacia el equipo, y nunca en sentido de servirse de tus compañeros.

En Japón disfrutan mucho del pescado fresco y notan la diferencia entre el criado en cautiverio y el del mar y al ser tanta la demanda este a escaseado y han tenido que adentrarse al mar para ir a buscarlo y les tomaba muchos días de regreso por lo que lo refrigeraban pero los consumidores notaban la diferencia entre el fresco y el congelado, por lo que crearon estanques en sus barcos para llevarlos vivos de regreso, sin embargo los compradores notaban que la diferencia y el sabor se parecía al del pescado criado en cautiverio, así que la solución que encontraron fue meter un pequeño tiburón con los peces para que estos estuvieran siempre activos y nadando, aunque el escualo se comía algunos peces, los que regresaban estaban muy activos. L. Ron Hubbard a principios de los años 50 sostuvo que: "Las personas prosperan más cuando hay desafíos en su medio ambiente" por lo que una vez que sientas que has alcanzado el éxito en una meta, ponte otras mayores, ya que la comodidad es la mayor amenaza para el progreso, nunca se debe crear el éxito para luego recostarte en él.

¿Quién es un médico, un ortopedista, neurocirujano o un cirujano de columna? es un niño que soñó con serlo y nunca se dio por vencido, persevera, pero tengamos presente que los sueños sin metas son solo sueños que finalmente alimentan la decepción, por lo que, en tu camino para alcanzar el éxito, debes ser diciplinado, pero más importante se debe ser consistente, porque sin compromiso nunca se iniciará, pero sin constancia nunca terminaras, sigue estudiando, sigue trabajando y sigue creciendo.

En una reflexión personal, una de las actividades que más disfruto es la docencia y estar en el quirófano con los residentes, pues me recuerda cuando compartí quirófano con mis profesores de quienes ahora comparto el conocimiento hacia quienes lo requieren.

Con lo anterior consideramos que lo mejor de nuestro desarrollo es haber creado una escuela de Cirugía de Columna Vertebral, con un programa universitario en una sede por lo demás completa y con orgullo sabedores, que nuestros egresados llevan en su aprendizaje al menos, el conocimiento de todas las patologías de columna vertebral, y conocen el qué, el porqué, el cuándo, el cómo, con qué, pero lo más importante siempre es hasta donde se debe operar. Siempre tienen presente que no hay mejor cirugía que la que no se hace, no hay mejor cirujano que la naturaleza (historia natural de la enfermedad) y nunca se deben operar imágenes sino pacientes.

Todos ellos se sienten orgullosos de ser alumnos de la escuela INO/INR, y no de ser alumnos o seguidores de los maestros, porque la escuela perdurará y los maestros desaparecerán y serán reemplazados por otros con la misma misión.

Ejemplo contrario a lo anterior y escuchado directamente por Don Eduardo Luque Rebollar, creador de la fijación sublaminar y un sistema para reducir escoliosis, y al que se debe recordar principalmente por el concepto de fijación y corrección segmentaria de las patologías de columna, quien me dijo…" Alejandro sé que soy un gran cirujano, un gran maestro, famoso en el mundo pero no hice escuela". Ejemplo inequívoco es la escuela de Minnesota iniciada por los Drs. King y Moe, continuada por Dr. Robert Winter y en la actualidad famosa por sus cualidades y programas educativos, incluso

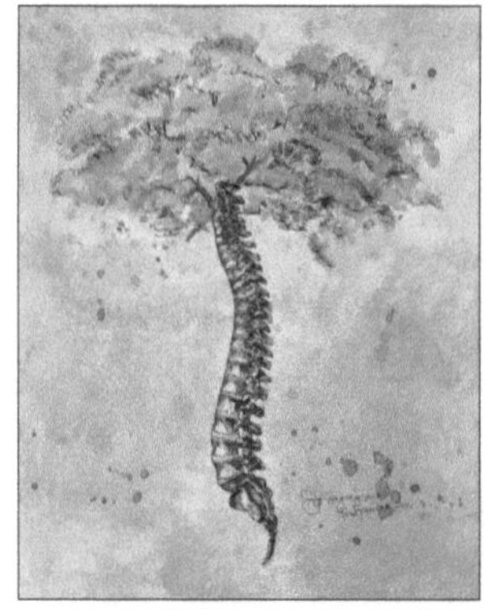

desarrolladora de la Scoliosis Research Society. Otro gran ejemplo es el Instituto Rothman en Philadelfia, actualmente dirigido por el Dr. Alexander Vaccaro.

Como todo médico es posible que te enfrentes a complicaciones médicas, demandas, malos entendidos, discusiones, críticas, discriminación, rechazo, envidias, etc., sin embargo hay un obstáculo que debes superar que no es externo, sino de tu interior, este es la frustración, este obstáculo es el que detiene a muchas personas de alcanzar sus sueños, porque las cosas no salen como lo planeado, porque no logran hacer lo que desean, o porque no entienden que la envidia que despiertan, debe ser su aliciente de superación. Aquellos que logren superar este obstáculo, tendrán el éxito garantizado.

Hagamos el siguiente ejercicio, describe las características de la persona o médico que admiras, que cualidades consideras que la hacen destacar.

 Muy bien, ahora consideras que tienes también esas cualidades, si la respuesta es no, ¿Qué limitación encuentras para ponerlas en práctica?

Ahora que has identificado las cualidades de esa persona que admiras, es hora de empezar a practicarlas y actuar como el profesional en el que te deseas convertir.

Errar es de humanos, aceptar que te equivocaste es de sabios, ocultar tus errores una estupidez, pero no aprender de ellos es imperdonable.

Después de una cirugía y ya con la mente calmada, evaluando los resultados siempre hay que preguntarse ¿Como lo pude hacer mejor? Realizar esta pregunta es fundamental para crecer, independientemente del arte que se practique, ya que el verdadero reto no está en superar a los demás sino en superarte a ti mismo, como puedo ser mejor hoy que ayer y ser mejor mañana que hoy, porque si cada día mejoraras un 1% de lo que fuiste ayer en tus conocimientos, destrezas o el trato a tus pacientes, al final del año al menos serás un 365% mejor de lo que fuiste el año anterior.

Es cierto, como cirujano de columna profesional y ético, no te volverás millonario, pero vivirás bien, como muchos otros médicos, todos deseamos la independencia financiera y realizar nuestro trabajo por placer y no por un salario o por honorarios médicos, por tal motivo nunca se debe caer en la corrupción o en la falta de ética disfrazada.

Se dice entre médicos cirujanos que el único que no tiene complicaciones es quién no opera, esto nos recuerda que tenemos que estar siempre preparados para una complicación y en su medida saber cómo resolverla o escuchar la experiencia de otros de como la manejaron, mantener la calma, respirar y encontrar una solución, aunque muchas veces esta sea paliativa, como cirujanos estamos expuestos a tener complicaciones por lo que el plan educacional al paciente respecto a las posibles complicaciones y el contacto con la familia del paciente es fundamental. (Ideal no evitar al paciente o a la familia). Y siempre tener en cuenta que tu escuela y profesores siempre están ahí para ofrecerte ayuda de cualquier tipo.

Por último recomendación personal de las cualidades que se deben tener para alcanzar el éxito:

- Tener un balance entre la vida profesional y personal. (La familia es primero)
- Tener comunicación efectiva con el equipo de trabajo (clara y precisa).
- Tener paciencia (nada se hizo de la noche a la mañana).
- Tener la capacidad de autocrítica (convertir debilidades en fortalezas).
- Tomar decisiones (de la crítica a la acción).
- Capacidad de evolución (transfórmate, confía, cambia y se exitoso).
- Tener disciplina (tu plan, tus acciones, tu rutina mental y física siempre acorde a tu programa).

Como opinión personal "trata de ser tan grande que todos quieran alcanzarte, pero tan humilde que todos quieran estar contigo". Un dicho muy conocido por nuestros residentes "Cuando se junta el hambre con la pobreza, pura miseria es eso" en relación a la falta de espíritu y falta de actitud de estudio. O Quizá la otra que menciona "Cuando la necedad se junta con la ignorancia, la soberbia sale a relucir y entonces mejor no discutir". "No discutas lo ya aceptado, estudiado y comprobado. Piensa a partir de los que los demás dejaron de pensar y lograras trascender".

Por todo lo antes expresado, es nuestro deseo en este libro, dejar plasmado parte de los conocimientos que nuestra escuela y equipo ha publicado en más de 30 años de desarrollo, con los temas de las patologías de columna, diagnósticos, toma de decisiones y tratamiento, por lo que deseamos sea de utilidad para tu práctica cotidiana.

A. **Síndrome de Destrucción Vertebral:**

Dr. Armando Alpizar Aguirre

Dr. Wilson Quispe Alanoca

"Haga lo que ama. Hágalo con pasión excitación, pasión y creatividad"

Introducción:

La destrucción vertebral es una entidad patológica descrita ampliamente en la literatura médica, así como su presentación y sobre todo su tratamiento el cual ha sido controversial desde entonces, ya que por ser una patología que tiene diferentes etiologías, la forma de abordarla ha sido muy diversa de acuerdo la etiología sospechada. Esto ha ocasionado en muchos de los casos un retraso en el diagnóstico y por tanto un retraso en el tratamiento. Fue en el año 2008 en que Alpízar y colaboradores introducen una nueva estrategia diagnóstica de abordar esta patología, partiendo de la premisa que es una entidad patológica que tiene un fondo fisiopatológico común que es la alteración de la estructura y ultra-estructura de la columna vertebral, que ocasiona una serie de signos y síntomas comunes, relacionados con la pérdida de algunas de la funciones de la Columna Vertebral sana que son, protección neurológica, carga y movilidad del tronco, siendo éstas ocasionadas por diversas patologías. De aquí la propuesta de la estrategia diagnóstica de abordarla como "Síndrome de Destrucción Vertebral" (SDV), con el fin de agilizar su diagnóstico y establecer su tratamiento de manera rápida y oportuna, limitando en lo posible la discapacidad neurológica que puede acompañar a ésta, de manera parcial o permanente.

El rango de edad más frecuente de presentación es de 50 a 64 años, seguido por el de 35 a 49 años, con una edad promedio de 57.5 años y con un rango de edad entre 4 a 96 años. De acuerdo con lo reportado por Alpizar et al de un grupo de 764 pacientes con SDV, el 53% corresponde al género masculino y 43% al género femenino.

El número de niveles afectados máximo fue de 9 vértebras para ambos sexos; el número de niveles afectados con mayor frecuencia en mujeres fue 1, con 47.5%, y para hombres 2 niveles, con 44.1%. Con respecto a los segmentos vertebrales afectados, la columna lumbar fue el segmento más afectado, con 56% de los casos, seguido de columna torácica 36%, columna cervical 5% y finalmente con 3% columna sacra. Siendo L4 la vértebra más común, con 13% de los casos, seguido de L3 12%, L1 11%, L2 y L5 con el 10%. En algunas publicaciones en México, al momento del diagnóstico se reporta algún grado de lesión neurológica en hasta el 70% de los casos

En la etiología del SDV se describen tres grupos: 1. Infecciones bacterianas, micóticas y por tuberculosis. 2. Neoplasias primarias (benignas y malignas) y metástasis. 3. Enfermedades Metabólicas como la osteoporosis o enfermedad de Paget. (Tabla 1)

1. Infecciones. La osteomielitis es una infección del hueso y de la médula ósea que resulta de la inoculación ya sea directa o diseminación hematógena del microorganismo. En la población pediátrica y el 50% de casos adultos el Staphylococus Aureus es el microorganismo más identificado junto con Mycobacterium tuberculosis y Brucella spp. Es infrecuente la diseminación hematógena por hongos; con excepción de las personas inmuno-comprometidas, en quienes se han reportado casos por Candida, Aspergillus y Pneumocystis. Las infecciones son más frecuentes con un 40% de todos los casos, seguida de neoplasias en un 37%, osteoporosis 20%, causa mixta (infección asociada a neoplasia) 2% y finalmente necrosis con el 1% de los casos. Dentro de las infecciosas, la causa más frecuente es la bacteriana con un 59%, la segunda por micobacteria con un 41% y raramente por hongos.

2. Tumoral. Los tumores de la columna vertebral pueden ser de inicio local, de zonas adyacentes, o haber sido diseminadas vía hematógena o linfática. De estos tumores el 49% son neoplasias primarias malignas, el 31% metástasis y el 20% por neoplasias primarias benignas. Las metástasis en la mayoría de los casos provienen de tumores primarios de pulmón, próstata, mama y riñón

3. Metabólicas. La osteoporosis es el proceso metabólico más frecuente que afecta la columna vertebral, principalmente en adultos mayores, ésta puede dar lugar a una fractura por compresión que inicie la presentación del cuadro. La osteomalacia, es un trastorno menos frecuente. La enfermedad de Paget es una patología en la que se forma hueso en exceso, pero de baja calidad, la cual es

expansiva, lo que puede ocasionar compresión del saco dural y sus elementos nerviosos.

El síndrome de destrucción vertebral es una patología que afecta la anatomía y fisiología de la columna vertebral, causada por múltiples etiologías, por lo cual su presentación clínica y radiológica será variada, siendo de origen infeccioso, metabólico o neoplásico. Es fundamental su diagnóstico temprano y oportuno, para establecer un tratamiento adecuado, ya que sus múltiples etiologías pueden causar una morbilidad elevada por déficit neurológico, e inclusive incremento en la mortalidad. Es importante considerar las singularidades en cada uno de los escenarios clínicos de presentación, para permitir un abordaje sistemático de cada entidad, reduciendo las complicaciones con el tratamiento oportuno.

En el servicio es toda una línea de investigación que nos ha llevado a la sistematización del diagnóstico para acelerar el mismo y dar tratamiento oportuno, evitando pérdida de tiempo con el diagnóstico de "me late", que en muchas ocasiones provoca errores, estudios en exceso y déficit en el tiempo.

Artículos publicados:

1. López RJ, Reyes Sánchez A, Rosales OL, Miramontes MV, "Diagnóstico y tratamiento del Mal de Pott. Experiencia del Instituto Nacional de Ortopedia", Rev Mex Ortop y Trauma 1992; 6 (5), 164-169.
2. Rosales Olivarez LM, Valle Cerna I, Alpízar Aguirre A, Miramontes Martínez V, Arenas Sordo M, Reyes-Sánchez A, "Evaluación de la biopsia percutánea en el diagnóstico del síndrome de destrucción vertebral torácico lumbar", Cir Ciruj 2007; 75(6): noviembre-diciembre: 459-463.
3. Alpízar Aguirre A, Elías Escobedo A, Rosales Olivarez L. Miramontes Martínez V, Reyes-Sánchez A, "Síndrome de destrucción vertebral, sistemas de evaluación en su diagnóstico", Cir Ciruj 2008; 76(3): mayo-junio: 205-211.
4. Reyes Sánchez Alejandro, Cerna Iván, Rosales Olivarez Luis Miguel, Miramontes Martínez Víctor, Alpízar Aguirre Armando; "Assesment of percutaneous biopsy in the diagnosis of vertebral destruction syndrome", Eur Spine J 2008; 17:166.

5. Armando Alpízar Aguirre, Luis Miguel Rosales Olivarez, Guadalupe Sánchez Bringas, Barón Zárate Kalfópulos, Josue Giovanini Escutia García, Alejandro Reyes Sánchez, "Evaluación de una nueva sistematización de estudios para el diagnóstico del síndrome de destrucción vertebral", Coluna/Columna 2012; 11(22):152-6.

6. Luis Miguel Rosales Olivarez, Hugo Nieto Sandoval, Armando Alpízar Aguirre, Barón Zárate Kalfópulos, María Guadalupe Sánchez Bringas, Alejandro Reyes-Sánchez, "Evaluación de la biopsia transpedicular guiada por TAC", Coluna/Columna 2012; 11(3): 209-13

7. Barón Zárate-Kalfópulos, José Ernesto García-Valerio, Guadalupe Sánchez-Bringas, Luis Miguel Rosales Olivarez, Armando Alpízar-Aguirre, Alejandro Reyes-Sánchez, "Resultado de la biopsia guiada por tomografía axial computarizada en el cíndrome de destrucción vertebral, evaluados en dos instituciones", Coluna/Columna, 2013; 12(2): 108-111.

8. Alejandro Reyes-Sánchez, Claudia Obil Chavarría, Guadalupe Sánchez-Bringas, Eleazar Lara. "Evaluation of the usefulness of the biopsy guided by computerized axial tomography for the etiological diagnosis of the spine destruction syndrome", Global Spine J 2015; 05-ASO1. DOI:10.1055/s-0035-1554423

9. Alejandro Antonio Reyes-Sánchez, Claudia Obil Chavarría, Guadalupe Sánchez-Bringas, Eleazar Lar Padilla, "Usefulness of computed tomography (CT) guided biopsy for etiological diagnosis of vertebral destruction syndrome", Journal Spine, volume 5 issue 2, 2016.

Desarrollo:

1. **López RJ, Reyes Sánchez A, Rosales OL, Miramontes MV, "Diagnóstico y tratamiento del Mal de Pott. Experiencia del Instituto Nacional de Ortopedia", Rev Mex Ortop y Trauma 1992; 6 (5), 164-169.**

Al hablar de tuberculosis vertebral es importante mencionar tres personajes: 1) Hipócrates al mencionar el colapso vertebral y la formación de una giba en los años 1700 a 1500 a.C.; 2) Percival Pott, reconoció que el tratamiento ideal es evacuar el absceso por un lado de la giba y asentó la triada de Pott: absceso, gibosidad, trastorno neurológico; 3) Menard, al idear la costo-transversetectomía como vía adecuada para el drenaje de abscesos. Se realizó un estudio retrospectivo en el Servicio de Cirugía de Columna Vertebral del Instituto Nacional de Ortopedia, de 1987 a 1991, para establecer un protocolo de estudio y seguimiento. Se revisaron 43 expedientes, cumpliendo con los criterios de inclusión 19 pacientes, 13 eran mujeres y 6 hombres, con un promedio de edad de 42.6 años. Los grupos con mayor número de pacientes fueron el de 30 a 39 años con seis pacientes y de 40 a 49 años con cinco. El promedio de vértebras destruidas fue 2.7, respecto a la localización, los lugares de mayor frecuencia fueron: L3, L4 y T10 en siete; T9, T11 y L2 en cinco casos; L1 en cuatro; el tipo de imagen radiográfica en forma geográfica en 15, imagen en espejo en 3 y Discitis en un paciente. La cifosis prequirúrgica promedio fue de 44.2 y 6 meses posterior a la cirugía fue de 33.4 grados, con una corrección promedio de 10.8; los grados perdidos con respecto a la cifosis obtenida de manera inmediata a la cirugía fueron 4.3. Respecto a la cirugía, fue vía posterior con costotransversetectomía en 2 pacientes, vía anterior y posterior en 15 pacientes, biopsia de un ganglio en un paciente y ninguna cirugía en un paciente; las instrumentaciones por vía posterior fueron: Luque I en 13 pacientes, Harrington por distracción en un paciente, Harrington por compresión en un paciente; artrodesis con hueso autólogo en dos y ningún tipo de artrodesis en otros dos; los injertos utilizados fueron: costilla en ocho; peroné en tres; cresta ilíaca en seis y no se realizó artrodesis anterior en dos, la integración del injerto en promedio de 9.1 meses. Con respecto al injerto hubo colapsos y una falta de integración. El tiempo de hospitalización tuvo una media de 51 días, el tiempo de evolución previo al diagnóstico en promedio fue de 7.4 años, sólo dos pacientes tuvieron mejoría en la alteración neurológica, 17 permanecieron igual, pero con una función adecuada. Las complicaciones obtenidas fueron: artritis de la rodilla, un absceso del psoas, una radiculopatía postquirúrgica, una protrusión de varilla, una dehiscencia superficial de herida y dos recidivas corroboradas después del tratamiento antifímico. Los resultados finales de acuerdo con nuestros criterios de valoración fueron: buenos en ocho pacientes; regulares en ocho y malos en tres. Se deben intensificar las campañas de diagnóstico y tratamiento de la tuberculosis para obtener menos incidencia de esta enfermedad, ya que todavía es una enfermedad prevalente en México.

2. **Rosales Olivarez LM, Valle Cerna I, Alpízar Aguirre A, Miramontes Martínez V, Arenas Sordo M, Reyes-Sánchez A, "Evaluación de la biopsia percutánea en el diagnóstico del síndrome de destrucción vertebral torácico lumbar", Cir Ciruj 2007; 75(6): noviembre-diciembre: 459-463.**

El objetivo de este estudio fue evaluar la utilidad de la biopsia transpedicular percutánea en el diagnóstico definitivo en los pacientes con destrucción vertebral ingresados bajo protocolo desde el 1 de enero de 2005 al 31 de julio de 2006, por medio de un estudio descriptivo, longitudinal, prospectivo. Se incluyeron 20 pacientes, 11 masculinos y 9 femeninos, con promedio de edad de 57 años, el rango de edad más frecuente fue de 50 a 64 años, con 10 pacientes, y en segundo orden el grupo de 35 a 49 años. El segmento de columna afectado, por orden de frecuencia fue: la columna lumbar en 80%, la columna torácica 20%, la columna cervical el procedimiento no puede ser realizado. En el segmento torácico los niveles afectados fueron por orden de frecuencia: T9-T12 con dos pacientes, T1-T4 con un paciente y T5-T8 con uno; en la columna lumbar: L3 con 40% (n = 8), L5 en 15 % (n = 3), L1 y L2 en 10% (n = 2) en cada uno, L4 en 5%(n=1). El diagnóstico histopatológico indicó en el 10% tejido sano, 20% con cambios degenerativos, 15% con cambios inflamatorios, 15% con lesiones tumorales primarias malignas, 5% con osteomielitis crónica, 10% con tuberculosis, 15% con metástasis tumoral, 10% con tejido óseo desvitalizado necrótico. En cuanto al tratamiento, 55% fue conservador, el restante 45% de manera quirúrgica. No se presentaron complicaciones. La incidencia de infecciones fue similar a la de otras series y la de tumores fue más baja en relación con otros estudios. La biopsia transpedicular percutánea presento 55% de especificidad diagnóstica, que fue más bajo que otras series.

Cuadro II. Relación de trabajos en forma comparativa con las principales variables

Autor	Núm. pacientes	Edad promedio (años)	Sexo femenino	Lumbar (%)	Torácica (%)	Infección (%)	Tumor (%)	Diagnóstico específico
Rosales et al.	20	57.0	45	70	30	15	20	55
Stringham et al.	18	55.9	33	61	39	27	39	100
Ashizawa et al.	28	61.0	46	42	58	14	42	92
Christodoulou	238	50.0	40	60	40	20	45	89
Langer et al.	71	53.0	47	65	35	27	42	80
Kornblum et al.	103	59.0	45	53	47	18	22	71

3. Alpízar Aguirre A, Elías Escobedo A, Rosales Olivarez L. Miramontes Martínez V, Reyes-Sánchez A, "Síndrome de destrucción vertebral, sistemas de evaluación en su diagnóstico", Cir Ciruj 2008; 76(3): mayo-junio: 205-211.

En el Servicio de Cirugía de Columna Vertebral del Instituto Nacional de Rehabilitación, se sistematizó la solicitud de estudios en una hoja protocolizada para el diagnóstico del síndrome de destrucción vertebral, con la que se pretende el diagnóstico rápido y oportuno en tres bloques: infecciones, tumores y enfermedades metabólicas. El objetivo de esta investigación fue validar la sistematización de una serie de exámenes para llegar al diagnóstico del síndrome de destrucción vertebral. Se realizó un estudio retrospectivo, transversal, observacional, descriptivo y de prueba diagnóstica en 150 pacientes con destrucción vertebral, atendidos entre enero de 1998 y diciembre de 2005.

La edad promedio fue de 56.7 años; 58.7% fue del sexo femenino y 41.3%, del masculino. Las vértebras más afectadas fueron las lumbares (66.7%), ocupando el primero y segundo lugar L1 y L3, respectivamente. La etiología más frecuente fue el Mal de Pott con 24 casos, seguida de osteomielitis en 20, metástasis en 18 y mieloma múltiple y plasmocitoma en 16 pasos cada uno. Para el Mal de Pott lo mejor fue una prueba en paralelo gammagrafía + laboratorio, porque al combinarlas se incrementaron notablemente los valores diagnósticos. La mejor estrategia diagnóstica para mieloma múltiple, por la buena especificidad y los elevados valores pronósticos positivos, fue la combinación de las pruebas de laboratorio y la TAC.

Para infecciones los mejores recursos fueron la gammagrafía y la TAC, que al combinarse elevan la sensibilidad diagnóstica. En los tumores primarios, solo la resonancia magnética tuvo una mediana sensibilidad, pero las pruebas restantes fueron muy específicas con aceptables valores pronósticos negativos. Para tumores secundarios, la gammagrafía combinaba con resonancia magnética elevaban su sensibilidad hasta 80 %. En la Enfermedad de Pott, la mayor sensibilidad se obtuvo con gammagrafía y PCR; para mieloma múltiple, TAC y gammagrafía; para infecciones, TAC y gammagrafía; para tumores primarios, resonancia magnética; para secundarios, gammagrafía y resonancia magnética.

En el formato propuesto se incluyen estudios básicos que se requieren para programar cirugía (biopsia) y el resto que diagnosticarán con mejor especificidad cada una de las etiologías a un menor costo. Otras pruebas tienen baja sensibilidad y especificidad diagnóstica.

Hoja Protocolo de Destrucción Vertebral

Nombre:_____________________Edad:_________Sexo:__________Ingreso:_______

Registro:___________________ Dx final:_______________________________

	Fecha Solicitud	Fecha Recabado	Resultado
Laboratorio			
BH con diferencial			
Química sanguínea			
TP y TTP			
EGO			
Proteína de Bence-Jones			
HIV			
PCR (TB)			
Gabinete			
Rx simples y lateral de cráneo			
Resonancia magnética			
Gammagrafía ósea			
Biopsia			

Figura 6. Propuesta nueva hoja de sistematización.

4. Reyes Sánchez Alejandro, Cerna Iván, Rosales Olivarez Luis Miguel, Miramontes Martínez Víctor, Alpízar Aguirre Armando; "Assesment of percutaneous biopsy in the diagnosis of vertebral destruction syndrome", Eur Spine J 2008; 17:166.

El diagnóstico preciso del síndrome de destrucción vertebral es fundamental para definir el tratamiento adecuado. La biopsia con estudio histopatológico es un elemento clave para llegar al diagnóstico definitivo. El objetivo del estudio fue evaluar la utilidad de la biopsia transpedicular percutánea para establecer el diagnóstico definitivo en pacientes con destrucción vertebral. Se realizó un estudio descriptivo, prospectivo con intervención deliberada en 20 pacientes con destrucción vertebral, a quienes se les realizó biopsia transpedicular percutánea desde enero de 2005 a julio de 2006. Fueron hombres en 55% y mujeres en 45%.

La columna lumbar fue el segmento más afectado (80%). Se reportó tejido normal en 10% de las biopsias, cambios degenerativos en 20%, cambios inflamatorios en 15%, tumor primario 15%, osteomielitis crónica 5%, tuberculosis 10%, metástasis tumoral 15%. y tejido óseo necrótico desvitalizado el 10%. Del total, el 55% se manejó de forma conservadora y el 45% restante quirúrgicamente. No hubo complicaciones.

La biopsia transpedicular percutánea es un método diagnóstico útil en nuestro medio con alta precisión para el diagnóstico de lesiones destructivas del cuerpo vertebral. Esta técnica puede evitar la necesidad de una biopsia por escisión abierta, que es más invasiva y conlleva un mayor riesgo de complicaciones.

5. **Armando Alpízar Aguirre, Luis Miguel Rosales Olivarez, Guadalupe Sánchez Bringas, Barón Zárate Kalfópulos, Josue Giovanini Escutia García, Alejandro Reyes Sánchez, "Evaluación de una nueva sistematización de estudios para el diagnóstico del síndrome de destrucción vertebral", Coluna/Columna 2012; 11(22):152-6.**

Con el objetivo general de explorar la efectividad de pruebas diagnósticas sistematizadas en hoja de protocolo con base en los hallazgos de Alpízar et al, para la determinación del Síndrome de Destrucción Vertebral (SDV) en pacientes en el Servicio de Cirugía de Columna Vertebral del Instituto Nacional de Rehabilitación. Se realizó un estudio piloto prospectivo, transversal, en 20 pacientes, entre agosto de 2006 a diciembre de 2008; con SDV sin diagnóstico etiológico, a quienes se realizaron 10 diferentes pruebas de laboratorio y gabinete, además del estudio histopatológico de biopsia percutánea. La edad promedio de los 20 casos fue de 53.3 años; 10 del sexo masculino y 10 del femenino, la mayoría (45%) tenían de 60 años en adelante. De los 20 pacientes se estudiaron 30 vértebras afectadas, obteniendo que el segmento Lumbar fue el más afectado con 18 eventos en total; seguido por el Torácico con 12 eventos en total. De los 20 casos, 7 se diagnosticaron como Mal de Pott, 4 como Osteomielitis, 2 como Mieloma Múltiple, 1 como Espondilodiscitis, 1 como Linfoma, 1 como metástasis de Adenocarcinoma, 1 como Osteoporosis, y en 3 no se pudo obtener un diagnóstico específico.

En lo respectivo a los resultados de estudios, se describe a continuación: Para Mal de Pott, de las pruebas específicas, la RCP se mostró negativa en 3 casos a pesar de ser una prueba altamente específica; sin embargo, el diagnóstico de ellos se obtuvo por Gammagrafía, biopsia, y en uno además con RM positivas para el diagnóstico. Cinco casos de los siete fueron positivos para Gammagrafía, y cinco de los siete fueron positivos para biopsia. Para Osteomielitis, de las pruebas específicas, sólo uno dio positivo para la RM, y otros dos en la Gammagrafía. Ninguno dio positivo en el estudio de biopsia.

El caso de Espondilodiscitis, la RM fue el único estudio que dio positivo para el diagnóstico específico; la Gammagrafía y la biopsia dieron negativos para el diagnóstico. En los dos casos de Mieloma Múltiple, de las pruebas de Gammagrafía y biopsia, ambos casos dieron resultado positivo para el diagnóstico; además que uno de ellos dio imágenes positivas características en la RM. Sin embargo, la prueba de búsqueda de Proteína de Bence Jones dio negativo en ambos casos. En el caso de Linfoma, el diagnóstico definitivo se hizo por Gammagrafía y biopsia. El caso de Metástasis de Adenocarcinoma, presentó RCP positiva para Tuberculosis, lo cual dio otra alternativa diagnóstica; sin embargo, por imágenes características positivas en RM, así como el estudio histopatológico, dieron como resultado el diagnóstico de metástasis de Adenocarcinoma. El caso de Osteoporosis no mostró alteraciones en ninguno de los estudios además del colapso del cuerpo vertebral, que pudo evidenciarse con estudios de imagen. Los tres casos sin diagnóstico específico mostraron: uno de ellos sólo mostró tejido con esclerosis en la biopsia; los otros dos sólo con cambios inespecíficos. Los estudios de imagen sin cambios que orientasen al diagnóstico. La RCP fue positiva en 5 casos; la radiología para Mieloma Múltiple positiva en 2 casos, la RM con 6 casos positivos, Gammagrafía y biopsia con 10 casos positivos para diagnóstico respectivamente.

Esta propuesta de sistematización fue útil para llegar al diagnóstico etiológico definitivo del SDV en 85% de los casos, con la reducción en la cantidad de estudios realizados a 10 pruebas diagnósticas además de la biopsia percutánea. Es necesario mayor número de pacientes para aumentar la evidencia de su utilidad.

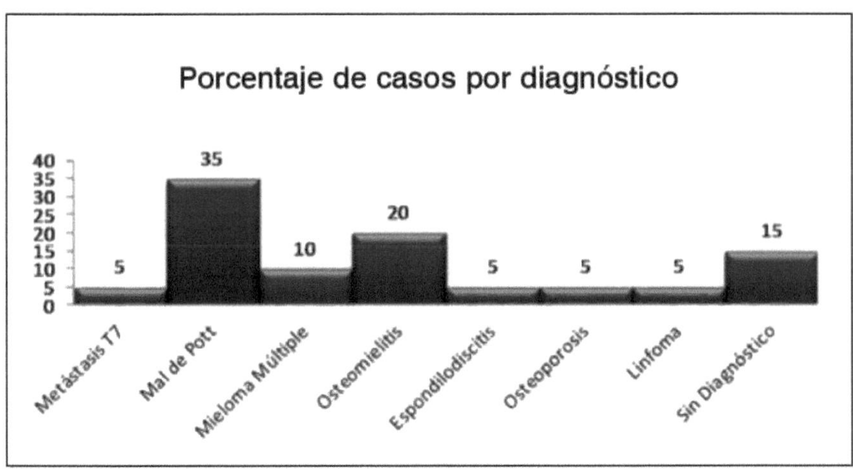

Figura 2. Porcentaje de casos por diagnóstico.

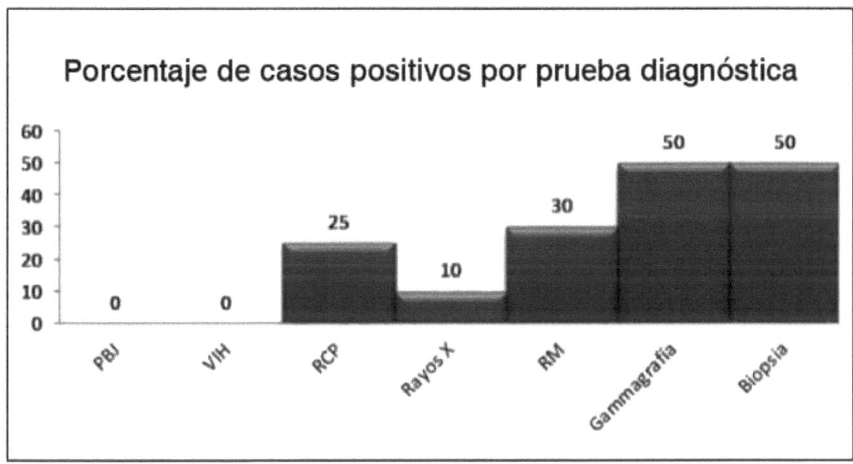

Figura 3. Porcentaje de casos positivos por prueba diagnóstica.

6. Luis Miguel Rosales Olivarez, Hugo Nieto Sandoval, Armando Alpízar Aguirre, Barón Zárate Kalfópulos, María Guadalupe Sánchez Bringas, Alejandro Reyes-Sánchez, "Evaluación de la biopsia transpedicular guiada por TAC", Coluna/Columna 2012; 11(3): 209-13

Robertson y Ball en 1935 fueron los primeros en reportar el uso de biopsias percutáneas de la columna vertebral. En 1986 Laredo e Bard describe la técnica percutánea guiada por fluoroscopia. La biopsia percutánea guiada por imagen presenta múltiples ventajas respecto a la biopsia abierta, para el paciente y el entorno sanitario. El objetivo de este estudio fue valorar la utilidad de la biopsia transpedicular percutánea guiada por tomografía axial computada en conjunto con la sistematización de estudios como pruebas diagnósticas de la etiología de la destrucción vertebral. Se realizó un estudio de serie de casos, prospectivo, transversal de marzo a julio del 2011. Fueron 21 pacientes, 14 hombres (66.7%) y 7 mujeres (33.3%), con una edad media de 59.2 años, presentándose la destrucción vertebral más frecuentemente en la sexta, séptima y octava décadas de la vida (7, 4 y 4 casos respectivamente). Las vértebras lesionadas por paciente fueron 1(13 casos), 2 (7 casos) y 3 (1 caso), por lo que 30 vértebras se afectaron en total; con mayor patología en la columna lumbar (53.3%), seguido de la columna torácica (33.3%), la columna cervical y el sacro sólo presentaron un caso cada uno. Los resultados y evaluación de los estudios de laboratorio en sangre no orientaron hacia alguna patología específica. La resonancia magnética nuclear mostró lesiones compatibles a la etiología en 19 casos (90.4%); así como la gammagrafía. El reporte histopatológico de la biopsia correspondió a 6 diagnósticos, con una precisión diagnóstica en 19 muestras histopatológicas (90.4%) con 2 casos de tejido óseo de aspecto normal. En las osteomielitis el cultivo reportó: estafilococo dorado (3), brucelosis (1) y sin desarrollo (5). Los tumores fueron en 4 casos plasmocitoma y, con 1 cada uno: melanoma, linfoma no Hodking y ependimomas. El Adenocarcinoma prostático fue el tumor primario que provocó un caso de metástasis. La biopsia guiada por Tomografía Axial Computarizada es una técnica sencilla, útil, de bajo costo y eficaz en el estudio de la destrucción vertebral; la sistematización de estudios permite corroborar el diagnóstico de la biopsia.

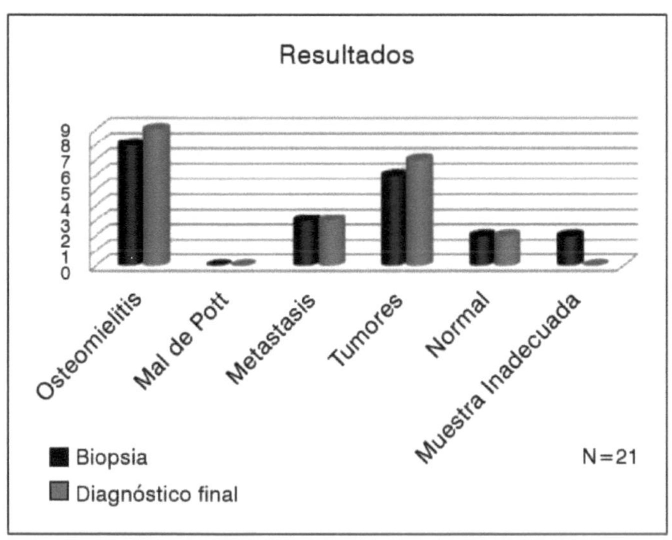

Figura 2. Diagnósticos.

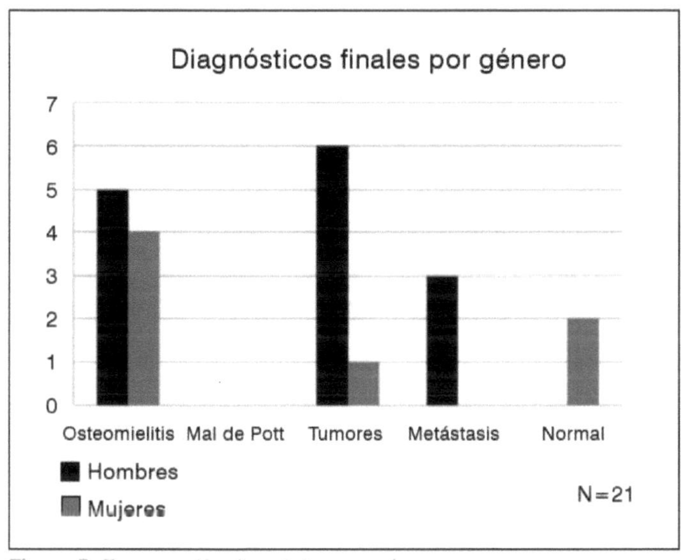

Figura 3. Comparación diagnóstica por género.

7. Barón Zárate-Kalfópulos, José Ernesto García-Valerio, Guadalupe Sánchez-Bringas, Luis Miguel Rosales Olivarez, Armando Alpízar-Aguirre, Alejandro Reyes-Sánchez, "Resultado de la biopsia guiada por tomografía axial computarizada en el cíndrome de destrucción vertebral, evaluados en dos instituciones", Coluna/Columna, 2013; 12(2): 108-111.

El objetivo del estudio fue comparar los resultados reportados por dos servicios de patología distintos de la biopsia vertebral guiada por Tomografía Axial Computarizada en el Síndrome de Destrucción Vertebral. Se realizó un estudio transversal en el cual se incluyeron muestras de tejido de 21 pacientes en el periodo comprendido del 1 de marzo al 15 de julio del 2011 con el diagnóstico del síndrome de destrucción vertebral y a quienes se les realizó biopsia guiada por tomografía axial computarizada. Los resultados muestran que 14/21 pacientes fueron hombres (67%) y 7/21 fueron mujeres (23%), con una media de edad de 59 años, el grupo de edad más prevalente fue el de 51 a 60 años. La afección de una sola vértebra se presentó en 62% de los pacientes, el 33% presentó el daño en dos vértebras y sólo en 5% hubo afección de 3 o más vértebras. El segmento vertebral más afectado fue el lumbar (48%), seguido del torácico (38%). Las vértebras más afectadas fueron L1, L2 y L3 (12/30 [40%]), seguidas de T4 (3/30 [10%]) y T9 (3/30 [10%]). Los resultados histopatológicos definitivos se agruparon en 7 categorías: 1. Osteomielitis (9/21 [43%]), 2. Tumores (7/21 [33%]), 3. Metástasis (3/21 [14%]), 4. Tejido normal (2/21 [10%]), 5. Inflamación (0/21 [0%]), 6. Muestra inadecuada (0/21 [0%]), 7. Mal de Pott (0/21 [0%]). De acuerdo a los valores de Z obtenidos mediante la prueba de comparación de 2 proporciones no se encontró diferencia significativa en los resultados reportados por los dos servicios de patología en el síndrome estudiado, determinándose que la biopsia guiada por TAC es útil y confiable en un 90% de los casos en nuestro medio para obtener resultado definitivo en el síndrome de destrucción vertebral.

Tabla 3. Distribución del daño por segmento en la columna vertebral.

Segmento vertebral	n=21	%
Cervical	0	0
Torácico	8	38
Lumbar	10	48
Sacro	1	5
Cervical-torácico	1	5
Torácico-lumbar	1	5

Tabla 4. Análisis comparativo de los resultados histopatológicos obtenidos por dos patólogos distintos.

Categoría	Patólogo Interno	Patólogo Externo	Valor de Z*	Diagnóstico Definitivo**
Osteomielítis	8	9	-0.205	9 (43%)
Tumores	6	3	0.909	7 (33%)[iv]
Metástasis	3	3	0	3 (14%)[v]
Tejido normal	2	2	0	2 (10%)
Inflamación	0	3	-1.677	0
Muestra inadecuada	2	1	0.558	0
Mal de Pott	0	0	0	0

8. **Alejandro Reyes-Sánchez, Claudia Obil Chavarría, Guadalupe Sánchez-Bringas, Eleazar Lara. "Evaluation of the usefulness of the biopsy guided by computerized axial tomography for the etiological diagnosis of the spine destruction syndrome", Global Spine J 2015; 05-ASO1. DOI:10.1055/s-0035-1554423.**

Se ha observado en la biopsia dirigida por tomografía computarizada (TC) como eje para el diagnóstico del síndrome de destrucción vertebral. Se realizó un estudio transversal, analítico, de pruebas diagnósticas, realizadas en individuos de cualquier edad que ingresaron con diagnóstico del síndrome de destrucción vertebral, atendidos por primera vez.

El tamaño de la muestra estuvo constituido por 91 pacientes. Los hallazgos histológicos definitivos se agruparon en las siguientes siete categorías: osteomielitis (15.3%), tumores (38.46%), metástasis (37.36%), tejido normal (3.29%), inflamación (2.19%), muestra inadecuada (0%) y Enfermedad de Pott (3.29%).

Según los valores de Z obtenidos mediante una prueba de dos proporciones, con n = 91, p = 0.05, el valor crítico de Z, de dos colas, fue de 1966 (+ y −); no encontraron diferencia significativa entre los resultados reportados por los dos diferentes servicios de patología en la biopsia vertebral guiada por TC en el síndrome de destrucción vertebral; determinando que esta parte del proceso es consejera en un 96.7% y final en un 79%.

La biopsia percutánea guiada por tomografía es una herramienta esencial para el diagnóstico del síndrome de destrucción vertebral y la capacidad de obtener diagnóstico en el 96.7% indica que es fundamental en el estudio de este síndrome.

9. **Alejandro Antonio Reyes-Sánchez, Claudia Obil Chavarría, Guadalupe Sánchez-Bringas, Eleazar Lar Padilla, "Usefulness of computed tomography (CT) guided biopsy for etiological diagnosis of vertebral destruction syndrome", Journal Spine, volume 5 issue 2, 2016.**

La biopsia guiada por tomografía computarizada (TC) logra el diagnóstico con una certeza de hasta el 95% en el síndrome de destrucción vertebral (SDV). Siendo los estudios de patología parte confiable del proceso y útil en el 90% de los pacientes. El objetivo de este estudio es evaluar la utilidad de la biopsia guiada por TC para determinar la etiología del SDV, con los objetivos específicos de estudiar la precisión diagnóstica, la sensibilidad, la especificidad, los valores predictivos positivos (VPP) y los valores predictivos negativos (VPN) para Biopsia guiada por TC y comparar la interpretación de la biopsia con el estudio de muestra definitiva. Se realizó un estudio analítico transversal de pruebas diagnósticas, realizadas en individuos con diagnóstico de síndrome de destrucción vertebral, atendidos por primera vez, desde el 1 de marzo de 2011 al 31 de octubre de 2012. La muestra final fue n= 91 pacientes; el 47.25% (n= 43) fueron mujeres y el 52.7% (n= 48) hombres. La edad media fue de 53 años (mujer= 51.4, hombre= 56.5). El segmento vertebral más afectado fue el segmento lumbar (62.64%) seguido del segmento torácico (31.87%) y el tercero más afectado fue el segmento cervical (2.2%). Se encontró afectación de un solo segmento en el 85.7%, mientras que la afectación de dos niveles se encontró en el 13.2% y de tres o más niveles en el 1.1%. Los resultados histológicos definitivos se agruparon en siete categorías: osteomielitis en siete pacientes (15.38%), tumores 35 pacientes (38.46%), metástasis 34 pacientes (37.36%), tejido normal en 3 pacientes (3.29%), inflamación en dos pacientes (2.19%), muestra insuficiente 0% y Enfermedad de Pott tres pacientes (3.29%). Para la patología tumoral se obtuvo una sensibilidad ajustada del 85.45%, especificidad del 99.01%, índice de validez del 94%, valor predictivo positivo (VPP) 98.07%, valor predictivo negativo (VPN) 92.08% y se obtuvo una prevalencia de la enfermedad de 36.94%. Para la patología infecciosa, la biopsia percutánea transpedicular guiada por TC como prueba simple reportó una sensibilidad de 70.49%, especificidad de 94.17%, índice de validez de 87.04%, VPP 83.88%, VPN 88.114% y prevalencia de la enfermedad de 30.09%. Como prueba paralela con cultivo, tuvo una sensibilidad del 96.67%, especificidad de 87.72%, índice de validez 90.80%, VPP 80.56%, VPN 98.04% y prevalencia de enfermedad de 34.48%. La biopsia realizada en paralelo con la reacción en cadena de la polimerasa (RCP) para tuberculosis (TB) reportó una sensibilidad de 92.71%, especificidad de 85.65%, índice de validez de 87.77%, VPP de 73.55%, VPN de 96.46% y prevalencia de la enfermedad de 30.09%. Para la osteoporosis, se informó una sensibilidad del 85.71%, especificidad 92.50%, índice de validez de 91.95%, VPP 50%, VPN 98.67% y prevalencia de la enfermedad de 8.05%. Según los valores de Z obtenidos mediante prueba de 2 proporciones, con n= 91, p= 0,05, el valor crítico de Z fue de 1.966 (±); no se encontró diferencia significativa entre los resultados reportados por 2 diferentes servicios de patología en la biopsia vertebral guiada por TC en el síndrome de destrucción vertebral; determinando que esta parte del proceso es consejera en un 96.7% y final en un 79%. La biopsia percutánea guiada por tomografía es una herramienta esencial para el diagnóstico del síndrome de destrucción vertebral y la capacidad de obtener diagnóstico en el 96.7% indica que es fundamental en el estudio de este síndrome.

Cathegory	Pathologist #1	Pathologist #2	Z Value*	Definitive Diagnosis**	%
Osteomielitis	14	12	0.423	14	15.38
Tumor	36	39	-0.451	35 (y)	38.46
Metastasis	33	27	0.946	34 (y)	37.36
Normal Tissue	3	2	0.453	3	3.29
Inflammation	2	8	-1.951	2	2.19
Inadequate specimen	0	0	0	0	0
Pott Disease	3	3	0	3 (y)	3.29

N= 91, $p = 0.05$.
*Critic value of Z was 1.966 (±).
**definitive diagnosis was established as: (a) expert opinion (oncologist in the case of malignancy, infectious disease specialist in the case of infection), (b) microbiology culture, or (c) overall interpretation of the remaining studies established in the previously reported diagnostic protocol, and (d) result of the open biopsy, and the total is equal 79.09%.

Table 2: Comparative analysis of pathology samples.

Diagnosis	Sensitivity Value (95% CI)	Specificity Value (95% CI)	Positive predictive value (95% CI)	Negative predictive value (95% CI)
Tumor	85.45% (66.9–105.35)	99.01% (88.89–109.85)	98.07% (76.35–117.71)	92.08% (79.77–102.91)
Infection	70.49% (49.30–94.96)	94.17% (86.78–100)	83.88% (63.96–100)	88.114% (76.89–98.44)
Parallel test with culture	96.67% (88.58–100)	87.72% (78.32-97.12)	80.56% (66.24–94.87)	98.04% (93.25–100)
Parallel test with PCR-TB	92.71% (74.96–113.96)	85.65% (75.46–94.69)	73.55% (55.3–90.34)	96.46% (86.36–105.03)
Osteoporosis	85.71% (52.65–100)	92.50% (86.10–98.9)	50% (17.54–82.46)	98.67% (95.4–100)

* Sensitivity, Specificity, Positive predictive value (PPV) and Negative predictive value (NPV).

Table 3. Diagnostic test values of the CT-guided biopsy for the diagnosis of vertebral tumors, infections and metabolic diseases.

B. Espondilolistesis:

Dr. Luis M. Rosales Olivares

Dr. Jorge Alonso López Magaña

"Las personas exitosas en el mundo, no solo hacen lo que aman, lo hacen con gusto, precisión y calidad extraordinaria"

Introducción:

La columna vertebral humana ya no debe verse como una serie de vertebras cuya unidad funcional son dos vertebras unidas por un disco y que funcionan gracias a ligamentos, tendones y musculatura adyacente. En la actualidad esta estructura se debe entender como un sistema anatómico funcional, que tiene elementos activos, pasivos y que son regulados en su función por perceptores neurofisiológicos cuyos elementos individuales juegan un papel clave en los mecanismos de mantenimiento de la postura y el movimiento vertical del cuerpo.

Debido a las cargas pesadas que afectan a la columna vertebral, a menudo nos enfrentamos a la formación de cambios en el desarrollo y degenerativos. Teniendo como resultado la presencia de espondilolistesis lítica y de la espondilolistesis degenerativa.

La espondilolistesis se define como el desplazamiento de al menos una vértebra en relación con la vértebra (o sacro) debajo de ella. El tipo más común de espondilolistesis es el desplazamiento hacia adelante de una vértebra (anterolistesis), pero la retrolistesis también es un fenómeno relativamente común. Se estima que en el mundo, este problema afecta entre el 3% y hasta el 30% de la población, dependiendo del género y la etnia. Las anomalías congénitas, las lesiones previas, los procedimientos quirúrgicos, las enfermedades concomitantes y los procesos degenerativos pueden conducir a la formación de un deslizamiento. Por otro lado sabemos que la prevalencia del dolor de espalda en adolescentes ha aumentado constantemente durante la última década, con una incidencia anual que oscila entre el 11.8% y el 33%. La espondilolisis y la espondilolistesis ístmica están comúnmente implicadas como causas orgánicas de dolor lumbar en adolescentes y pueden pasar desapercibidas hasta que los síntomas se desarrollan en la edad adulta. La espondilolisis es el término utilizado para describir un defecto anatómico de la pars interarticularis, que generalmente resulta de una reacción de estrés y una fractura posterior como resultado de la carga repetitiva de la columna lumbar en extensión y rotación. En el contexto de defectos bilaterales de la pars interarticularis, puede producirse una traslación hacia delante de 1 vértebra en relación con el siguiente segmento vertebral caudal, lo que se denomina espondilolistesis ístmica. En consecuencia, la espondilolisis y la espondilolistesis ístmica pueden considerarse un continuo del mismo proceso patológico. Los cálculos de la prevalencia de espondilolisis (5 a 11.5%) y espondilolistesis ístmica (4 a 8 %) en la edad adulta son similares. Y aunque la mayoría de los pacientes mejoran con la terapia conservadora, incluida la restricción de la actividad, la fisioterapia y los aparatos ortopédicos, otros requieren una intervención quirúrgica debido a los síntomas persistentes. Es imprescindible realizar un adecuado estudio clínico de estas patologías, ya que conduce a un diagnóstico y tratamiento más precoz. Los médicos deben mantenerse informados sobre cuándo esperar y cómo manejar adecuadamente estas afecciones en el paciente pediátrico o adulto joven que presenta dolor de espalda.

Debido al envejecimiento de la sociedad, los procesos degenerativos suponen un reto cada vez mayor para la medicina moderna. La espondilolistesis degenerativa (ED) es un tipo de lesión que surge de la pérdida de estabilidad de la columna vertebral y cambios crónicos degenerativos. Es característico de las personas mayores (Espondilolistesis del adulto en la parte baja de la espalda, Academia Americana de Cirujanos Ortopédicos). A medida que la población envejece, los adultos mayores representan un problema cada vez más grave para la cirugía moderna de la columna vertebral. Por esta razón, esta revisión se centra en la espondilolistesis degenerativa.

Artículos Publicados:

1. Rosales OL, Reyes-Sánchez A, Miramontes MV, "Tratamiento de la espondilolistesis con placas y tornillos transpediculares tipo INO", Rev Mex Orto Trauma 1996;10 (2): Mar-Abr: 66-69.

2. Rosales Olivarez LM, Miramontes Martínez VP, Reyes-Sánchez AA, "Tratamiento de la espondilolistesis con placas INO y tornillo intersomático", Rev Mex Orto y Trauma 1997; 11 (3): May-Jun: 156-158.

3. Rosales OL, Reyes-Sánchez A, Miramontes Mv, "Tratamiento de la espondilolisis con espondilolistesis menor de 25% mediante reparación del defecto", Rev Mex Orto y Trauma 1997; 11 (3): May-Jun: 181-183.

4. Reyes-Sánchez A. Miramontes MV, Rosales OL, Farrera R, "Instrumentación con marco de Luque, con alambrado interapofisario y sublaminar más artrodesis posterolateral en el tratamiento de ocpondilolictocic L5 S1", Rev Mex Ort y Trauma 2002; 16 (1): Ene-Feb: 16-19.

5. Rosales Olivares LM, Contreras Vaca J, Miramontes Martínez VP, Alpízar Aguirre A, Reyes-Sánchez A, "Desarrollo de enfermedad del segmento adyacente en artrodesis circunferencial lumbar cuatro años de seguimiento", Coluna/Columna 2006; 5 (1): 7-14

6. Rosales Olivares LM, Ruiz Morfín A, Miramontes-Martínez VP, Alpízar Aguirre A, Reyes-Sánchez A. "Repercusión en la estabilidad del segmento suprayacente después de la fijación de la espondilolistésis. Estudio comparativo de dos sistemas", Cir Ciruj 2006; 74 (1): Ene-Feb: 27-35

7. Juárez-Jiménez HG, Zárate-Kalfópulos B, Alpízar-Aguirre A, Sánchez-Bringas MG, Rosales-Olivarez LM, Reyes-Sánchez AA, "Utilidad de la ligamentoplastía para la artrodesis en espondilolistesis lumbar degenerativa. Reporte preliminar", Acta Ortopédica Mexicana, Vol. 27, No.5, Sep-Oct 2013: 324-330.

8. García-Ramos CL, Valenzuela-González J, Baeza-Álvarez VB, Rosales-Olivarez LM, Alpízar –Aguirre A, Reyes-Sánchez A. "Degenerativa spondylolisthesis I: general principles", Acta Ortopédica Mexicana 2020, 34(5) Sep-Oct 324-328.

Desarrollo:

1. Rosales Olivarez LM, Miramontes Martínez VP, Reyes-Sánchez AA, "Tratamiento de la espondilolistesis con placas INO y tornillo intersomático", Rev Mex Orto y Trauma 1997; 11 (3): May-Jun: 156-158.

En 1997 nuestro servicio de cirugía de columna desarrolló una opción quirúrgica que consistía en la fijación pedicular con un implante y un tornillo intersomático, liberando las raíces nerviosas afectadas. Los resultados obtenidos con este método son excelentes para fijar, pues inmoviliza un menor número de segmentos lo que da mejor movilidad y la reintegración temprana de los pacientes a sus actividades. Posteriormente a esta aportación trabajamos en favorecer la artrodesis anterior mediante la aplicación de un injerto óseo.

	Excelente	Bueno	Regular	Malo
Dolor	Dolor mínimo Sin analgésico	Analgésico Ocasional	Analgésico Frecuente	Analgésico Continuo
Consolidación	Completa 3 meses	Completa 6 meses	Completa 9 meses	Pseudoart.
Complicaciones generales	Sin complicaciones	Dehiscencia Hematoma	Infección Superf.	Infección Profunda
Complicaciones específicas	Sin complicaciones	Afloj. Asint.	Afloj. Sintom.	Rotura O. Radiculitis

Excelente: 15 - 16 puntos
Bueno: 13 - 14 puntos
Regular: 11 - 12 puntos
Malo: 10 puntos

Cuadro 1. Límites fijados en 19 pacientes con sistema INO.

L4 - S1	8 casos
L3 - S1	5 casos
L5 - S1	2 casos
L4 - S2	2 casos
L5 - L6	1 caso
L2 - S1	1 caso

Cuadro 2. Resultados

Excelentes	12 pac.	63.15%
Buenos	4 pac.	21.05%
Regulares	2 pac.	10.52%
Malos	1 pac.	5.26%

2. **Rosales OL, Reyes-Sánchez A, Miramontes Mv, "Tratamiento de la espondilolisis con espondilolistesis menor de 25% mediante reparación del defecto", Rev Mex Orto y Trauma 1997; 11 (3): May-Jun: 181-183.**

En 1997 reportamos los resultados obtenidos mediante la reparación del defecto en espondilolistesis menores a 25% con el uso de sistemas de fijación transpedicular se redujeron complicaciones como la limitación en la movilidad y la poca tolerancia al esfuerzo además del riesgo de pseudoartrosis, estabilizando la columna, aliviando la sintomatología, mejorando la biomecánica de la columna y propiciando un mayor porcentaje de consolidación por lo que se recomendó el uso de estos fijadores.

3. **Reyes-Sánchez A. Miramontes MV, Rosales OL, Farrera R, "Instrumentación con marco de Luque, con alambrado interapofisario y sublaminar más artrodesis posterolateral en el tratamiento de espondilolistesis L5-S1", Rev Mex Ort y Trauma 2002; 16 (1): Ene-Feb: 16-19.**

En el 2002 publicamos un trabajo donde se presentaron los resultados de ocho años de seguimiento de una técnica combinada de Gill, con reducción y fijación con marco con barra de Luque y codo de Dufoo, con amarre interapofisario a las transversas sobre la barra y artrodesis posterolateral. En todos los casos la sintomatología desapareció en menos de siete meses de postoperatorio, pero a partir de los dos años todos los pacientes manifestaron lumbalgia de mínima intensidad, que se presenta con esfuerzo pero disminuía con analgésicos, reposo o ambos. El grado de corrección transoperatoria fue de 100% en todos los casos, con pérdida de la misma en forma en menos de seis meses en siete casos. Se observó que la corrección o grado de listesis se mantiene hasta los ocho años. En todos los casos se observó consolidación en menos de nueve meses. El desarrollo de este estudio nos permitió determinar que la instrumentación con marco liso con alambrado sublaminar en L5-S1 con alambrado interapofisario en

L5, no es efectivo en la reducción y fijación definitiva de la espondilolistesis, sin embargo, logra la artrodesis posterolateral en todos los casos, en calidad y cantidad efectiva.

Cuadro 1. Grados de olistesis por el método de Meyerding en los nueve pacientes antes de la cirugía.

Caso	Preop.	Postop.	6 meses	8 años
1	Grado II	Sin	Sin	Grado I
2	Grado I	Sin	Sin	Grado I
3	Grado II	Grado II	Grado II	
4	Grado I	Sin	Grado I	Grado I
5	Grado II	Grado II	Grado II	Grado II
6	Grado II	Sin	Grado I	Grado I
7	Grado II	Sin	Grado I	Grado I
8	Grado II	Grado I	Grado I	Grado II
9	Grado II	Grado II	Grado II	Grado II

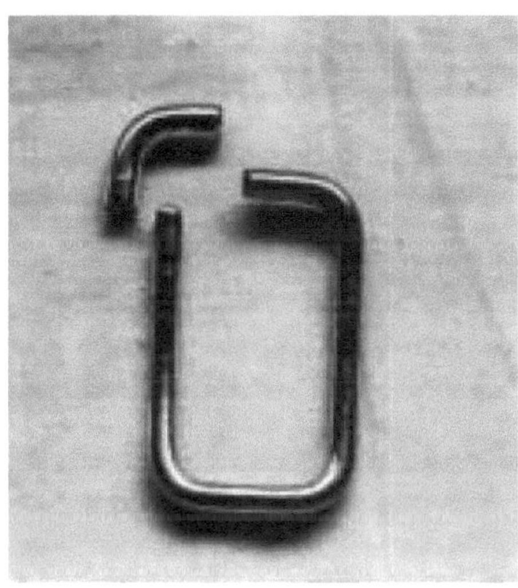

Figura 1. Marco con barra de Luque de 1/4 cerrado por el codo de Duffo.

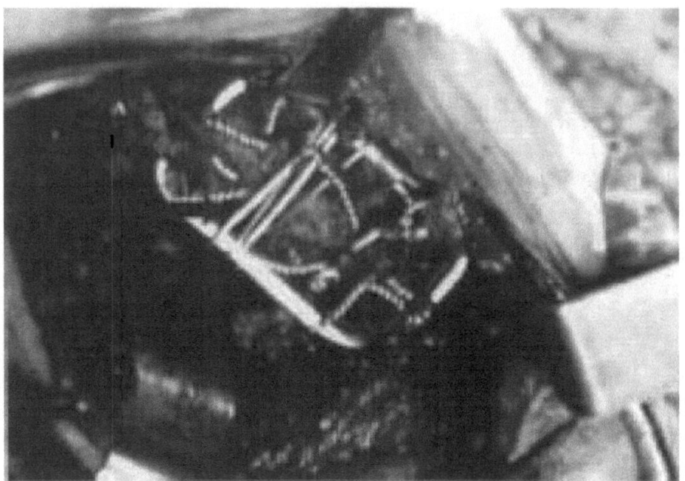

Figura 2. Resultado final en cirugía, se marca alambre sobre el marco que está anclado en las apófisis transversas y que sirve de tracción para reducir la listesis.

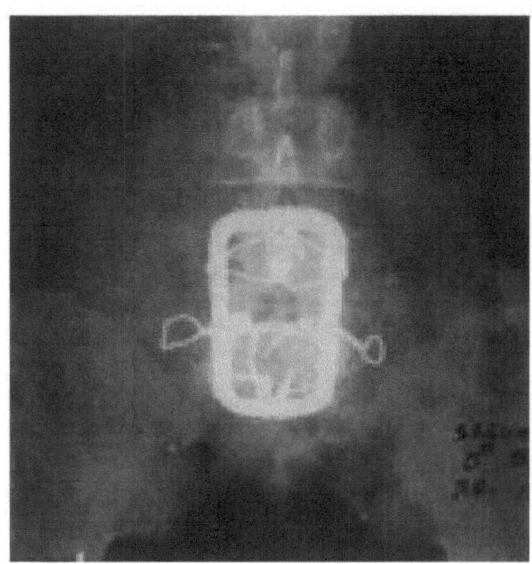

Figura 3. Se observa fijación en apófisis transversas, lámina de L4 y S1, consolidación de la artrodesis.

4. Rosales Olivares LM, Contreras Vaca J, Miramontes Martínez VP, Alpízar Aguirre A, Reyes-Sánchez A, "Desarrollo de enfermedad del segmento adyacente en artrodesis circunferencial lumbar cuatro años de seguimiento", Coluna/Columna 2006; 5 (1): 7-14

También hemos evaluado el porcentaje de enfermedad del segmento adyacente desarrollado con el tiempo en pacientes operados con fijación 360° en nuestro servicio con un seguimiento mínimo de cuatro años. La evolución clínica y funcional fue mejor en espondilolistesis y la peor en columna multioperada. La diferencia del puntaje en el Oswestry final/inicial sin alteración radiológica sugiere mejor evolución clínica en aquellos que no desarrollan alteración del segmento adyacente.

De acuerdo a los protocolos de investigación que hemos elaborado en nuestro servicio, la alteración del segmento adyacente se encuentra dentro de parámetros de la literatura mundial, el 6.6% de nuestros pacientes desarrollaron sintomatología y fueron reoperados.

TABLA 1 - EVA, Oswestry y SF35 Inicial y final

Variable	N	Inicial	Final	Valor p*
EVA	30	9.1 ± 1.0	3.2 ± 3.0	0.0001
Oswestry	30	48.2 ± 19.7	20.0 ± 22.4	0.0001
SF 36	27	85.0 ± 9.6	92.7 ± 11.3	0.004

* T de Wilcoxon

TABLA 2 - EVA, Oswestry y Prolo inicial y final

Paciente N°	EVA inicial	EVA final	Osw inicial	Osw final	Prolo inicial	Prolo final
1	9	3	66	6	E3 F3	E4 F4
2	10	0	70	4	E2 F2	E4 F4
3	10	0	62	8	E2 F2	E4 F3
4	10	0	52	4	E-3 F2	E5-F5
5	10	0	22	12	E2 F1	E4 F3
6	10	8	70	62	F2-F2	E2 F2
7	10	5	16	18	E2-F2	E4 F4
8	9	4	68.8	44.4	E1 F1	E3 F3
9	9	1	70	6	E2 F3	E4 F4
10	9	1	24	0	E3 F3	E4 F4
11	10	8	68	30	E2 F3	F2-F3
12	7	6	70	66	E3 F3	E3 F3
13	10	1	70	6	E3 F3	E4 F4
14	9	2	56	20	E-2 F2	E4 F3
15	9	0	74	8	E3 F3	E4 F4
16	10	8	70	66	F2 F2	E2 F2
17	10	1	51.1	26.5	E2 F1	E2 F3
18	8	6	26.6	17.7	E2 F2	E2 F3
19	8	2	30	4	E2 F2	E4 F4
20	9	5	50	20	E5-F5	E5-F5
21	6	4	44	12	E2 F2	E3 F3
22	10	8	28	58	E3 F3	E3 F3
23	10	8	68	70	E4 F4	E4 F4
24	7	1	28	4	E3 F3	E$ F4
25	9	4	38	4	E2 F2	E3 F3
26	10	0	44	6	E2 F2	E4 F4
27	10	2	34	2	E1 F2	E3 F3
28	8	0	22	4	E2 F2	E3 F3
29	9	8	20	2	E2 F2	E3 F3
30	10	1	34	10	E2 F3	E4 F5

TABLA 3 - Tipo de alteración, Nivel y SF 36

Paciente Nº	SF 36 inicial	SF36 final	ESA	Segmento	Tipo de alt.	Reoperaciones	Causa	Retiro de material
			1 = sí	1 = supra	1 = antero	1 = sí		1 = sí
			2 = no	2 = supra-supra	2 = retro	2 = no		2 = no
				3 = infra	3 = i.angular	5 = escol		
					4 = artrosis	2		1
1	95	101	1	1	2 y 4	2		2
2	93	99	1	1 y 2	5	2		2
3	93	80	1	1	2y4	2		2
4	87	95	1	1	1 y2 y3	2		2
5	88	83	1	1	2	1	sepsis	2
6	99	98	1	1 y 2	2 y 4	y 4		1
7	82	93	1	1	1	2		2
8	101	80	1	1	3	2		2
9	92	99	1	1	2	2		2
10	95	113	1	1	3 y 4	2		2
11	86	96	1	3	2	2		1
12	73	72	1	1	1 y 4	2		2
13	91	99	1	1	2	1	pseudo-recol	2
14	79	90	2			2		
				no alteración	4			1
15	78	86	1	1	3	2		2
16	101	103	1	3	1 y 3	2		1
17	81	87	1	1		2		2
18	74	65	2	no alteración	2	2		2
				1		2	seg. Supra	
19	82	100	1	no				2
20	86	79	2	alteración		2		
21	82	95		1	1 y 3	1		2
			1	2	1	2		2
22			1	1	1			2
23	85	93	1	1 y 2	2			2
24	75	104	1	no				1
25	63	86	2	alteración	2			
				1				2
26	73	85	1	no	3			
27	75	107	2	alteración				2
				1 y 2				2
28	90	101	1	no				
29	89	99	2	alteracion				2
				no alteración				
30	79	103	2					2

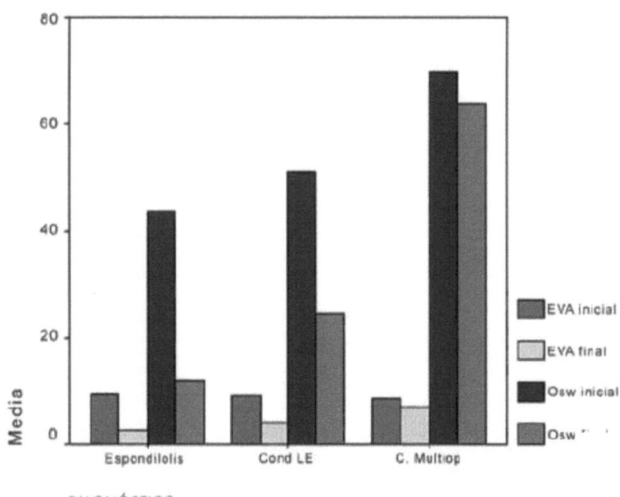

Gráfico 1
Oswestry Inicial y final por diagnóstico

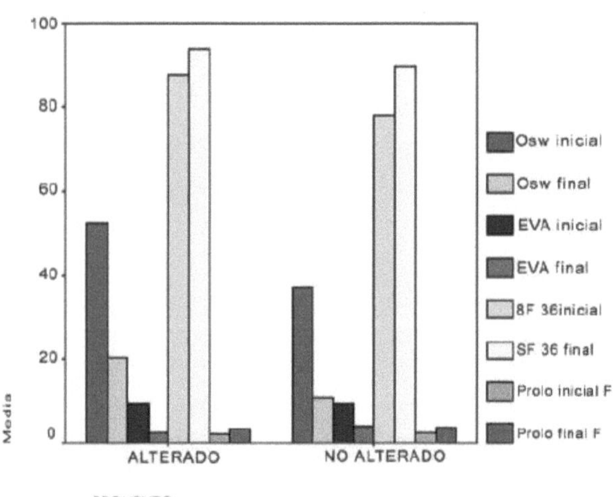

Gráfico 2
*EVA, Oswestry, SF36 y Prolo en pacientes
con y sin alteración del segmento adyacente*

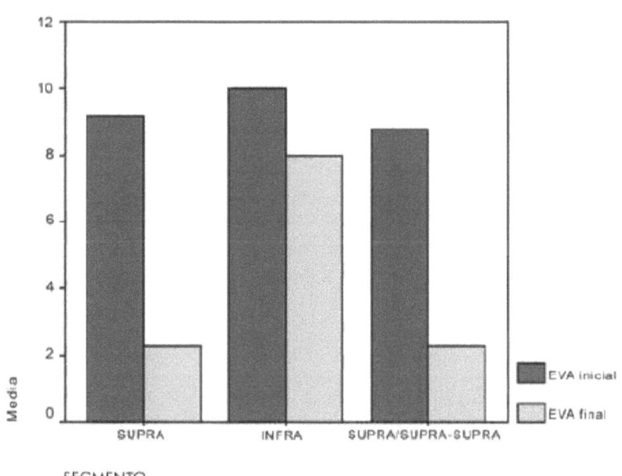

Gráfico 3
Eva Inicial y final en los diferentes segmentos afectados

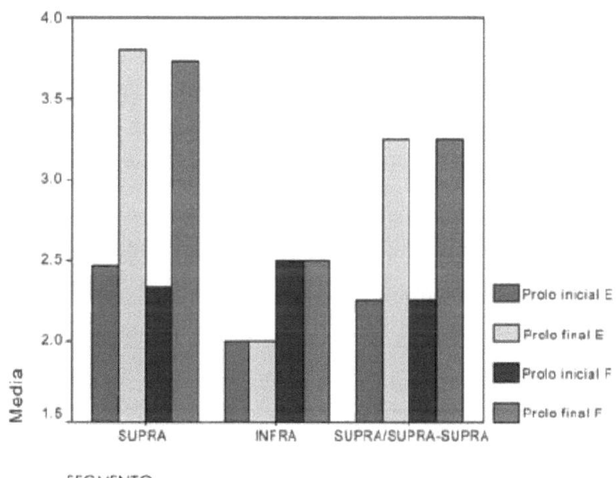

Gráfico 4
Prolo Económico y funcional Inicial y final

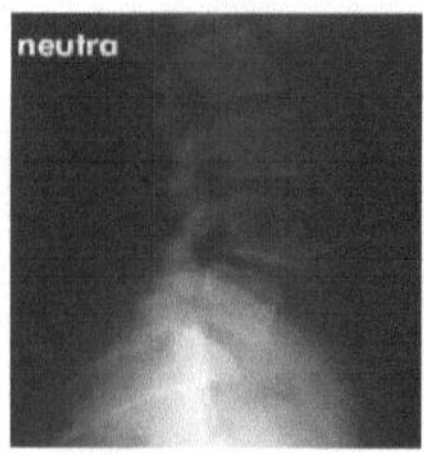
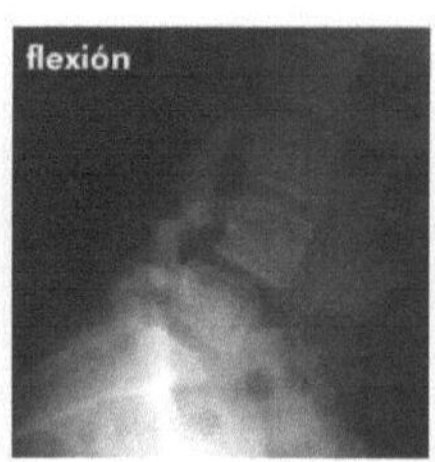
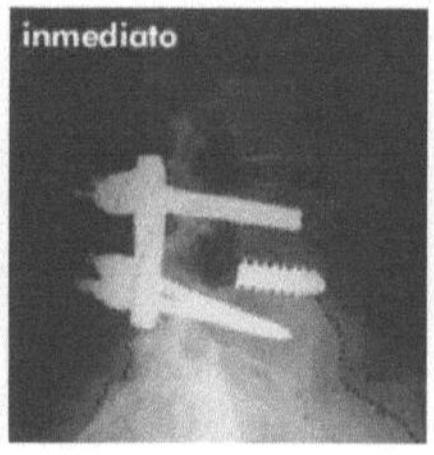
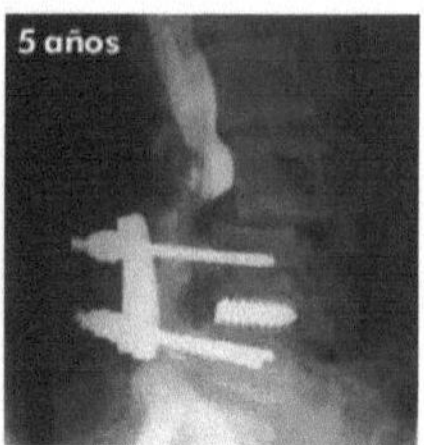

Preoperatorio   **Postoperatorio**

Figura 1
Espondilolistesis degenerativa en L4-L5, Fijación y artrodesis 360°, con evolución ha enfermedad del segmento adyacente en L3-L4 a los 5 años, sintomática

5. **Rosales Olivares LM, Ruiz Morfín A, Miramontes-Martínez VP, Alpízar Aguirre A, Reyes-Sánchez A. "Repercusión en la estabilidad del segmento suprayacente después de la fijación de la espondilolistésis. Estudio comparativo de dos sistemas", Cir Ciruj 2006; 74 (1): Ene-Feb: 27-35**

La enfermedad del segmento adyacente es una de las complicaciones que se han presentado en algunos pacientes con el tiempo de seguimiento postquirúrgico de la fijación, por lo cual, en nuestro servicio hemos desarrollado protocolos de investigación para evaluar la repercusión en el disco después de dos tipos de fijación (rígida y semirrígida) con fusión en espondilolistesis, ambos grupos mejoraron listesis, dolor y puntuaciones en escala de Oswestry y SF-36, si bien no altura intervertebral.

Al concluir esta investigación pudimos determinar que es recomendable el uso de placa INO + FPL en listesis prequirúrgica grado 1 o 2, y placa INO + tornillo + FPL en listesis grado 3 o 4 prequirúrgica.

Cuadro I. Valores pre y posquirúrgicos por grupo de tratamiento

Variable	INO + FPL (n = 20)			INO + tornillo + FPL (n = 22)		
	Precirugía	Poscirugía	p	Precirugía	Poscirugía	p
Flexión	4.20	5.25	0.23	5.82	8.36	0.05
Extensión	13.70	13.85	0.88	15.45	16.32	0.35
Neutro	11.35	11.35	0.91	12.27	13.45	0.15
Altura intervertebral	9.30	8.53	0.020	9.45	8.25	0.034
Oswestry	33.00	15.40	0.001	32.73	7.55	0.0001
EVA	8.60	3.35	0.0001	8.41	2.41	0.0001
SF-36	85.45	94.55	0.014	82.91	97.27	0.0001

Cuadro II. Valores pre y posquirúrgicos
en grados de listesis por grupo de tratamiento

Listesis	INO + FPL (n = 20)		INO + tornillo + FPL (n = 22)	
	Precirugía	Poscirugía	Precirugía	Poscirugía
0	0	10	0	10
1	10	8	9	10
2	8	1	11	2
3	1	1	2	0
4	1	0	0	0

Cuadro III. Valores pre y posquirúrgicos
por subgrupos de tiempo de seguimiento: grupo INO + FPL

Variable	4-7 años (n = 8)			8-13 años (n = 12)		
	Precirugía	Poscirugía	p	Precirugía	Poscirugía	p
Flexión	4.5	4.6	0.93	4.0	5.6	0.14
Extensión	15.2	15.6	0.76	12.6	12.6	1.00
Neutro	13.2	13.0	0.82	9.9	10.2	0.81
Altura intervertebral	9.81	9.19	0.09	8.9	8.0	0.08
Oswestry	38.0	12.7	0.001	29.6	17.1	0.08
EVA	8.6	3.1	0.001	8.5	3.5	0.002
SF-36	82.8	96.6	0.004	87.1	93.1	0.25

Cuadro IV. Valores pre y posquirúrgicos de listesis
por subgrupos de tiempo de seguimiento en grados
de listesis: grupo INO + FPL

Listesis	4-7 años (n = 8)		8-13 años (n = 12)	
	Precirugía	Poscirugía	Precirugía	Poscirugía
0	0	10	0	10
1	10	8	9	10
2	8	1	11	2
3	1	1	2	0
4	1	0	0	0

Cuadro V. Valores pre y posquirúrgicos
por subgrupos de tiempo de seguimiento: grupo INO + tornillo + FPL

Variable	4-7 años (n = 13)			8-13 años (n = 9)		
	Precirugía	Poscirugía	p	Precirugía	Poscirugía	p
Flexión	5.2	8.5	0.012	6.6	8.1	0.59
Extensión	14.1	15.1	0.44	17.3	18.0	0.65
Neutro	11.7	11.9	0.89	13.0	15.6	0.03
Altura intervertebral	9.7	8.0	0.027	9.0	8.6	0.60
Oswestry	34.7	8.7	0.0001	29.7	5.7	0.003
EVA	8.8	3.3	0.0001	7.7	1.0	0.0001
SF-36	78.8	95.4	0.0001	88.7	99.8	0.05

Cuadro VI. Valores pre y posquirúrgicos de listesis
por subgrupos de tiempo de seguimiento
en grados de listesis: grupo INO + tornillo + FPL

Listesis	4-7 años (n = 13)		8-13 años (n = 9)	
	Precirugía	Poscirugía	Precirugía	Poscirugía
0	0	7	0	3
1	6	5	3	5
2	6	1	5	1
3	1	0	1	0
4	0	0	0	0

Cuadro VII. Promedio de pérdida de altura intervertebral según grado de listesis prequirúrgica y grupo de tratamiento

Grupo	Listesis prequirúrgica	Pérdida promedio de altura IV	N
INO + FPL	1-2	- 0.61 mm	18
	3-4	- 2.00 mm	2
INO + tornillo + FPL	1-2	- 1.25 mm	20
	3-4	- 0.50 mm	2

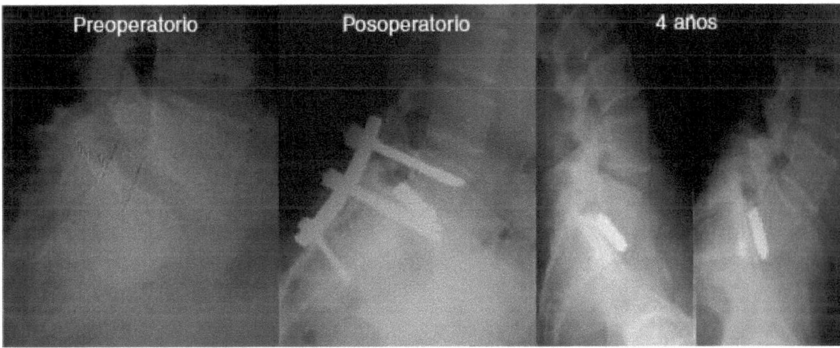

Figura 1. Espondilolistesis L5-S1 espondilolítitica, con reducción a 100 %, con espacio en L4-L5 normal. A los cuatro años de seguimento, artrodesis completa, sin pérdida de reducción, con inestabilidad importante en L4-L5, asintomática.

6. Juárez-Jiménez HG, Zárate-Kalfópulos B, Alpízar-Aguirre A, Sánchez-Bringas MG, Rosales-Olivarez LM, Reyes-Sánchez AA, "Utilidad de la ligamentoplastía para la artrodesis en espondilolistesis lumbar degenerativa. Reporte preliminar", Acta Ortopédica Mexicana, Vol. 27, No.5, Sep-Oct 2013: 324-330.

La ligamentoplastía es un método de estabilización dinámica utilizado para el tratamiento del conducto lumbar estrecho y la resección de hernias de disco lumbares, brindando buenos resultados en cuanto a la disminución del dolor lumbar y radicular.

Nuestro estudio considera aspectos importantes, que actúan como factores de riesgo para el desarrollo de la enfermedad del segmento suprayacente como la inclinación de la vértebra superior, la alineación del segmento artrodesado en el plano sagital y la relación de la columna lumbar con la pelvis.

Esto nos permitó concluir adecuadamente la utilidad del sistema de estabilización dinámica propuesto. Al seguimiento no fue posible demostrar la utilidad de la estabilización dinámica mediante ligamentoplastía para evitar el desarrollo de enfermedad del segmento suprayacente.

Tabla 1. Variables demográficas, factores de riesgo, datos quirúrgicos y seguimiento actual.

Variable	Total	Grupo S	Grupo L	p
Número de pacientes (%)	58 (100%)	35 (60.3%)	23 (39.7%)	
Número de mujeres/hombres	27:31	6:17	21:14	< 0.05
Edad en años (DE)	60.34 (9.85)	61.06 (10.30)	59.26 (9.24)	NS
Índice de masa corporal (DE)	27.0 (2.75)	27.26 (3.07)	26.7 (2.2)	NS
Sangrado quirúrgico en ml (DE)	612.59 (372.77)	617.14 (331.4)	605.65 (436.1)	NS
Tiempo quirúrgico en minutos (DE)	225.09 (65.40)	230 (65.1)	217.61 (66.6)	NS
Seguimiento en meses (DE)	30.09 (18.71)	32.26 (19.98)	26.78 (16.46)	NS

DE = Desviación estándar. NS = No significativo. p = valor de p.

Tabla 2. Impacto inicial de la cirugía sobre las variables clínicas.

Grupo	Variables	Media	Desviación estándar	p
S	Dolor lumbar prequirúrgico	7.49	1.31	< 0.05
	Dolor lumbar postquirúrgico 6 meses	1.46	1.17	
	Dolor radicular prequirúrgico	7.57	1.17	< 0.05
	Dolor radicular postquirúrgico 6 meses	0.74	1.22	
	IDL prequirúrgico	50.49	9.72	< 0.05
	IDL postquirúrgico 6 meses	9.09	4.10	
	SF-12 físico prequirúrgico	27.33	2.14	< 0.05
	SF-12 físico postquirúrgico 6 meses	42.68	9.23	
	SF-12 mental prequirúrgico	24.53	2.61	< 0.05
	SF-12 mental postquirúrgico 6 meses	46.6	8.60	
L	Dolor lumbar prequirúrgico	7.22	1.28	< 0.05
	Dolor lumbar postquirúrgico 6 meses	1.48	1.24	
	Dolor radicular prequirúrgico	7	1.13	< 0.05
	Dolor radicular postquirúrgico 6 meses	1	1.17	
	IDL prequirúrgico	52.22	15.45	< 0.05
	IDL postquirúrgico 6 meses	9.22	5.45	
	SF-12 físico prequirúrgico	25.81	1.74	< 0.05
	SF-12 físico postquirúrgico 6 meses	41.74	9.24	
	SF-12 mental prequirúrgico	25.36	1.77	< 0.05
	SF-12 mental postquirúrgico 6 meses	49.68	6.50	

IDL = Índice de discapacidad lumbar. p = valor de p.

Tabla 3. Variables clínicas e imagenológicas 6 meses después de operados (tiempo cero).				
Variable	Grupo	Media	Desviación estándar	p
Dolor lumbar	S	1.46	1.17	NS
	L	1.48	1.24	
Dolor radicular	S	0.74	1.22	NS
	L	1.00	1.17	
Índice de discapacidad por dolor lumbar	S	9.09	4.10	NS
	L	9.22	5.45	
SF-12 físico	S	42.68	9.23	NS
	L	41.74	9.24	
SF-12 mental	S	46.60	8.60	NS
	L	49.68	6.50	
Satisfacción	S	4.66	0.48	NS
	L	4.61	0.10	
Altura espacio intersomático (SSY)	S	10.09	1.29	NS
	L	10.70	2.03	
Pendiente de S1	S	38.4	8.09	NS
	L	37.96	6.83	
Movilidad angular (SSY)	S	3.31	1.68	NS
	L	3.52	2.09	
Movilidad traslacional (SSY)	S	0	0	NS
	L	0	0	
Listesis	S	0	0	NS
	L	0	0	
Degeneración discal radiográfica	S	0.97	0.62	NS
	L	0.70	0.77	
Lordosis L1L5	S	40.06	10.75	NS
	L	37.17	9.28	
Degeneración discal por resonancia	S	1.89	0.58	NS
	L	1.70	0.63	
Lordosis (SA)	S	18.51	5.88	NS
	L	17.61	6.20	
Movilidad angular (SA)	S	0	0	NS
	L	0	0	

DE = Desviación estándar. NS = No significativo. p = valor de p.
SSY = Segmento suprayacente. SA = Segmento artrodesado.

Tabla 4. Pendiente del sacro a los 6 meses de postoperado (la diferencia es no significativa).

Ligamento	Pendiente	Frecuencia	Porcentaje
Sin ligamento	Negativo	25	71.4
	Neutro	1	2.9
	Positivo	9	25.7
	Total	35	100
Con ligamento	Negativo	14	60.9
	Neutro	0	0
	Positivo	9	39.1
	Total	23	100

Tabla 5. Sagitalización de las articulaciones del segmento suprayacente a los 6 meses de postoperado (la diferencia es no significativa).

Ligamento	Sagitalización	Frecuencia	Porcentaje
Sin ligamento	Sí	22	62.85
	No	13	37.15
	Total	35	100
Con ligamento	Sí	16	69.57
	No	7	30.43
	Total	23	100

Tabla 6. Aparición de degeneración del segmento suprayacente (DSS) y de la enfermedad del segmento suprayacente (ESS) de acuerdo con seguimiento actual.				
Seguimiento en años	Grupo	n	Pacientes con DSS	Pacientes con ESS
1	S	29	0	0
	L	19	2	0
2	S	22	2	0
	L	15	2	0
3	S	16	3	0
	L	8	0	0
4	S	7	0	0
	L	4	1	0
5	S	5	0	1
	L	2	1	0

n = número de pacientes.

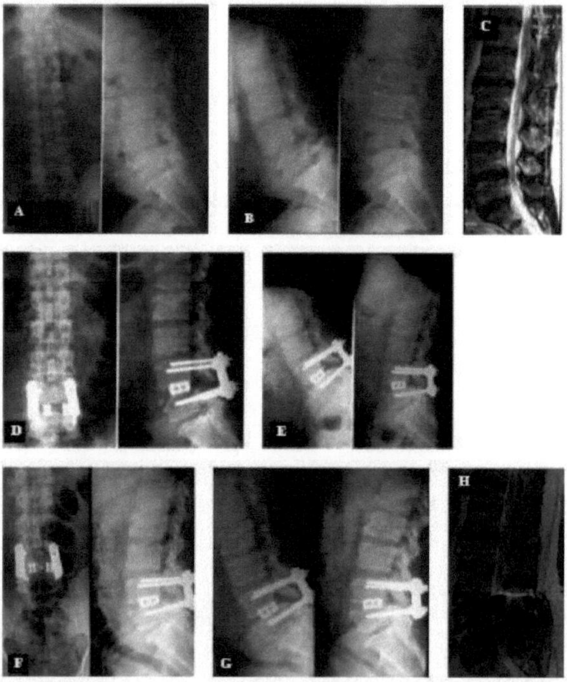

Figura 1. Caso 1. Paciente masculino de 47 años al momento de la cirugía índice. Actualmente con 69 meses de seguimiento. En **A, B y C** se muestran las radiografías y resonancia magnética nuclear en el preoperatorio; en **D y E**, las radiografías a los 6 meses de postoperado. En **F, G y H**, evolución del caso a 69 meses; el paciente se encuentra actualmente en protocolo de rehabilitación para evitar una segunda cirugía. Este caso no ha sido diagnosticado como enfermedad del segmento adyacente.

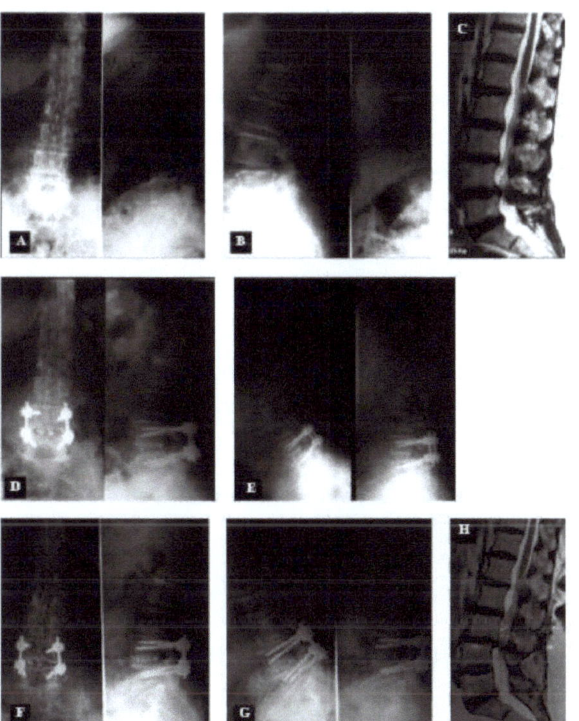

Figura 2.

Caso 8. Paciente femenino de 73 años al momento de la cirugía. Actualmente con seguimiento de 56 meses. En A, B y C podemos observar las imágenes previas a la cirugía índice. En D y E observamos las imágenes después de 6 meses de la cirugía índice. En F, G y H observamos la presencia de la DSS aunada a radiculopatía. Ella se encuentra en vísperas de un segundo procedimiento quirúrgico. Este es un caso de enfermedad del segmento adyacente.

7. **García-Ramos CL, Valenzuela-González J, Baeza-Álvarez VB, Rosales-Olivarez LM, Alpízar –Aguirre A, Reyes-Sánchez A. "Degenerative spondylolisthesis I: general principles", Acta Ortopédica Mexicana 2020, 34(5) Sep-Oct 324-328.**

En el 2020 nuestro servicio de cirugía de columna presentó un estudio de revisión sobre espondilolistesis degenerativa lumbar, la cual es el resultado de la progresión de los cambios degenerativos en el disco intervertebral y las articulaciones facetarias que termina por inestabilizar uno o varios segmentos vertebrales. Se caracteriza por el deslizamiento anterior del cuerpo vertebral secundario a la sagitalización de las facetas articulares. Puede o no generar manifestaciones clínicas y la severidad de estas, no siempre correlaciona con el grado de listesis.

El síntoma cardinal es el dolor lumbar con o sin dolor radicular; mientras que la claudicación neurogénica se presenta en 75% de los pacientes. Para el diagnóstico de la espondilolistesis degenerativa es indispensable una evaluación integral con estudios radiográficos estáticos, dinámicos en posición de pie y resonancia magnética.

La primera línea de tratamiento es el manejo conservador, este incluye analgésicos, antiinflamatorios, fisioterapia. La cirugía tiene muchas opciones terapéuticas y múltiples beneficios posibles en pacientes en quienes el tratamiento conservador ha fallado.

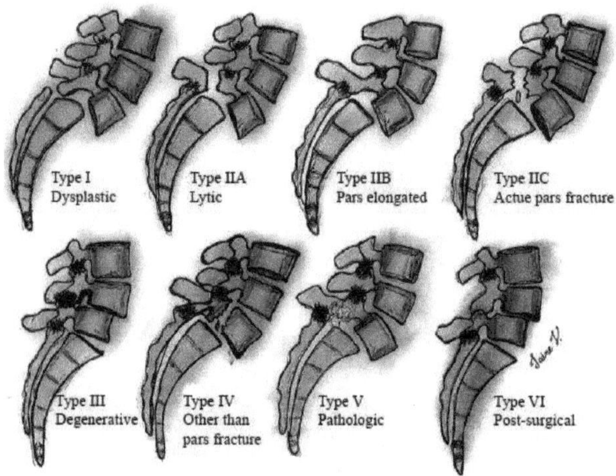

Figure 1:

Artist's illustration of the classification created by Wiltse, Marchetti, and Bartolozzi.

General principles

- Displacement of 1 vertebra over subjacent vertebra
- Associated with degenerative changes
- Most common in people older than 50 years old
- Female-to-male ratio of 5:1
- The most affected segment is L4-L5
- Symptoms: neurogenic claudication, lumbar pain, with or without radicular pain
- Conservative treatment is the first-line therapy
- Evaluation include panoramic radiographs, magnetic resonance imaging and electromyography

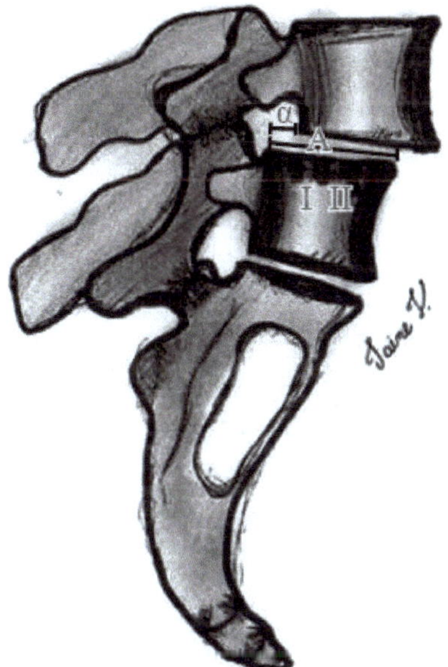

$$\alpha/A*100 = \%$$

Figure 2:

Artist's illustration of the slippage of the vertebrae. Classification of spondylolisthesis is based on the degree of slippage in the lumbar spine. Grade 1 is less than 25%, grade 2 is 25 to 50%, grade 3 is 50 to 75%, grade 4 is 75 to 100%, and spondyloptosis is > 100%. Line A. The lower vertebral body is divided into four parts: α. distance between vertebrae. The percentage is obtained in the division between α/A.

C. Escoliosis Idiopática y Cifosis:

Dr. Erwin Omar Esteves García

Dr. José Alfonso Corona de la Torre

"¡Atrévase! Pero también, sea inteligente, preste atención a los detalles. Entregue a tiempo y siempre dé un poco más de lo que esperaban de usted"

Introducción:

Desde la historia temprana de la humanidad, los profesionales médicos han registrado descripciones de pacientes con deformidades de la columna y métodos para su tratamiento. La escoliosis, se define como una curvatura lateral de la columna de 10° o más, evaluada mediante el método de Cobb. Esta definición proviene de que la curvatura coronal es el aspecto más fácilmente apreciable de la escoliosis observada en las radiografías, pero debe entenderse que la escoliosis es en realidad una deformidad tridimensional, y la columna escoliótica típica también está rotada axialmente y tiene un contorno sagital alterado a través de la longitud de la curva. La nomenclatura de la escoliosis se ha utilizado históricamente para indicar la edad de aparición y la etiología de la deformidad. Los descriptores infantiles, juveniles y adolescentes se correlacionan con la escoliosis diagnosticada a las edades de 0 a 3, 4 a 9 y 10 a 17 años, respectivamente. De manera similar, neuromuscular, congénito e idiopático son descriptores que reflejan la etiología atribuida responsable de la deformidad de la columna. Las enfermedades neuromusculares (p. ej., parálisis cerebral o distrofia muscular) y la falla congénita de la formación o segmentación de la columna pueden predisponer a los niños afectados a desarrollar escoliosis, pero en la gran mayoría de los pacientes pediátricos se desconoce la etiología de la escoliosis. En aquellos pacientes en los que no se puede atribuir una asociación causal a la deformidad de la columna, se utiliza el término idiopático (causa desconocida), aunque cada vez hay más pruebas de una base genética para la escoliosis idiopática a pesar del apodo. En general, la escoliosis es un diagnóstico poco común en niños; sin embargo, los estudios de población han demostrado que entre el 2 y el 3% de los niños cumplen los criterios para el diagnóstico y deben ser evaluados y seguidos clínicamente. La preocupación clínica por la progresión no reconocida de la escoliosis incluye deterioro de la función pulmonar o cardíaca, lesión neurológica o dificultad para mantener la integridad de la piel sobre las prominencias óseas o brindar atención a pacientes con escoliosis neuromuscular y sindrómica gravemente afectados. Para la mayoría de los pacientes con escoliosis idiopática, es poco común necesitar más tratamiento que la observación clínica y radiográfica intermitente. Sin embargo, para los pacientes con escoliosis no idiopática, existe una probabilidad significativamente mayor de que se necesiten tratamientos más agresivos. La fisioterapia para fortalecer los músculos y reforzar la postura es un primer tratamiento típico para todos los pacientes que pueden tolerar dicho régimen, pero el refuerzo del tronco para minimizar la progresión de la curva suele ser el primer tratamiento definitivo para el tratamiento no quirúrgico de la escoliosis. La investigación clínica para una variedad de estrategias de aparatos ortopédicos y tasas de éxito clínico es algo contradictoria, y actualmente se están realizando grandes ensayos clínicos más estandarizados y mejor controlados en asociación con la Scoliosis Research Society y los National Institutes of Health. Como los aparatos ortopédicos son la única modalidad de tratamiento no quirúrgico que generalmente se acepta como eficaz en el tratamiento de la deformidad de la columna pediátrica, cuando esta modalidad falla, con frecuencia se requiere una intervención quirúrgica como intervención definitiva.

A pesar de que las cirugías de columna para la escoliosis idiopática del adolescente dan buenos resultados para la mayoría de los pacientes, no están exentas de complicaciones, ya sea médica o quirúrgicamente. La lesión neurológica representa la complicación más grave y, como tal, la más temida. Otras complicaciones incluyen desgarros durales, neuropatía periférica, infecciones del sitio quirúrgico, problemas relacionados con los implantes, eventos tromboembólicos, pérdida visual, pseudoartrosis, fenómeno del cigüeñal (crankshaft), fenómeno de espalda plana, cifosis de la unión proximal y mortalidad. Es vital que todos los cirujanos de columna estén plenamente familiarizados con las posibles complicaciones y las respuestas adecuadas para cada una de ellas.

Artículos Publicados:

1. Reyes-Sánchez A. Rosales OL, Miramontes MV, "Hemiartrodesis anterior y posterior y hemiepifisiodesis de la convexidad en el tratamiento de la escoliosis idiopática", Rev Mex Ortop Trauma Ene-Feb 1995; 9 (1): 3-7.

2. Reyes-Sánchez A, Katz A, Rosales OL, Miramontes MV, Alpízar AA, "Lumbosacral dorsal fixation with Luque´s rods to correction of congenital kyphosis associated to myelomeningocele", SICOT on line, reporte E043, August 19th: 2-8.

3. Reyes-Sánchez A, Rosales LM, Miramontes V, "External fixation for dynamic correction of severe scoliosis", the Spine Journal 5 (2005): 418-427.

4. Rosales Olivarez LM, García J, Miramontes Martínez VP, Alpízar Aguirre A, Arenas Sordo M, Reyes Sánchez A, "Tratamiento quirúrgico de la escoliosis. Control de evolución mínimo de 5 años", Cir Ciruj 2007; 75(2): marzo-abril: 93-97.

5. Marcos Joaquín Robles Ortiz, Guadalupe Sánchez Bringas, Alejandro Antonio Reyes-Sánchez, "Detección temprana de la escoliosis idiopática del adolescente: Una estrategia en controversia", revista de la Facultad de Medicina de la UNAM, Vol. 59, No. 4 33-41, julio-agosto 2016.

6. Alejandro A. Reyes-Sánchez, Carla L García-Ramos, Barón Z Kalfópulos, Armando Alpízar-Aguirre, Luis M R Olivarez, "Idiophatic scoliosis: Anterior approach and fixation from the concavity", The Journal of Spinal Surgery, April-June 2017; 4(2): 50-54

7. Barón Zárate-Kalfópulos, Héctor R. Martínez-Ríos, Francisco López Meléndez, Carla L. García-Ramos, Luis M. Rosales-Olivarez y Alejandro Reyes-Sánchez, "Tratamiento quirúrgico de la escoliosis idiopática del adolescente. Resultados en el Instituto Nacional de Rehabilitación de México. Seguimiento mínimo de 24 meses. Cir Cir 2018, 86 (5) Sep-Oct 392-398

8. Barón Zárate, Luis Alberto Navarro-Aceves, Hugo Reynoso Cantú, Alejandro Reyes-Sánchez, Carla Lisette García-Ramos, Fernando Reyes-Tárrago, Armando Alpízar-Aguirre, "Posterior grade 4 osteotomy with vertebral shortening is effective for the treatment of kyphosis associated with vertebral discitis/osteomielitis. International Journal of Spine Surgery, Vol. 14, No. 3 2020. 300-307

9. Alejandro Reyes-Sánchez, Barón Zárate-Kalfópulos, coautores del capítulo "Escoliosis idiopática: La cirugía realizada en la infancia y la adolescencia previene la discapacidad en el adulto", Cirugía para el tratamiento de la discapacidad, Editorial Alfil S.A. de C.V. 2014, Cap. 2, Vol. XIX, Pag. 21-42, ISBN 978-607-8283-67-5

10. A. Reyes-Sánchez, C. Obil Chavarría, B. Zárate Kalfópulos, "Enfermedad de Scheuermann", Patología de la Columna Vertebral, Cap. 18, Pag. 247-256, Editorial Médica Panamericana, ISBN: 978-84-9110-034-8. 2015.

Desarrollo:

1. Reyes-Sánchez A. Rosales OL, Miramontes MV, "Hemiartrodesis anterior y posterior y hemiepifisiodesis de la convexidad en el tratamiento de la escoliosis idiopática", Rev Mex Ortop Trauma Ene-Feb 1995; 9 (1): 3-7.

Se desarrolla una introducción sobre el tratamiento quirúrgico de escoliosis donde Hibb en 1914 dio inicio al tratamiento de esta. En 1954 Smith Lackum reportaron tres casos de escoliosis tratados con arresto de crecimiento de la convexidad mediante la colocación de grapas, donde se logró evitar la progresión; Winter en 1981 público un artículo de 10 niños con escoliosis congénita tratados mediante epifisiodesis anterior y posterior y artrodesis de la convexidad resultando con 2 casos de corrección y el resto evitando la progresión. Andrew en 1985 con un reporte de 13 pacientes a quienes se les realizó artrodesis anterior y posterior de convexidad en uno o dos tiempos, se obtuvieron mejores resultados en escoliosis por hemivertebras.

Dubousset J en 1989 descubrió el fenómeno de cigüeñal en pacientes tratados por vía posterior y que incrementan su curva a pesar de artrodesis bien realizada por crecimiento en rotación de las curvas.

cuadro 1. Evolución posoperatoria

	Inicial	Un año	Dos años
Caso 1	52°	51°	S.S.
Caso 2	35°	32°	S.S.
Caso 3	45°	36°	32°
Caso 4	32°	28°	S.S.
Caso 5	47°	45°	47°
Caso 6	47°	45°	45°
Caso 7	38°	33°	31°

El objetivo de este trabajo fue desarrollar una técnica que permitiera la corrección de la escoliosis idiopática con una mínima repercusión funcional de la columna y mediante una artrodesis de extensión reducida. Los objetivos específicos son valorar la utilidad del arresto de crecimiento en la escoliosis idiopática, buscar el tratamiento ideal para la escoliosis idiopática en pacientes en etapa de crecimiento, considerando repercusión funcional, facilidad y efectividad; y demostrar que se pueden lograr resultados adecuados con repercusión biomecánica menor que las técnicas clásicas mediante la artrodesis de solo tres segmentos.

La muestra consta de 7 pacientes de 7 a 13 años a quien se les realizó hemiepifisiodesis anterior, hemiartrodesis anterior por vaciamiento de cuerpos vertebrales a través del pedículo y artrodesis Intersomática por resección del disco. Se completó la artrodesis posterior y lateral con el mismo hueso resecado de los cuerpos vertebrales.

Se concluye que se obtiene corrección con la formación de una barra en la convexidad a nivel del vértice, que la flexibilidad se mantiene y que se debe continuar el seguimiento hasta cinco años como mínimo.

2. **Reyes-Sánchez A, Katz A, Rosales OL, Miramontes MV, Alpízar AA, "Lumbosacral dorsal fixation with Luque´s rods to correction of congenital kyphosis associated to myelomeningocele", SICOT on line, reporte E043, August 19th: 2-8.**

Cifosis lumbar es una deformidad que afecta aproximadamente el 21% de casos con mielomeningocele. La deformidad compromete la integridad de la piel con recurrentes infecciones, reduce la capacidad abdominal y respiratoria, además produce pérdida del balance por lo que los pacientes suelen usar sus brazos como soporte para poder tomar asiento.

Table 1   Treatment results

Case	Age	Initial angle	Extension/ apex	Neurol. Level	Post- surgical angle	Resected vertebra	Complications	Surgical Time	Blood loss
1	8	134°	T10-L5 L2-L3	T11	28°	L2 & L3	Meningitis	3.15 h	300 ml
2	6	115°	T9-S1 L2-L3	T10	12°	L2 & L3	Dorsal migra-tion of rods	3.50 h	180 ml
3	3	108°	T9-S1 L2	T10	21°	L2	None	3 h	320 ml

En este reporte se describe un procedimiento quirúrgico para corrección de la de la cifosis en tres pacientes. El procedimiento incluye vertebrectomía del ápex de la deformidad, corrección por barras de Luque ancladas en los cuerpos vertebrales a nivel lumbosacro con alambre sublaminar a la columna torácica.

En 1995, Torode y Godette describieron una fijación dorsolumbar con barras de Luque contra los cuerpos vertebrales de nivel lumbar bajo o la primera vertebra sacra. En el estudio se reportan las modificaciones de la técnica de este procedimiento con la ventaja de la reducción del sangrado.

3. **Reyes-Sánchez A, Rosales LM, Miramontes V, "External fixation for dynamic correction of severe scoliosis", the Spine Journal 5 (2005): 418-427.**

El propósito de este estudio es describir el tratamiento de escoliosis rígidas y severas con una corrección especial con fijación externa. Este estudio fue realizado con un diseño prospectivo, longitudinal y descriptivo con un periodo de seguimiento a 7 años. El procedimiento quirúrgico consistió en 2 etapas, con un abordaje anterior y posterior, discectomía y vertebrectomías del ápex, acortamiento vertebral y la colocación de un dispositivo de estabilización externa. La corrección progresiva de la curva fue realizada con un incremento diario de distracción de 3 mm/día. En el momento de finalizada la corrección, un dispositivo diferente fue usado para mantener la corrección. El tiempo entre el inicio del tratamiento y la corrección final fue de 50 días. Se trataron 10 pacientes con curvas torácicas, una curvatura toracolumbar y una curvatura lumbar, con un promedio de 93 grados entre los pacientes.

El presente artículo describe el uso de un tipo de dispositivo mono planar de fijación externa para la columna, combinado con dos acciones contrarias: distracción y compresión. Esto logró una reducción del 50% de la escoliosis y cerca del 30% reducción de cifosis y rotación, en el grupo controlado. Esta técnica permitió a los pacientes libertad de movimientos de deambulación sin pérdida de corrección y sin complicaciones mecánicas ni neurológicas. Al retirar el dispositivo, es posible insertar cualquier sistema de fijación interna con una pérdida resultante de corrección similar a lo reportado en la literatura revisada a nivel mundial y que es atribuible al sistema de fijación interna y a la osteogénesis que al mecanismo de corrección.

Sin embargo, enfatizamos las exigencias técnicas del procedimiento quirúrgico; el proceso de aprendizaje es duro y largo.

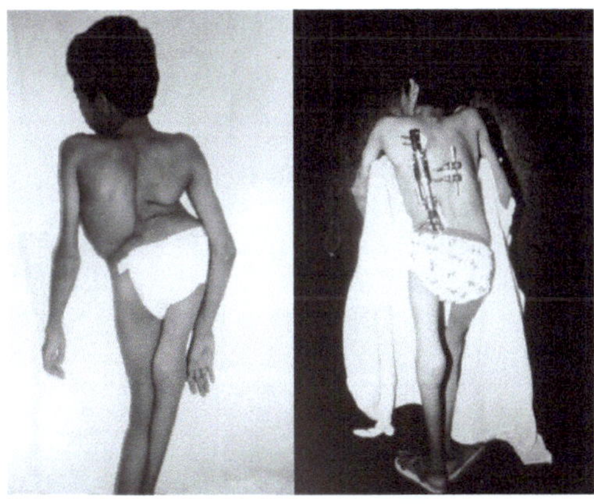

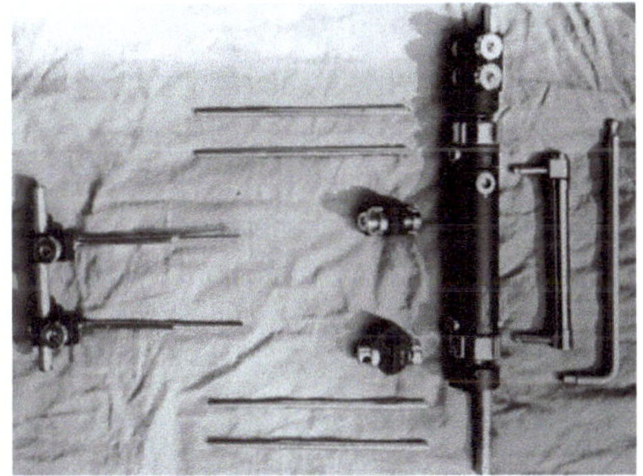

4. Rosales Olivarez LM, García J, Miramontes Martínez VP, Alpízar Aguirre A, Arenas Sordo M, Reyes Sánchez A, "Tratamiento quirúrgico de la escoliosis. Control de evolución mínimo de 5 años", Cir Ciruj 2007; 75(2): marzo-abril: 93-97.

El presente artículo tiene como objetivo determinar los resultados de tratamiento quirúrgicos realizados con más frecuencia para la corrección de la escoliosis en el servicio de cirugía de columna vertebral del Instituto Nacional de Ortopedia. Se realizó un estudio longitudinal, prospectivo, descriptivo, tipo ensayo clínico autocontrolado, de una cohorte histórica.

Cuadro I. Escoliosis idiopática y congénita

Etiología	Edad (años)	Sexo	Tipo	Grados preoperatorio	Grados posoperatorio	Giba valle	Abordajes	Complicaciones
Idiopática	12 (1-32)	Femenino 36 Masculino 23	Infantil 3 Juvenil 26 Adolescente 30	45-118	10-90	Preoperatorio 0.5-6 cm Posoperatorio 0-3 cm	5 anterior 5 posterior 49 anterior y posterior	2 lesión medular completa 4 lesión neurológica incompleta 3 ruptura implante 4 fístulas LCR 9 infección herida
Congénita	4 (1-12)	Femenino 34 Masculino 20	Hemivértebra 35 Hemibarra 19	18-50	5-30	N/A	49 posterior 5 anterior y posterior	2 lesión neurológica incompleta 1 ruptura implante 2 infección herida

Se obtuvo una revisión de 120 pacientes con escoliosis, a quienes se les realizó cirugía entre 1990 y 1999. Para las variables cuantitativas se contrastaron las medidas preoperatorias versus posoperatorias, con el modelo general lineal univariante; las variables nominales fueron contrastadas por estadística no paramétrica con la prueba $\chi 2$, Anova de Kruskal-Wallis. En todos los contrastes las diferencias fueron consideradas significativas con $p < 0.05$.

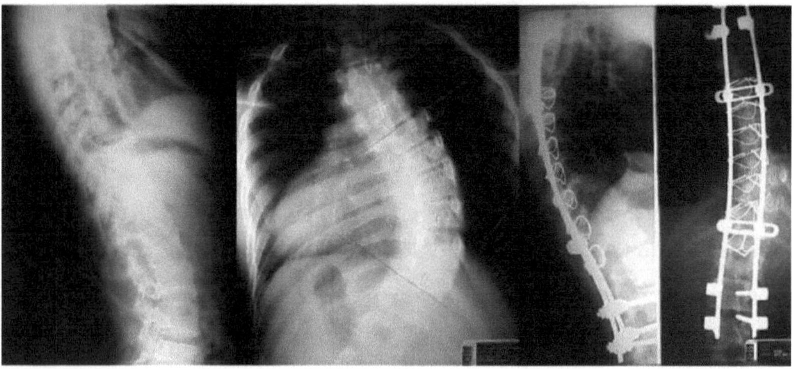

La estructura formada por dos barras paralelas Luque con cuatro tornillos transpediculares Luque III distales (en la base de la curva), dos tornillos transpediculares Luque III en compresión en el vértice del lado de la convexidad, ganchos proximales (en la parte superior de la curva), tuvo el promedio de reducción mayor (p < 0.045). No hubo asociación entre etiología y ángulo preoperatorio.

5. Marcos Joaquín Robles Ortiz, Guadalupe Sánchez Bringas, Alejandro Antonio Reyes-Sánchez, "Detección temprana de la escoliosis idiopática del adolescente: Una estrategia en controversia", revista de la Facultad de Medicina de la UNAM, Vol. 59, No. 4 33-41, julio-agosto 2016.

La escoliosis idiopática del adolescente (EIA) consiste en una deformidad tridimensional de la estructura de la columna vertebral en los planos coronal, sagital y rotacional, que afecta a sujetos sanos a partir de los 10 años hasta la madurez ósea o al término del crecimiento. Esta enfermedad puede comprometer el estado físico, emocional y, por lo tanto, la calidad de vida de quienes la padecen, por lo que debe ser considerada un problema de salud significativo. El objetivo de este trabajo es ofrecer al lector un panorama general y actualizado de las diferentes perspectivas del tema, esperando que sea de utilidad para la práctica profesional.

El signo de Pitres consiste en tender una cuerda con una onza de plomo (cuerda plomada) sobre la apófisis espinosa de la séptima vértebra cervical, la cual normalmente pasa por el pliegue o espacio Inter glúteo. Si la columna no está compensada, la línea de la plomada caerá hacia la derecha o a la izquierda del pliegue; el grado de desviación se medirá en centímetros. En la prueba de Adams, el paciente se inclina hacia delante, con los pies juntos, las rodillas estiradas y con los brazos extendidos; las palmas se mantienen unidas. La observación se realiza desde atrás, a lo largo del plano horizontal de las vértebras de la columna. El médico buscará entonces indicadores de escoliosis, como la asimetría de la columna vertebral, hombros desnivelados, asimetría escapular, caderas desniveladas, sin alineación entre la cabeza y la pelvis o una costilla más prominente. Una prueba Adams positiva significa que el paciente presenta una rotación en el tronco y una posible escoliosis.

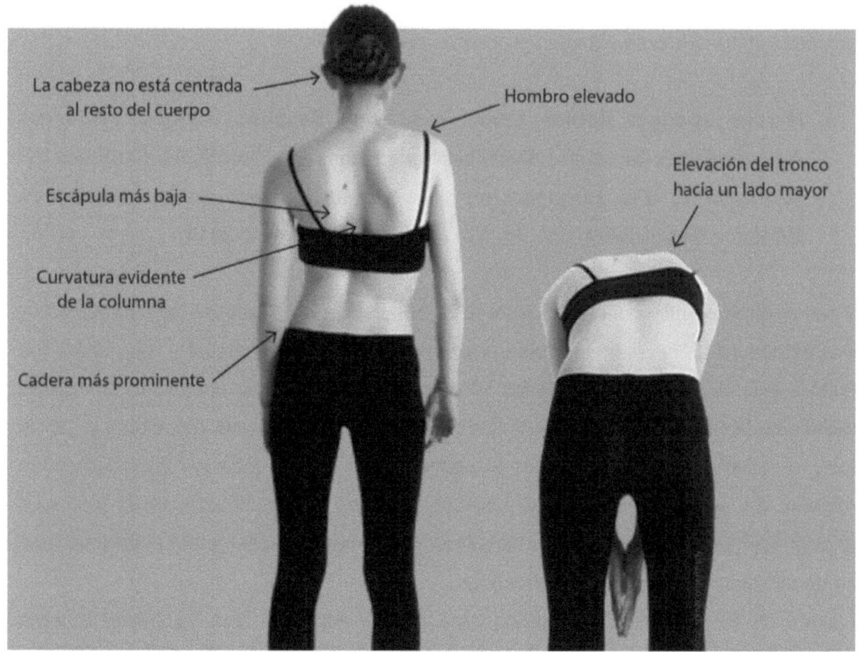

La Scoliosis Research Society (SRS), la American Academy of Orthopedic Surgeons, la Pediatric Orthopedic Society of North America y la American Academy of Pediatrics, sostienen que la detección precoz es necesaria para identificar pacientes con curvas que pueden evolucionar a tal grado que causan dolor crónico y efectos negativos en la función cardiopulmonar. La escoliosis idiopática del adolescente es una enfermedad que afecta a la columna vertebral de sujetos jóvenes. Se desconocen los mecanismos fisiológicos que dirigen la aparición y el progreso de la patología, por lo que hasta hoy resulta prácticamente imposible conocer el destino de la curvatura una vez que se presenta. La identificación temprana puede ser una oportunidad para proponer tratamientos conservadores, y con ello evitar resolver mediante la cirugía. A pesar de que en México no se han establecido oficialmente programas de detección temprana de la EIA, la prueba de Adams puede ser la pauta para identificar y prevenir el desarrollo de esta deformidad. La aplicación de esta prueba de tamizaje está al alcance de todos.

6. **Alejandro A. Reyes-Sánchez, Carla L García-Ramos, Barón Z Kalfópulos, Armando Alpízar-Aguirre, Luis M R Olivarez, "Idiophatic scoliosis: Anterior approach and fixation from the concavity", The Journal of Spinal Surgery, April-June 2017; 4(2): 50-54**

Se recomienda el tratamiento quirúrgico de la escoliosis idiopática en curvas de 45°, requiriendo reducción y fijación transpedicular. En 2007 el Instituto Nacional de Rehabilitación publicó su experiencia en el manejo de la escoliosis utilizando cuatro tornillos en la base del constructo, dos tornillos de compresión en el ápice de la convexidad, dos entrecruzamientos y ganchos proximales y alambres sublaminares, y reportamos resultados satisfactorios. Desde 2008 utilizamos tornillos pediculares en la curva, con mejor corrección, equilibrio y tasa de consolidación de la artrodesis, que con la técnica hibrida que usabamos antes; sin embargo, esto aumentó el costo, haciendo que la cirugía fuera inaccesible para nuestros pacientes. Por lo que utilizamos nuevos constructos con menor número de niveles fusionados y con reducción en el número de implantes para mejorar el costo. El abordaje anterior con reducción y fijación tiene buenos resultados clínicos y menor costo.

Incluimos pacientes con curvaturas menores de 70° con la concavidad hacia la izquierda, realizándose abordaje anterior, reducción y fijación. Diez pacientes con un seguimiento de 5 años se encontraron sin pérdida de reducción ni pseudoartrosis, conservando el equilibrio sagital y coronal. Se implementó el tratamiento en este tipo de curva con abordaje anterior con reducción y fijación de la deformidad a través de la concavidad de la curva en la que facilitamos la técnica.

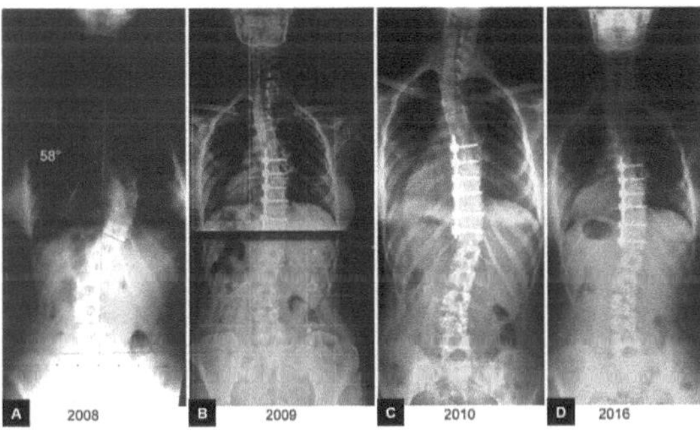

Tenemos que entender que el uso excesivo de implantes aumenta los costes y en muchos casos los resultados no son tan favorables como se esperaba. El seguimiento a corto y largo plazo entre los nuevos tornillos pediculares y el híbrido menos costoso es casi el mismo.

7. **Barón Zárate-Kalfópulos, Héctor R. Martínez-Ríos, Francisco López Meléndez, Carla L. García-Ramos, Luis M. Rosales-Olivarez y Alejandro Reyes-Sánchez, "Tratamiento quirúrgico de la escoliosis idiopática del adolescente. Resultados en el Instituto Nacional de Rehabilitación de México. Seguimiento mínimo de 24 meses. Cir Cir 2018, 86 (5) Sep-Oct 392-398**

La escoliosis idiopática del adolescente se define como una deformidad tridimensional de la columna vertebral que se presenta entre los 10 y los 18 años, y que se manifiesta con una curvatura vertebral en el plano coronal mayor de 10°. Esta deformidad afecta al 2-3% de la población en general, pero solo el 10% del total requerirá en algún momento tratamiento quirúrgico. El método de elección para el manejo es el uso de tornillos transpediculares y barras desrotadoras.

Se realizó un análisis descriptivo de los pacientes que recibieron manejo quirúrgico en nuestro instituto con tornillos transpediculares y barras. Se trata de un estudio observacional, retrospectivo, analítico, abierto, de muestreo no probabilístico, en el que se incluyeron los pacientes tratados con manejo quirúrgico entre 2012 y 2013. Las deformidades se estratificaron de acuerdo con la clasificación de Lenke. El ángulo de corrección de la deformidad, los niveles instrumentados, el sangrado transquirúrgico y la presencia de complicaciones fueron las variables analizadas.

Se obtuvieron 43 pacientes con diagnóstico de EIA, de los cuales 25 reunieron los criterios de inclusión para este estudio. Veintidós pacientes tenían una deformidad reducible y tres tenían una deformidad irreductible; solo dos pacientes presentaban un déficit neurológico (ASIA D). Se clasificaron, según Lenke, de acuerdo con el tipo de curva: curvatura tipo I en 14 pacientes (56%), tipo III en 8 pacientes, tipo II en 4 pacientes y tipo VI en 2 pacientes. Tras el evento quirúrgico se realizaron estudios de imagen y se encontró un porcentaje promedio de reducción de la deformidad coronal del 64% (21.6 ± 11.66°) y de la deformidad sagital del 66.71% (33.7 ± 16.6°), con un promedio de corrección rotacional Nash Moe de 2.

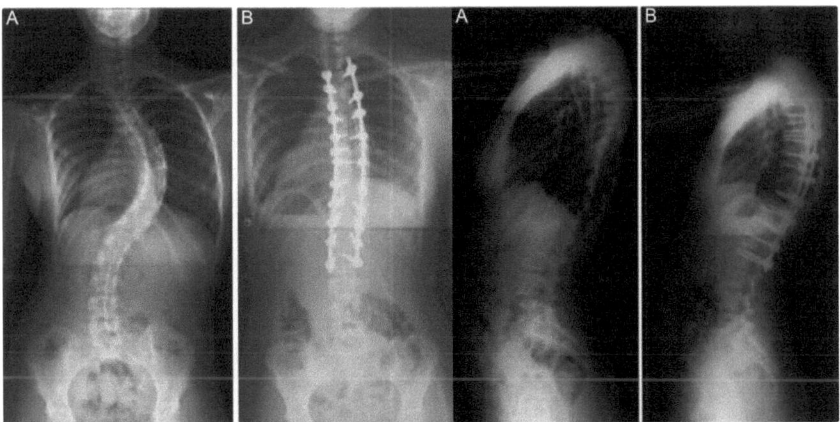

Al comparar estos resultados y la literatura mundial se concluyó que el tratamiento de la escoliosis idiopática del adolescente es un método seguro y reproducible que ofrece una mayor ventaja biomecánica y biológica sobre el uso de instrumentación mixta utilizada anteriormente.

8. **Barón Zárate, Luis Alberto Navarro-Aceves, Hugo Reynoso Cantú, Alejandro Reyes-Sánchez, Carla Lisette García-Ramos, Fernando Reyes-Tárrago, Armando Alpizar-Aguirre, "Posterior grade 4 osteotomy with vertebral shortening is effective for the treatment of kyphosis associated with vertebral discitis/osteomielitis. International Journal of Spine Surgery, Vol. 14, No. 3 2020. 300-307**

Se presenta un estudio retrospectivo de una base de datos mantenida prospectivamente, presentamos una serie de casos de pacientes con deformidad cifótica secundaria a infección espinal tratados mediante un abordaje solo posterior con acortamiento de 3 columnas e Instrumentación posterior.

Se incluyeron 5 pacientes con una edad media de 50 años (rango, 32-60 años). Tres pacientes tuvieron comorbilidades. Tres pacientes fueron clasificados como grado C de la American Spinal Injury Association (ASIA) y no eran ambulatorios; 2 eran de grado D de ASIA. En el seguimiento, todos los pacientes eran ambulatorios y se clasificaron como grado E de ASIA. La cifosis se corrigió de una media preoperatoria de 32% (rango, 15%–58%) a 10% (rango, 1%–42%) en los 2 años de seguimiento. Se obtuvo una mejoría promedio de 22° y una reducción del 75% de la cifosis con la fijación de 2 niveles por encima y por debajo de la lesión. Se observó fusión Intersomática en todos los pacientes. No se produjeron complicaciones importantes durante la cirugía.

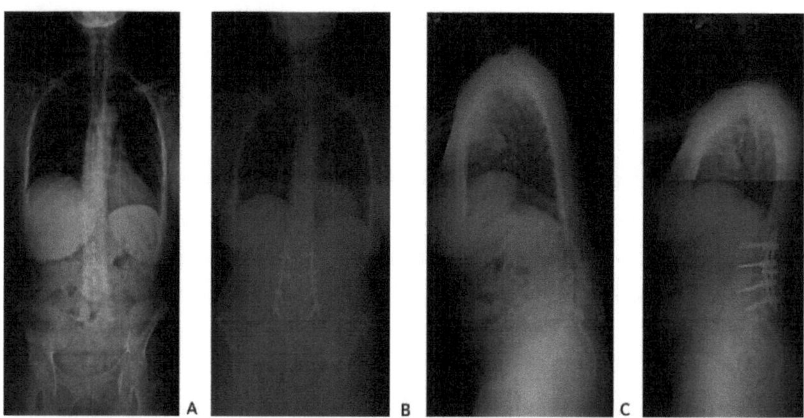

Las limitaciones importantes de nuestro estudio son que no fue un estudio comparativo y fue una serie de casos limitada de solo 5 pacientes. El pequeño tamaño de la muestra puede explicarse por el hecho de que la mayoría de los defectos óseos asociados con la discitis/osteomielitis vertebral no son grandes, y el desbridamiento y estabilización posterior sin osteotomía ni acortamiento es suficiente en la mayoría de los casos. Reconocemos que el uso de la puntuación ASIA no fue la forma ideal de documentar la función neurológica en nuestra cohorte porque la medida fue diseñada para documentar la función de la médula espinal en pacientes con lesiones de la médula espinal; sin embargo, consideramos que era lo más adecuado a aplicar en nuestra serie para exponer la función neurológica de nuestros pacientes de una manera sencilla y objetiva.

Como conclusión la osteotomía posterior de grado 4 con acortamiento vertebral se puede realizar de forma segura en pacientes con cifosis asociada con discitis/osteomielitis vertebral en la región toracolumbar. El abordaje único permitió al cirujano desbridar la infección, corregir la cifosis, descomprimir el canal espinal y estabilizar la columna.

9. **Alejandro Reyes-Sánchez, Barón Zárate-Kalfópulos, coautores del capítulo "Escoliosis idiopática: La cirugía realizada en la infancia y la adolescencia previene la discapacidad en el adulto", Cirugía para el tratamiento de la discapacidad, Editorial Alfil S.A. de C.V. 2014, Cap. 2, Vol. XIX, Pag. 21-42, ISBN 978-607-8283-67-5**

Se presenta el capítulo de las Clínicas Quirúrgicas de la Academia Mexicana de Cirugía, donde se establece la introducción. La estadística marca que entre el 3 y 5% de los adolescentes tendrán alguna forma de escoliosis. De ellos la mayoría son niñas con una relación mujer: hombre de 6 a 7:1. Cuando la deformidad supera los 20° y no se trata, siempre progresa, aunque no se haya logrado la madurez ósea; el tratamiento ortopédico tiene como objetivo detener la progresión de las curvas. La fisioterapia no detiene ni corrige las curvas; sus objetivos son mantener la flexibilidad de la columna y fortalecer la musculatura paravertebral y abdominal.

La escoliosis idiopática infantil se define clásicamente como la escoliosis que se diagnostica entre el nacimiento y los tres años. Se desconoce la etiología de la escoliosis, aunque existen dos teorías predominantes: **teoría de la moldura intrauterina,** sugiere que la columna vertebral ya está deformada en el momento del nacimiento y empeora con el crecimiento; **teoría del posdesarrollo,** al colocar al bebé en su posición de desarrollo, en la que la espalda tendrá que están en equilibrio entre en cráneo y la columna, se puede desarrollar al acoplar mal el peso de la cabeza.

**Cuadro 2–1. Clasificación de los tratamientos
propuestos según los grados de curva**

Risser	Curva	Tratamiento
0 a 1	0 a 20°	Observación
0 a 1	20 a 40°	Corsé
2 a 3	0 a 30°	Observación
2 a 3	30 a 40°	Corsé
0 a 3	40 a 0°	Etapa gris
0 a 4	Más de 50°	Cirugía

El objetivo del capítulo es dar a conocer ampliamente una patología que tiene su origen en la infancia y cuyo desarrollo, sino hay tratamiento, provoca una discapacidad múltiple, incluyendo la psicológica, la ortopédica, la cardiovascular, la pulmonar y por supuesto, la estética.

Las curvas que llegan a los 30° tienden a seguir empeorando, además la diferencia de grado de Mehta tiene un mayor valor pronóstico, ya que una diferencia igual o inferior a 20° se asocia a una curva no progresiva que resuelve en la mayoría de los casos. A más grado del signo de Risser de la pelvis y de la mano, se observan menos posibilidades de progresión y de tratamiento quirúrgico.

Los objetivos primarios del tratamiento quirúrgico de la escoliosis idiopática incluyen detención del incremento de la curva mediante la artrodesis sólida del segmento afectado, ofrecer una corrección de la deformidad permanente, mejorar la apariencia, mejorar en forma perceptible la funcionalidad física y la salud psicosocial y cosmética, disminuir el desarrollo de complicaciones tardías. Las diferentes técnicas quirúrgicas actuales de tratamiento tienen que ver con cuatro conceptos fundamentales: instrumentación segmentaria, reducción coronal, desrotación, artrodesis permanente para no perder grados de reducción.

Sin tratamiento la escoliosis idiopática del adolescente puede ocasionar una deformidad física significativa, dolor debilitante y sufrimiento psicológico. No obstante, el tratamiento y la atención temprana de la enfermedad pueden prevenir que siga progresando, estabilizando la columna y evitar discapacidad en la etapa adulta.

10. A. Reyes-Sánchez, C. Obil Chavarría, B. Zárate Kalfópulos, "Enfermedad de Scheuermann", Patología de la Columna Vertebral, Cap. 18, Pag. 247-256, Editorial Médica Panamericana, ISBN: 978-84-9110-034-8. 2015.

Se presenta el capítulo correspondiente a la Enfermedad De Scheuermann, la cual fue descrita en 1921 como una cifosis torácica rígida dolorosa, caracterizada por vertebras en cuña, con alteraciones en las placas vertebrales y que se presentaba en adolescentes. Sorensen propuso los criterios radiológicos: correspondientes a vertebras en cuña con un ángulo de 5° en tres cuerpos adyacentes, al menos. Se han descrito dos tipos diferentes de deformidades según su ubicación. El tipo clásico, torácico (tipo I), es el más frecuente y generalmente se asocia a la presencia de hiperlordosis compensatoria no estructural, lumbar y cervical. El tipo toracolumbar (tipo II) es raro, pero tiene mayor riesgo de progresión en la edad adulta y de que se convierta en una fuente de dolor crónico. Aunque se ha descrito la presentación clínica y los resultados radiográficos de la enfermedad de Scheuermann, su etiología sigue siendo incierta y sus indicaciones de tratamiento son fuente de controversia. La deformidad suele aparecer al final de la infancia y es más grave y rígida cuando aparece entre los 12 y los 16 años.

En la literatura se describen dos formas de participación, dependiendo de las manifestaciones radiográficas: la forma clásica, que implica típicamente a la columna torácica y la supuesta forma atípica lumbar. La forma anormal consiste en la aparición de las hernias de Schmorl en 1 o 2 cuerpos vertebrales, con un estrechamiento del espacio intradiscal y cambios en las placas vertebrales. Habitualmente, la forma clásica es generalmente asintomática, a diferencia de la forma atípica que más a menudo es dolorosa.

La enfermedad de Scheuermann se desarrolla muchas veces de forma silenciosa. Los síntomas iniciales suelen ser dolor y deformidad. **Dolor.** Es infrecuente en la hipercifosis torácica, sobre todo, en las fases precoces de la enfermedad. Su frecuencia aumenta en el periodo de mayor deformidad. **Hipercifosis.** Normalmente, los pacientes jóvenes llegan a la consulta del ortopedista por la preocupación e insistencia de los padres ante una hipercifosis. Generalmente, son personas de tipo asténico, con poca musculatura, aunque no es excepcional ver a pacientes bien desarrollados, de tipo atlético.

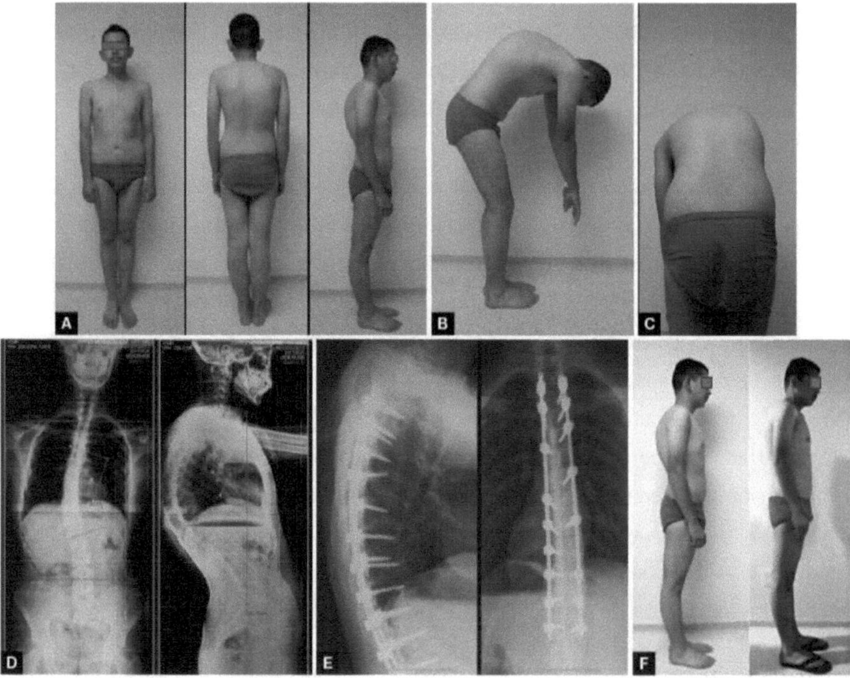

Las razones para tratar la enfermedad de Scheuermann son cinco: dolor, deformidad progresiva, afectación neurológica, afectación cardiopulmonar y motivos estéticos. El manejo de la cifosis menor de 50 grados y sin datos de progresión debe ser evaluado mediante radiografías laterales en posición de pie cada 6 meses hasta el final del crecimiento y se indica realizar ejercicios para mantener la flexibilidad de la columna y fortalecer los músculos extensores de la columna. Las cifosis mayores de 50°, en pacientes que no han alcanzado la madurez esquelética, se manejan con corsé tipo Milwaukee. El 50% mejoran cuando usan el corsé 14 meses a tiempo completo y 18 meses de forma parcial. El corsé se valora cada seis meses; si en ese lapso no hay mejoría o hay una pérdida de más de 10° de lo corregido se considera fracaso al tratamiento conservador. Por lo tanto, todas las cifosis menores de 65° serán manejadas inicialmente en forma conservadora.

Los principios biomecánicos para la corrección de la cifosis secundaria a la enfermedad de Scheuermann, incluyen: alargamiento, reconstrucción con fusión Intersomática, acortamiento y fijación posterior. Por otro lado, las fases del tratamiento incluyen:

1. Liberación anterior para facilitar la reducción, cuando la curva es rígida y no se logra su reducción en radiografías dinámicas.
2. Reducción de la curva a través de implantes, alambre sublaminar, ganchos y/o tornillos.
3. Artrodesis del segmento torácico para evitar recidiva de la deformidad, que puede realizarse por vía anterior y/o posterolateral.

En resumen, la cifosis de Scheuermann es la causa más común de hipercifosis en la adolescencia, la etiología de esta enfermedad parece ser genética en gran parte. Los criterios radiográficos son la clave en el diagnóstico para la cifosis de Scheuermann con 5° o más de acuñamiento en tres vértebras contiguas. Se observa una mejoría radiográfica de la cifosis después del tratamiento conservador y quirúrgico de la cifosis de Scheuermann basada en la evidencia con niveles III, IV y V. Sin embargo, la indicación es la clave para obtener buenos resultados: más de 75°: cirugía; menos: tratamiento conservador.

Por tanto, debemos resaltar la necesidad de crear programas de ejercicios y salud con enfoque multidisciplinario, adaptados a las necesidades individuales de cada persona y fomentar la construcción de nuevas y modernas infraestructuras deportivas en las ciudades para facilitar la práctica de   deporte y ejercicio.

D. Instrumentaciones vertebrales:

Alejandro A. Reyes-Sánchez

Dr. Eduardo Javier Valladares Pérez

"Haga un kilómetro extra y literalmente el mundo entero querrá tratar con usted"

Introducción:

Desde la invención de las técnicas modernas de instrumentación, la cirugía de columna vertebral ha utilizando sistemas universales de ganchos, tornillos y barras. La fijación sólida obtenida con estas técnicas se hizo bastante popular con base en resultados satisfactorios a corto plazo en comparación con la instrumentación y la fijación semirrígida bajo sistemas basados en alambrado sublaminar, que logran resultados a veces similares, pero en indicaciones muy precisas como curvas pequeñas o de tipo neuromuscular, donde aún tiene su aplicación. O incluso en complemento de las fijaciones transpediculares, para no olvidar la fijación segmentaria. A medida que aumentó el número de técnicas quirúrgicas, también aumentó el número de sistemas de implantes utilizados, con variaciones en conceptos y diseños. Cada sistema con ventajas y desventajas, seleccionados en su mayoría por las preferencias del cirujano. El desarrollo se ha centrado en mejorar la estabilidad, el perfil más bajo y lo accesible en lo práctico de su uso. Sin embargo también los sistemas se han vuelto cada vez más sofisticados, con un interés a veces claramente comercial.

Por otro lado, la cirugía espinal a menudo resulta en complicaciones relacionadas con el sistema y estructura diseñada y aplicada. Las probables complicaciones incluyen aflojamiento, ruptura del implante con pérdida de fijación, pseudoartrosis, patología del segmento adyacente e infección del sitio quirúrgico. Estas complicaciones requieren cirugías de revisión cada ves mas frecuentes.

En el servicio de Cirugía de Columna Vertebral de nuestro instituto, hemos vivido desde las carencias y adaptación de sistemas como barras de Harrington con alambre sublaminar, técnica de Luque, a veces, con la modificación de crear un marco con un codo de Duffo, la creación de sistema de fijación con tornillos transpediculares y placas (Sistema INO), cuando en nuestro país no existían en el mercado en forma común, y las que existían eran por demás caras y fuera de toda posibilidad para los pacientes incluso privados. En este capítulo revisaremos las publicaciones de nuestras experiencias en el uso de sistema INO, de los intentos de evaluar injertos óseos y substitutos de hueso con material biológico, así como el uso de fijadores externos en la corrección de escoliosis.

Artículos publicados:

1. Reyes JE, Reyes-Sánchez A, Rosales OL, Miramontes MV, "Resultados y complicaciones del Sistema de Fijación Vertebral Toracolumbar INO" Rev Mex Orto y Trauma, 10 (6), 1996; Nov-Dic: 276-283.

2. Magadán SJ, Reyes-Sánchez A, Rosales OL, Miramontes MV, "Resultados y complicaciones del uso de tornillos transpediculares de la columna vertebral en el INO", Rev Mex Orto y Trauma 1997; 11 (3): May-Jun: 148-155.

3. Damián NZ, Reyes-Sánchez, Domínguez HV, Urriolagoitia CG, Hernández GI, "Estudio mecánico del fijador interno de la columna INO. Primera parte: comportamiento bajo carga cuasi estática de flexo-compresión", Rev Mex Orto y Trauma 2000; 14 (1): Ene-Feb: 9-15.

4. Reyes-Sánchez A, Hernández O, Rosales L, Miramontes V, Alpízar A, "Fibrin lyophilized´s efficiency and security in the posterolateral spine fusion", Coluna/Columna 2005; 4(1): Janeiro/Fevereiro: 22-26.

5. Zárate Kalfópulos B, Reyes Sánchez A, "Injertos óseos en cirugía ortopédica", Cir Ciruj 2006; 74(3): mayo-junio:217-222

6. Zárate Kalfópulos B, Estrada Villaseñor E, Lecona Buitrón H, Arenas Soto M, Garza Hernández A, Reyes-Sánchez A, "Liofilizado de fibrina combinado con injerto óseo autólogo en artrodesis posterolateral. Estudio en conejos de Nueva Zelanda", Cir Ciruj 2007; 75(3) mayo-junio: 201-205.

7. Zárate Kalfópulos B, González Espinosa D. Gutiérrez A, Lecona H, Reyes-Sánchez A, "Formation and characterization of genetically modified periosteum cells with expressed angiogenin incorporated into chitosan polymer for potential bone tissue engineering", Coluna/Columna 2007; 6(3): Julho-Setembro:122-128.

8. Reyes Sánchez Alejandro, Zárate Kalfópulos Barón, Ramírez Mora Isabel, Rosales Olivares Luis, Alpizar Aguirre Armando, Sánchez Bringas Guadalupe.

"Posterior dynamic stabilization of the lumbar spine with th Accuflex rod system as a stand-alone device: experience in 20 patients with 2-year follow up", Eur Spine J 2010.

9. experimental study in New Zealand rabbits", Eur Spine J 2008; 17: 164.

10. Zárate Kalfópulos B, Juárez Jiménez H, Alpízar Aguirre A, Rosales Olivarez LM, Sánchez Bringas G, Reyes-Sánchez A, "Fijador externo vertebral para tratar infecciones vertebrales posoperatorias con dehiscencia de herida, Revisión de tres casos", Cir Cir 2010; 78(5): septiembre-octubre: 430-434.

11. Barón Zárate, MD, Jorge Gutiérrez, MD, Ajax K, Wakhloo, MD, PhD, Matthew j, Gounis, PhD, Alejandro Reyes-Sánchez, "Clinical evaluation of a new kyphoplasty technique with directed cement flow", J. Spinal Disord Tech. 2012 May; 25 (3): E61-6.

12. Reyes-Sánchez A. Reyes Tárrago F, García Ramos C, Zárate-Kalfópulos B, Estrada-Villaseñor E, Alpízar-Aguirre A. "Lumbar fusión with collagen type I and polyvinylpyrrolidone in combination with autograft. An experimental study in New Zealand rabbits, Acta Ortopédica Mexicana 2017, 31(4): Jul-Ago:165-170

13. Alpízar-Aguirre A, Cabrera-Aldana EE, Rosales-Olivarez LM, Zárate-Kalfópulos B, Gómez-Crespo S, Reyes-Sánchez AA. "A new technique of pedicle screw placement with the use of sequential multilevel navigation templates base don patient-specific 3D CT reconstruction model: Applicability in spine deformity, Acta Ortopédica Mexicana 2017; 31(6): Nov-Dic: 314-318.

Desarrollo:

1. **Reyes JE, Reyes-Sánchez A, Rosales OL, Miramontes MV, "Resultados y complicaciones del Sistema de Fijación Vertebral Toracolumbar INO" Rev Mex Orto y Trauma, 10 (6), 1996; Nov-Dic: 276-283.**

Se presenta una introducción en la que se explica la historia de los implantes vertebrales desde los tornillos transfacetarios de Albee y Hibss en 1911. La creación y uso de barras de Harrington (1963) simples y con alambres sublaminares. El desarrollo y uso de tornillos transpediculares en columna Torácica y Lumbar con placas y tornillos (1970) del Profesor Raymond Roy Camille, y a la par, la fijación en los macizos facetarios de la columna cervical con tornillos 3.5 y placas. La introducción de la técnica de tornillos a los pedículos en los Estados Unidos de Norteamérica, con el sistema creado por el Dr. Arthur Steffee (1975). El desarrollo de sistemas universales iniciado por Cotrell y Dubousset. Pasando por diferentes ideas e implantes que hoy en día se usan con técnicas básicamente parecidas con diferencias sutiles.

El sistema de fijación INO, fue creado en 1991, en nuestro servicio a partir de tres premisas:

1. Requerimiento de un sistema de fijación vertebral Torácico y Lumbar accesible a nuestros pacientes.
2. Basado en desarrollos previos (Luque II, Roy-Camille, Simons, Louis, Steffee) con adecuaciones y mejoras a nuestro medio.
3. Cubriendo las especificaciones de calidad, resistencia y normatividad internacional.

Se basa en el uso de tornillos transpediculares con diámetro de 5.5 mm, doble rosca, una mecánica para sujetar y conectar el sistema y otro tipo cortical para introducción en el pedículo, las longitudes son de 40, 45 y 50 mm, para alcanzar mínimo 80% del cuerpo vertebral, dependiendo cada paciente. Las placas son planas, con 10 mm de ancho, 6 mm de grosor, con 2, 3, 4 y 5 orificios. Estos son ovalados, largo de 10 mm y ancho de 5.5 mm, con distancia centro a centro de los orificios de 26 mm. La sujeción de los tornillos puede ser semirrígida metal-hueso y rígidas metal-metal-hueso. (Figura 1 y 2).

El objetivo general fue conocer los resultados y complicaciones del uso de placas y tornillos transpediculares INO en nuestra práctica. Se valoraron 83 pacientes, 50 mujeres, 54 casos de Conducto Lumbar Estrecho, 18 espondilolistesis, 8 fracturas y 3 inestabilidades. 510 tornillos, 16 de ellos mal colocados y con los resultados generales de las Tablas 1 y 2.

Cuadro 1. Valoración de los resultados
(Dr. Thalgott et al).

	Excelente	Bueno	Regular	Malo
Dolor	Escala 0-1 sin analg.	Escala 2-4 Analg. ocasionales	Escala 5-7 Analg. frecuentes	Escala 8-10 Analg. diario
Consolidación:	Completa 3 meses	Completa 6 meses	Completa 9 meses	Incompleta Pseudoartrosis
Complicaciones generales:	Sin complicaciones	Dehiscencia hematoma	Infección superficial	Infección profunda
Complicaciones específicas:	Sin complicaciones	Aflojamiento asintomático	Aflojamiento sintomático	Rotura o radiculitis

Se valoró como resultado:
Excelente: Un total de 15 - 16 puntos
Bueno: Un total de 13 - 14 puntos
Regular: Un total de 11 - 12 puntos
Malo: Un total menor de 10 puntos

Cuadro 2. Resultados obtenidos según la tabla de valoración de Thalgott y cols.

	Excelente	Bueno	Regular	Malo
Dolor	20	39	19	5
Consolidación	10	40	14	19
Complicaciones generales	78	0	0	5
Complicaciones específicas	71	8	2	2

Con el *cuadro* se obtuvieron resultados excelentes sólo en 20 casos, Buenos 40, Regulares 10 y malos 13.

Las conclusiones del estudio fueron:

1. El sistema INO para fijación de columna Torácica y lumbar ha tenido un índice de complicaciones mínimas en nuestro servicio.
2. Nuestro índice de error en la colocación es de 3.02%.
3. Este sistema cumple con registros mínimos indispensables para fijar inestabilidad vertebral.

2. Magadán SJ, Reyes-Sánchez A, Rosales OL, Miramontes MV, "Resultados y complicaciones del uso de tornillos transpediculares de la columna vertebral en el INO", Rev Mex Orto y Trauma 1997; 11 (3): May-Jun: 148-155.

Se relata la historia de la fijación transpedicular en forma amplia y se observa que el uso de sistemas rígidos y semirrígidos para osteosíntesis vertebral mediante tornillos transpediculares, proporcionan una estabilización inmediata, sostén mecánico para la artrodesis o consolidación de fracturas, no requiere la presencia del arco neural para lograr la fijación y estructura de los sistemas y en forma ideal no invade el conducto raquídeo.

El trabajo informa de los resultados y complicaciones con el uso de tornillos transpediculares colocados de Abril de 1991 a Agosto de 1992, en 46 pacientes, con diferentes patologías, con un total de 278 tornillos colocados, 20 mal colocados (7.6%). 6 tornillos en promedio por paciente, con un tiempo medio de colocación de cada uno de 39 minutos, tomando como base el tiempo quirúrgico completo de la cirugía. 4 complicaciones generales sin relación a mala colocación de tornillos (una radiculítis, dos hematomas y una defunción).

Cuadro 1. Resultados.

	Excelente	Bueno	Regular	Malo
Dolor	17 casos	21 casos	6 casos	1 caso
Consolidación		40 casos	5 casos	
Complicaciones generales	44 casos	1 caso		
Complicaciones específicas	39 casos	39 casos	1 caso	1 caso

Un paciente finado, no valorable.
Excelente: 22 pacientes 15 puntos.
Bueno: 22 pacientes 13-14 puntos.
Regular: 1 paciente 11 puntos.
Malo: 0 pacientes -10 puntos.

Tabla de valoración de los resultados
(Dr. Thalgott y cols.)

	Excelente	Bueno	Regular	Malo
Dolor	Escala 0-1 sin analg.	Escala 2-4 Analg. ocasionales.	Escala 5-7 Analg. frecuente.	Escala 8-10 Analg. diario
Consolidación	Completa 3 meses	Completa 6 meses	Completa 9 meses	Incompleta Seudoart.
Complicaciones generales	Sin complicciones	Dehiscencia hematoma	Infec. superficial	Infec. profunda
Complicaciones específicas	Sin complicaciones	Aflojamiento asintomático	Aflojamiento sintomático	Rotura o radiculitis

Se valoró como resultado:
Excelente: un total de 15-16 puntos.
Bueno: un total de 13-14 puntos.
Regular: un total de 11-12 puntos
Malo: un total menor de 10 puntos.

Se concluye:

1. Que los pacientes que fueron intervenidos mediante implantes y tornillos transpediculares, tienen una incidencia baja de complicaciones generales.

2. Los resultados en el presente momento se encuentran en el 97.7% de excelentes y buenos resultados.

3. Ninguna de las complicaciones fue de gravedad ni para la función ni para la vida de los pacientes.

4. El índice de error en la colocación de tornillos es de 7.6%.

5. Se encontró que el sistema INO es útil para fracturas, inestabilidades puras y padecimientos degenerativos con menor porcetaje de aflojamiento con relación a otros sistemas con barras.

3. Damián NZ, Reyes-Sánchez, Domínguez HV, Urriolagoitia CG, Hernández GI, "Estudio mecánico del fijador interno de la columna INO. Primera parte: comportamiento bajo carga cuasi estática de flexo-compresión", Rev Mex Orto y Trauma 2000; 14 (1): Ene-Feb: 9-15.

Debido a las diferencias antropométricas entre los grupos raciales de México y los llamados del primer mundo, es necesario diseñar para los primeros, implantes para la fijación de columna con las dimensiones adecuadas y que tengan la rigidez y resistencia suficientes para soportar el peso corporal del paciente durante su deambulación. Por lo tanto, el servicio de columna del Instituto Nacional de Ortopedia, diseñó el sistema INO de fijación interna posterior bilateral de columna torácica y lumbar, con placas longitudinales, tornillos pediculares, tuercas de apoyo esférico y contratuercas: este sistema puede utilizarse para estabilización de 2 a 5 vertebras, siendo lo más común la fusión de 3 a 4 vertebras.

El objetivo del trabajo fue evaluar la resistencia a la flexión, rigidez y elasticidad, bajo carga cuasiestática en flexión y extensión en 5 modelos y comparar con los resultados del estudio de 12 sistemas diferentes reportado por Cunningham.

Figura 1. Sistema INO de fijación interna posterior bilateral de columna toracolumbar.

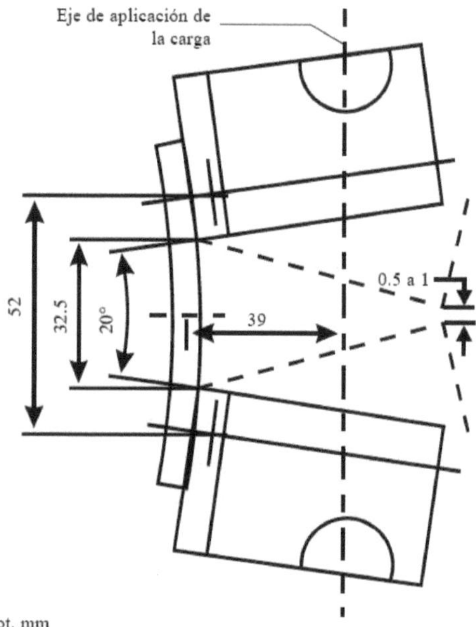

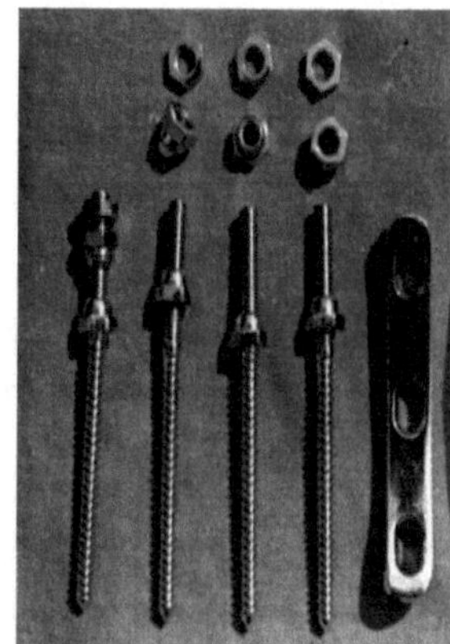

Figura 2. Modelo experimental del fijador interno INO de columna toracolumbar.

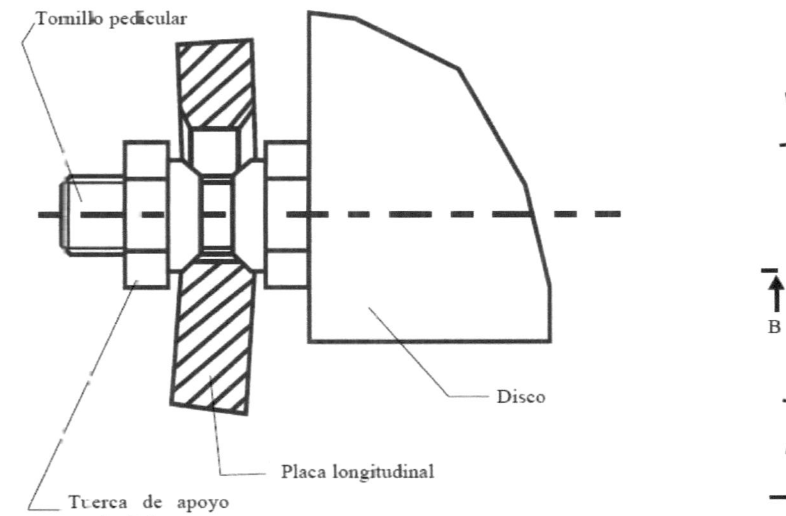

Figura 3. Fijación pivotante de los tornillos pediculares a las placas longitudinales

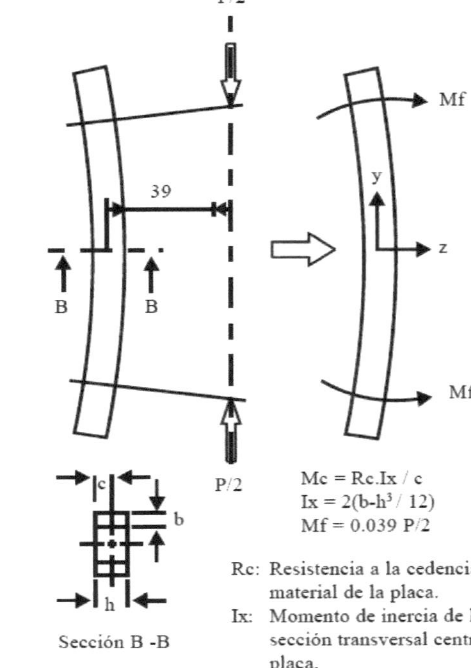

Figura 4. Cálculo del momento flexionante *Mc* para el punto de cedencia plástica de la placa.

Modelo sintético. Se maquinaron cilindros de nylacero de 63.5 mm de diámetro y 35 mm de espesor, para representar los elementos vertebrales del modelo experimental; cada cilindro se maquinó según dimensiones que se especifican en la

El modelo experimental representó una corpectomia total, utilizando discos de plástico como cuerpos vertebrales.

Los ensayos se realizaron en una maquina Instron 4502, aplicando carga con un brazo de palanca de 39 mm. Los resultados generales se demuestran en las tablas siguientes.

Resultados

La resistencia a la flexión calculada para el punto de cedencia de las placas longitudinales fue de 29.23 N.m y los valores medios obtenidos de los cinco ensayos con carga cuasi-estática de flexo-compresión anterior fueron los siguientes: para un desplazamiento total de 33.8 mm de los dos discos vertebrales, constante en todos los ensayos, la carga máxima aplicada fue de 922.6 N con una desviación estándar (de) de 91.65, y de acuerdo a las gráficas carga-desplazamiento obtenidas, la resistencia a la flexión expresada en unidades de carga es de 799.6 N (de = 70), o de 31.184 N.m (de = 2.73) considerando el brazo de palanca con que se aplicó (799.6 N x 0.039 m); la rigidez fue de 1.205 N.m/mm (de = 0.225) y la flexibilidad fue de 0.852 mm/N.m (de = 0.152); las fallas que se observaron *(Figura 7)*

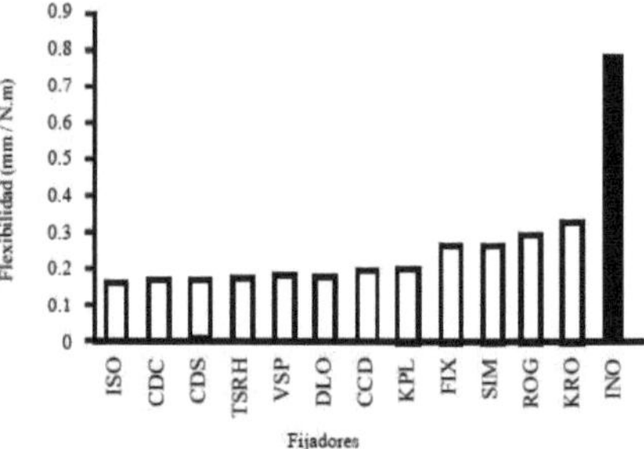

Figura 10. Flexibilidad (mm/N.m) obtenida para el fijador INO y resultados obtenidos por Cunningham.

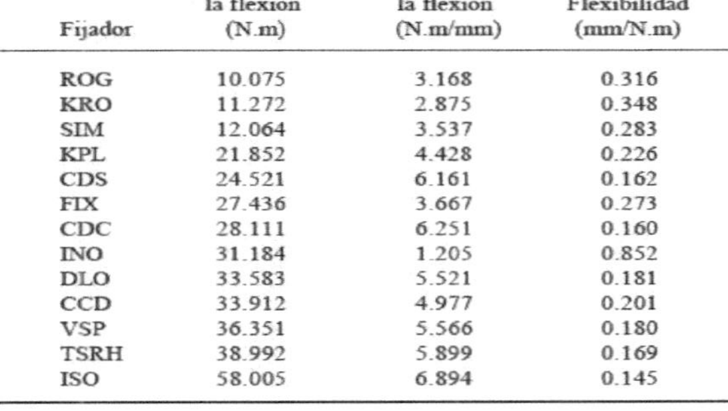

Figura 7. Falla de los tornillos pediculares: alargamiento y flexión plástica.

Cuadro 1. Resultados obtenidos para el fijador INO y por Cunningham.

Fijador	Resistencia a la flexión (N.m)	Rigidez a la flexión (N.m/mm)	Flexibilidad (mm/N.m)
ROG	10.075	3.168	0.316
KRO	11.272	2.875	0.348
SIM	12.064	3.537	0.283
KPL	21.852	4.428	0.226
CDS	24.521	6.161	0.162
FIX	27.436	3.667	0.273
CDC	28.111	6.251	0.160
INO	31.184	1.205	0.852
DLO	33.583	5.521	0.181
CCD	33.912	4.977	0.201
VSP	36.351	5.566	0.180
TSRH	38.992	5.899	0.169
ISO	58.005	6.894	0.145

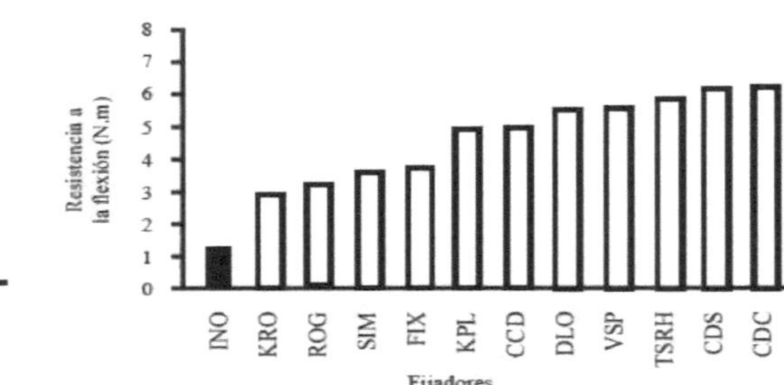

Figura 8. Resistencia a la flexión (N.m) obtenida para el fijador INO, y resultados obtenidos por Cunningham.

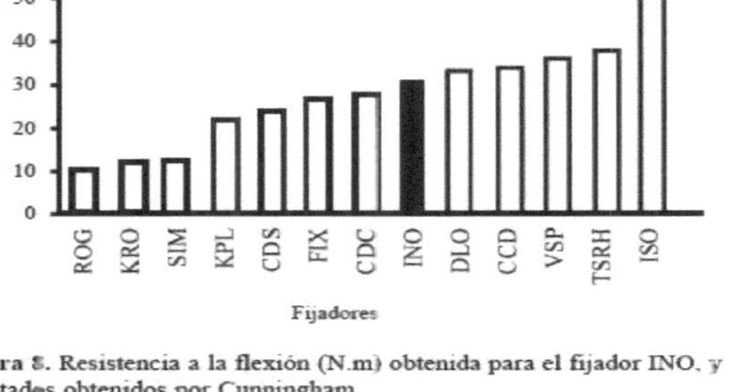

Figura 9. Rigidez (N.m/mm) obtenida para el fijador INO y resultados obtenidos por Cunningham.

4. Reyes-Sánchez A, Hernández O, Rosales L, Miramontes V, Alpízar A, "Fibrin lyophilized´s efficiency and security in the posterolateral spine fusion", Coluna/Columna 2005; 4(1): Janeiro/Fevereiro: 22-26.

La fibrina liofilizada ha mostrado propiedades en la artrodesis de intervertebrados en humanos y modelos animales, induciendo la osificación endocondral. En estudios preclínicos, se ha demostrado que al implantar fibrina liofilizada en el sitio óseo, se inicia una cadena de eventos que promueven la acumulación de elementos osteogénicos y precursores condrogénicos, formas maduras de cartílago teniendo como resultado el restablecimiento del hueso maduro en el sitio de hueso deficiente.

El objetivo de este estudio fue evaluar la eficacia y seguridad de la fibrina liofilizada utilizada en procedimientos de fusión espinal para el tratamiento de espondilosis degenerativa, determinada por la examinación física y neurológica, documentando los efectos adversos. También se propuso evaluar la actividad promotora de osificación de la fibrina liofilizada en el sitio implantado, evaluando mediante mediciones radiológicas con injerto óseo autólogo en el mismo paciente.

Se trataron 9 pacientes con diagnóstico radiográfico de espondilolistesis grado I y II de acuerdo con la clasificación de Meyerding en uno o dos niveles, L3-L4, L4-L5, L5-S1.

Table 1- **Prolo scale scores**

| Economic | | | Functional | |
No	Before	After	Before	After
1	4	5	2	5
2	4	5	2	5
3	3	5	3	5
4	3	5	3	5
5	3	5	3	5
6	3	5	2	5
7	4	5	2	5
8	3	4	2	4
9	4	5	2	5

Table 2- Time to fusion (weeks)

No	Treat. Side	Control Side
1	32	36
2	34	36
3	30	34
4	32	36
5	30	34
6	32	36
7	32	36
8	36	38
9	34	36

Table 3- Fusion Time (weeks) and age

Side	< 40 y/o (N = 3)	> 40 y/o (N 6)	P
Treated	30.6	33.3	0.04
Control	34.6	36.3	0.03
P*	0.08	0.024	—

Las conclusiones del estudio fueron:

1. La aplicación de fibrina liofilizada combinada con injerto óseo autólogo en la artrodesis posterolateral de la columna lumbar, incrementa la tasa de fusión exitosa y reduce el tiempo de curación.
2. Mejora los resultados clínicos.
3. Reduce las complicaciones asociadas, comparadas con la aplicación de cresta iliaca con injerto autólogo en el lado contralateral de la fusión.

5. Zárate Kalfópulos B, Reyes Sánchez A, "Injertos óseos en cirugía ortopédica", Cir Ciruj 2006; 74(3): mayo-junio:217-222.

En la cirugía de columna, está en aumento la utilización de algún injerto óseo. El estándar de oro es el injerto autólogo, sin embargo, por las tasas de no unión, morbilidad en el sitio del injerto y la limitada cantidad con la que se cuenta, ha creado la necesidad de generar alternativas que puedan ser utilizadas como sustitutos óseos. Se deben conocer las distintas propiedades de cada una de dichas alternativas para aumentar la tasa de éxito. En este artículo, se describen las propiedades que deben cumplir los injertos, así como las fases que componen el proceso de incorporación de un injerto óseo.

Cuadro I. Funciones que desempeñan las diferentes alternativas para injertos óseos[3]

Función	Cantidad requerida de injerto autólogo	Volumen del injerto	Tasas de fusión exitosa
Extensor óseo	La normal o menos	Mayor o la misma	Igual al injerto autólogo
Potenciador óseo	La normal o menos	Mayor o la misma	Mejor que el injerto autólogo
Sustituto óseo	Ninguna	Igual o mayor	Igual o mejor que el injerto autólogo

Cuadro II. Propiedades de los injertos óseos[7]

Injerto óseo	Células osteogénicas	Factores osteoinductivos	Matriz osteoconductiva	Fuerza biomecánica inicial	Morbilidad en la zona donadora
Autólogo hueso esponjoso	+++	++	+++	-	++
Autólogo hueso cortical	+	+	+	+++	++
Aloinjerto hueso congelado	-	+	+	++	-
Aloinjerto liofilizado	-	+	+	+	-
Cerámicas	-	-	+++	+	-
Matriz ósea desmineralizada	-	++	+	-	-
Factores de crecimiento osteoinductivos	-	+++	-	-	-
Médula ósea no fraccionada	++	+	-	-	+
Células madre mesenquimatosas	+++	-	-	-	+
Concentrado plaquetario autólogo	-	++	-	-	-

6. **Zárate Kalfópulos B, Estrada Villaseñor E, Lecona Buitrón H, Arenas Soto M, Garza Hernández A, Reyes-Sánchez A, "Liofilizado de fibrina combinado con injerto óseo autólogo en artrodesis posterolateral. Estudio en conejos de Nueva Zelanda", Cir Ciruj 2007; 75(3) mayo-junio: 201-205.**

Para la consolidación de la artrodesis de columna, el injerto autólogo de hueso esponjoso representa el estándar de oro por sus propiedades osteogénicas, osteoconductivas y osteoinductivas. En la artrodesis posterolateral se asocia con no unión en 50% de los casos sin instrumentación y en 10 a 15% de aquellos con instrumentación. Por tal motivo, se han ideado estrategias para tratar de aumentar la tasa de consolidación ósea, como la utilización de potenciadores óseos, que son materiales con potencial generador de hueso. Existe controversia acerca del uso del liofilizado de fibrina como potenciador óseo. Las característias del liofilizado de fibrina para ser utilizado como reforzador óseo son su efecto estimulador de células mesenquimatosas, efecto angiotrópico y prevención de migración del injerto.

El objetivo de este estudio fue valorar la utilidad del liofilizado de fibrina como potenciador óseo en la artrodesis posterolateral, utilizando un modelo experimental validado en conejos de Nueva Zelanda.

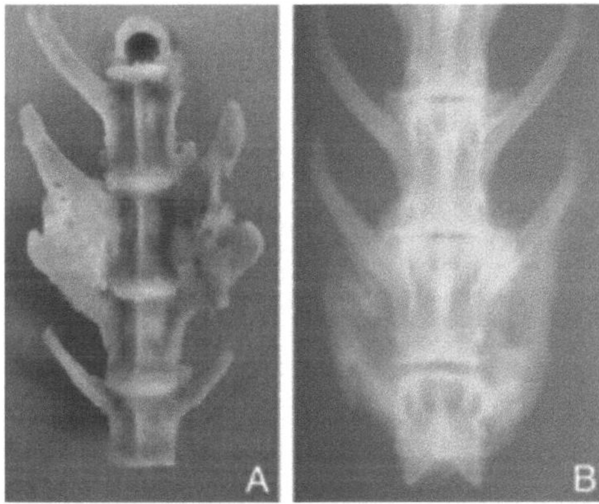

Figura 1. Conejo 6.
A) Muestra macroscópica con técnica de ostoconservación.
B) Análisis radiográfico de la muestra. Se observa consolidación en ambos lados de la artrodesis.

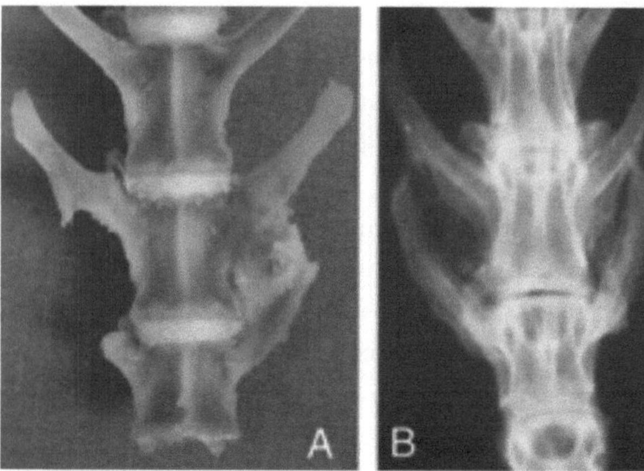

Figura 2. Conejo 4.

A) Muestra macroscópica con técnica de ostoconservación

B) Análisis radiográfico de la muestra. Únicamente se observa consolidación de el lado izquierdo de la muestra, sitio donde se colocó injerto autólogo (Control). No hay datos de formación ósea en el lado derecho (Estudio).

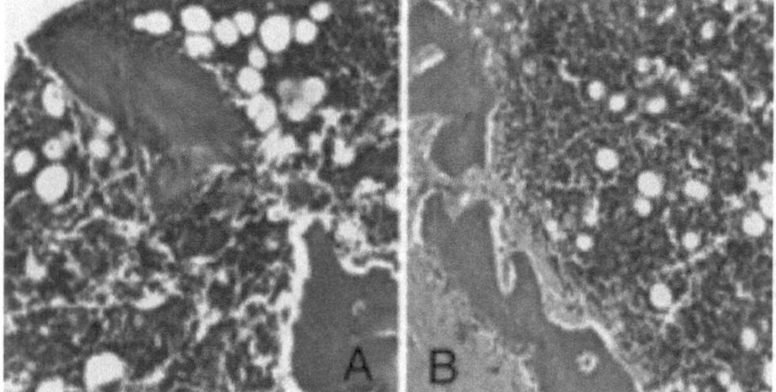

Figura 3. Los segmentos con liofilizado(A) y sin liofilizado (B) tienen características histológicas semejantes. Se observan zonas de consolidación y datos histológicos característicos de hueso esponjoso. Tejido adiposo que alterna con elementos hematopoyéticos en el espacio intertrabecular. Adyacentes a estas zonas hay trabéculas óseas que muestran osteocitos.

Cuadro I. Resultados de la consolidación de artrodesis posterolateral en 10 conejos de Nueva Zelanda

Conejo Número	Examen radiográfico a las 8 semanas		Palpación manual		Análisis histológico	
	Segmento		Segmento		Segmento	
	Control (izquierdo)	Estudiio (derecho)	Control (izquierdo)	Estudio (derecho)	Control (izquierdo)	Estudio (derecho)
1	Sólida	No sólida	Sólido	No sólido	Consolidación ósea	Fibrosis
2	Sólida	Sólida	Sólido	Sólido	Consolidación ósea	Consolidación ósea
3	Sólida	No sólida	Sólido	No sólido	Consolidación ósea	Fibrosis
4	Sólida	No sólida	Sólido	No sólido	Consolidación ósea	Fibrosis
5	Sólida	Sólida	Sólido	Sólido	Consolidación ósea	Consolidación ósea
6	Sólida	No sólida	Sólido	No sólido	Consolidación ósea	Fibrocartílago
7	Sólida	Sólida	Sólido	Sólido	Consolidación ósea	Consolidación ósea
8	Sólida	Sólida	Sólido	Sólido	Consolidación ósea	Consolidación ósea
9	Sólida	Sólida	Sólido	Sólido	Consolidación ósea	Consolidación ósea
10	Sólida	Sólida	Sólido	Sólido	Consolidación ósea	Consolidación ósea

Segmento control (lado izquierdo) = injerto autólogo solo
Segmento estudio (lado derecho) = injerto autólogo + 1 ml de liofilizado de fibrina

Las conclusiones del estudio fueron:

1. La combinación de injerto autólogo y liofilizado de fibrina se traduce en menores tasas de consolidación de la artrodesis posterolateral en conejos de Nueva Zelanda, en comparación con la utilización de injerto autólogo de cresta iliaca solo.

2. El liofilizado de fibrina puede tener efectos negativos en el proceso de consolidación ósea por lo que no se recomienda como potenciador óseo.

7. Zárate Kalfópulos B, González Espinosa D. Gutiérrez A, Lecona H, Reyes-Sánchez A, "Formation and characterization of genetically modified periosteum cells with expressed angiogenin incorporated into chitosan polymer for potential bone tissue engineering", Coluna/Columna 2007; 6(3): Julho-Setembro:122-128.

El injerto óseo autólogo es considerado el estándar de oro para generar artrodesis en la cirugía de columna, sin embargo, está asociado a problemas como bajas tasas de fusión y complicaciones que limitan su uso, como infección, fractura pélvica, hernia abdominal, incremento de la pérdida sanguínea, aumento en los días de hospitalización, costos y dolor postquirúrgico. Dichos problemas han motivado la búsqueda de alternativas superiores. Los injertos óseos sintéticos y la utilización de factores de crecimiento son una realidad, por lo que se prevé que un nuevo estandar de oro será definido.

En este trabajo, se evaluó la capacidad de un bioimplante sintético, formado de células periósticas modificadas genéticamente para expresar angiogenina, sembradas en un andamio tridimensional (esponja de quitosano) para funcionar como sustituto óseo en un modelo animal validado para la fusión espinal.

La membrana perióstica fue obtenida de la tibia de seis conejos. Las células periósticas fueron infectadas con adenovirus, que contienen proteína verde fluorescente y el gen de la angiogenina o solamente proteína verde flourescente como control. Las células infectadas fueron incorporadas al polímero quitosano para actuar como sustituto óseo.

La artrodesis posterolateral en los niveles L5-L6 fue realizada en diez conejos, utilizando el sustituto del injerto óseo en el lado derecho e injerto autólogo de cresta iliaca en el lado izquierdo. Los animales fueron sacrificados con nueve semanas de postoperatorio para el estudio.

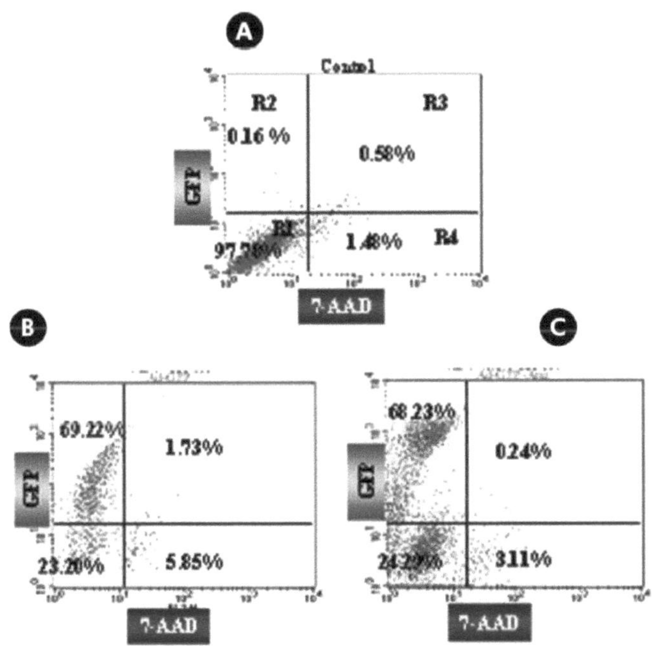

Figure 1
Flow Citometry. A. Periosteal cells without infection. B. Cells infected with Ad-GFP. C. Cells infected with Ad-GFP-ANG. The success of infection is more than 65%

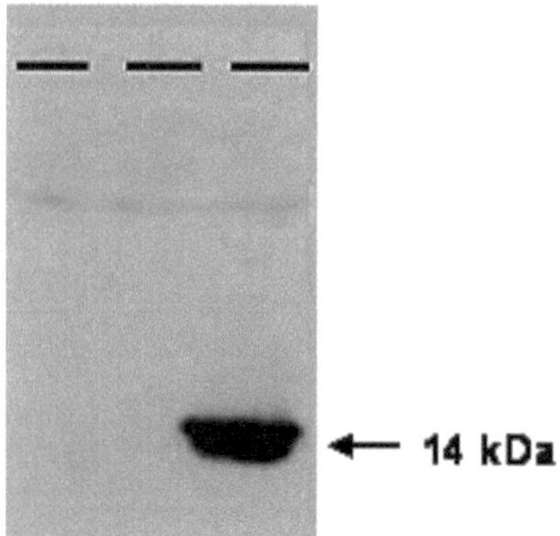

Figure 2
Western Blot. Human angiogenin is sectred
only by the cells infected with Ad-GFP-ANG
(Third row)

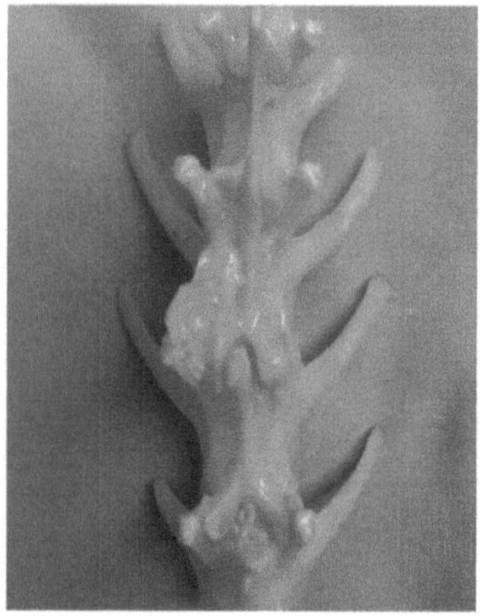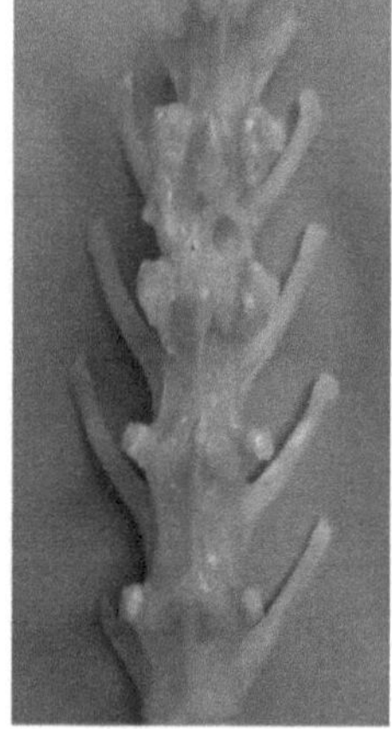

Figure 3
Macroscopic analysis There is consolidation on the
left side of the arthrodesis and no bone formation in
the right side

Las conclusiones del estudio fueron:

1. Las células periósticas del conejo son hipersensibles a la infección por vectores de adenovirus.

2. La infección del las células periósticas con virus AD-GFP-ANG resultan en la producción de proteína angiogenina recombinante en cantidades elevadas.

3. La esponja de quitosano apoyó el crecimiento y desarrollo de células periósticas por 40 días in vitro.

4. En el estudio in vitro, el complejo quitosano–células periósticas modificadas genéticamente, revelaron que no hay formación ósea ni capacidad de osteoconducción, por lo que no es una alternativa como sustituto óseo.

8. **Reyes Sánchez Alejandro, Zárate Kalfópulos Barón, Ramírez Mora Isabel, Rosales Olivares Luis, Alpizar Aguirre Armando, Sánchez Bringas Guadalupe. "Posterior dynamic stabilization of the lumbar spine with th Accuflex rod system as a stand-alone device: experience in 20 patients with 2-year follow up", Eur Spine J 2010.**

Después de la cirugía de descompresión de estenosis espinal, en ocasiones se produce inestabilidad segmentaria, por lo que se han desarrollado diferentes métodos de reestabilización. Los sistemas de estabilización dinámica han sido diseñados para mejorar la estabilidad segmentaria. En este estudio se presentan los resultados clínicos de pacientes con estenosis espinal lumbar a los que se les realizó descompresión y estabilización con el sistema dinámico Accuflex. Se observaron mejoras en todas las mediciones clínicas, incluida la escala analógica visual para el dolor de espalda y piernas, el índice de discapacidad de Oswestry y la encuesta de estado de salud SF-36. En un seguimiento de 2 años, el 22.22% de los pacientes requirieron la extracción del hardware debido a la fatiga, mientras que en el 83% de ellos no se observó progresión de la degeneración del disco después de la implantación del sistema Accuflex. Además, como lo demuestran las imágenes de resonancia magnética en el seguimiento, tres pacientes (16%) mostraron rehidratación del disco un grado más alto en la clasificación de Pfirrmann.

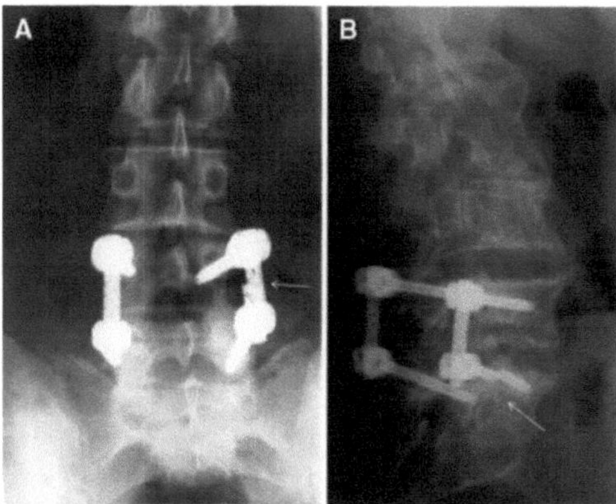

Fig. 1 Two types of Hardware Failure were seen. Rupture of the flexible rod and rupture of pedicle screws. a Rupture of the flexible rod, b rupture of one caudal pedicle screw

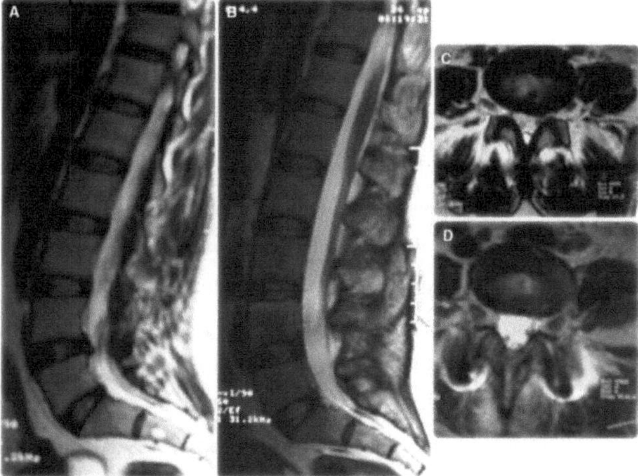

Fig. 2 Clinical studies of a 46-year-old female with lumbar spinal stenosis at L4-L5. a, b Preoperative MRI sagittal and axial cuts. c, d 24-month follow-up, MRI demonstrates no progression of the degenerative process

Table 1 SF35 results

	Preoperative	24-month follow-up	P
Physical functioning	24.36	63.24	0.001
Role limitations	2.78	62.5	0.001
Bodily pain	30.69	64.86	0.0001
Social functioning	44.44	73.61	0.001
General mental health	56.67	58.22	1.0
Role limitations due to emotional problems	12.96	59.3	0.004
Vitality, energy or fatigue	46.11	57.50	0.002
General health perceptions	51.39	63	0.002
Health compared to last year	38.89	75	0.02

Las conclusiones del estudio fueron:

1. El estudio reporta los resultados de la implantación del sistema semirígido después de la descompresión lumbar microquirúrgica. Se observó alta incidencia de fracaso del implante.

2. El uso de la estabilización dinámica con el sistema Accuflex posterior a los procedimientos de descompresión, mostró beneficios clínicos y detuvo el proceso degenerativo en el 83% de los pacientes.

9. Zárate Kalfópulos B, Juárez Jiménez H, Alpízar Aguirre A, Rosales Olivarez LM, Sánchez Bringas G, Reyes-Sánchez A, "Fijador externo vertebral para tratar infecciones vertebrales posoperatorias con dehiscencia de herida, Revisión de tres casos", Cir Cir 2010; 78(5): septiembre-octubre: 430-434.

El riesgo de infección postquirúrgico de la columna vertebral es de 1 a 6% en instrumentación posterior y el principal agente etiológico es el *Staphylococcus aureus*. El riesgo es mayor a 10% en lesiones traumáticas. Se ha documentado que el tabaquismo, obesidad, desnutrición, edad mayor de 60 años, diabetes mellitus, entre otros, son factores de riesgo para infección postquirúrgica. El fijador externo vertebral se ha utilizado para determinar el pronóstico de la artrodesis vertebral y mejorar la estabilización después de una descompresión, así como en la corrección dinámica progresiva de la escoliosis y como adyuvante en casos de osteomielitis vertebral.

El objetivo de este trabajo es registrar la experiencia en tres pacientes con infecciones postquirúrgicas, dos crónicas y una aguda, en la columna toracolumbar y lumbar con dehiscencia de herida quirúrgica, en quienes se empleó fijador externo como procedimiento de rescate.

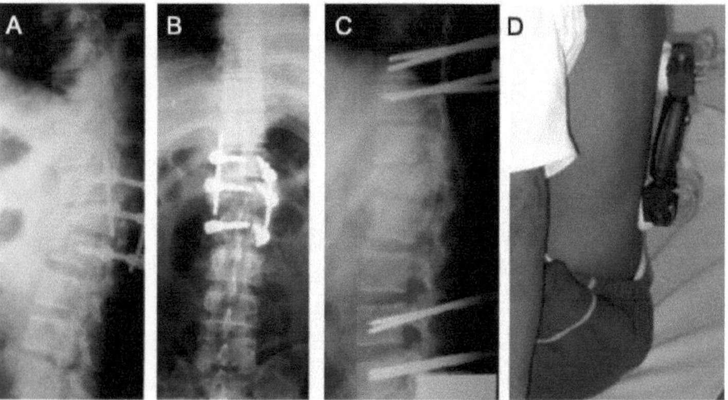

Figura 1. A y B) Pérdida de la reducción y aflojamiento del material de osteosínteis. C y D) Aspecto posterior al desbridamiento y colocación del fijador externo.

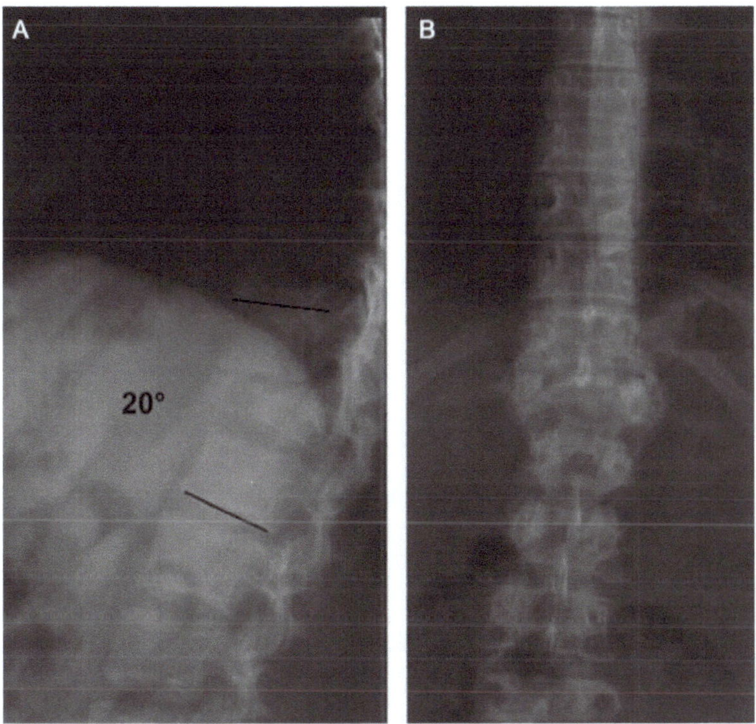

Figura 2. A y B) Tres meses posterior al retiro del fijador externo, con adecuada reducción y consolidación.

Cuadro I. Resumen de los casos

	Paciente 1	Paciente 2	Paciente 3
Edad (años)	62	77	32
Factores predisponentes	Diabetes mellitus, hipertensión arterial, linfoma no Hodking	Fumador	Fractura de arcos costales (costillas 6 a 10 no desplazadas) con derrame pleural concomitante. Úlcera de decúbito
Diagnóstico	Osteomielitis vertebral L4	Osteomielitis vertebral L3	Fractura luxación T12 + infección vertebral posoperatoria
Cirugía inicial	Corpectomía L4 con caja intersomática + fijación posterior con tornillos transpediculares y placas	Descompresión lumbar posterior y fijación con tornillos transpediculares y barras	Reducción y fijación posterior con tornillos transpediculares y barras
Latencia para los hallazgos clínicos sugerentes de infección (semanas)	2	12	7
Tamaño de la dehiscencia de herida (cm)	10	2	4
VSG preoperatoria (mm/h)	84	17	15
PCR preoperatoria (mg/l)	48	17.7	14.75
Organismo aislado	*Escherichia coli*	*Staphylococcus aureus*	*Staphylococcus aureus*
Niveles de aplicación del fijador externo	T11, T12-S1	T11, T12-L5, S1	T10,T11-L4, L5
Días de uso del fijador externo	36	45	125
Último VSG (mm/h)	30	2	26
Último PCR (mg/l)	12.8	13.7	14.6

VSG = velocidad de sedimentación globular, PCR = proteína C reactiva

Las conclusiones del estudio fueron:

1. Es necesaria mayor experiencia en el uso del fijador externo para el tratamiento de los pacientes con infecciones postoperatorias de la columna vertebral con dehiscencia de herida quirúrgica e inestabilidad recidivante.

2. El fijador externo provee estabilidad al segmento afectado, permite controlar el dolor y favorece el control de la infección.

10. Barón Zárate, MD, Jorge Gutiérrez, MD, Ajax K, Wakhloo, MD, PhD, Matthew j, Gounis, PhD, Alejandro Reyes-Sánchez, "Clinical evaluation of a new kyphoplasty technique with directed cement flow", J. Spinal Disord Tech. 2012 May; 25 (3): E61-6.

La vertebroplastia fue propuesta por primera vez por Galibert para el tratamiento de patología maligna y agresiva de los cuerpos vertebrales; actualmente es utilizado ampliamente para colapso vertebral por osteoporosis. Más recientemente, la cifoplastia con balón fue desarrollado para mejorar la reducción de la fractura, restaurar el balance sagital, permitir la inyección de polimetilmetacrilato y aliviar el dolor.

La fuga de cemento es una complicación crónica frecuente de la vertebroplastia y cifoplastía. La cifoplastía con balón restringe el flujo de cemento y reduce las fugas mediante la aplicación de cemento de alta viscosidad en una cavidad ósea compactada. El refuerzo biomecánico del hueso circundante es limitado, dejando al cuerpo vertebral vulnerable a un colapso continuo. Se realizó un estudio prospectivo de 2 años, con 20 pacientes de al menos 50 años de edad con fracturas, al menos 3 fracturas dolorosas por compresión por osteoporosis entre T4-L5 y se les realizaron cifoplastía con sistema de dirección del cemento.
El objetivo de este trabajo fue evaluar el rendimiento clínico a largo plazo de un nuevo sistema de cifoplastía con dirección del cemento para el tratamiento de fracturas por compresión dolorosas.

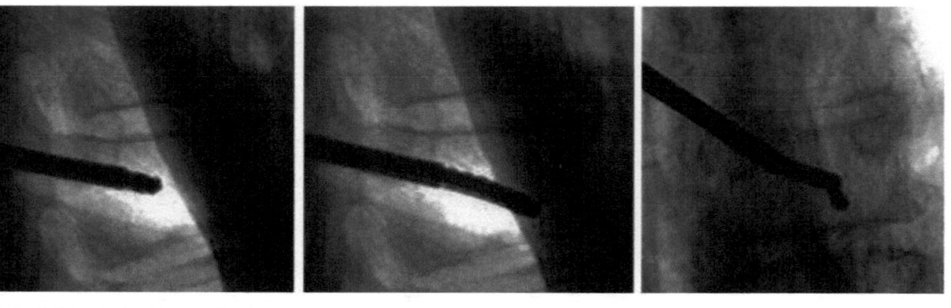

FIGURE 1. Drilling and reaming along a curved path. The drill advances from its initial position (lateral view, left), crossing the sagittal midline until the contralateral anterior quadrant is reached (lateral view, middle). A 10-mm diameter cavity is then created by reaming along the same path in the retrograde direction (anterior/posterior view, right). Note: images were taken from a cadaver study to provide clearer imaging of the procedure.

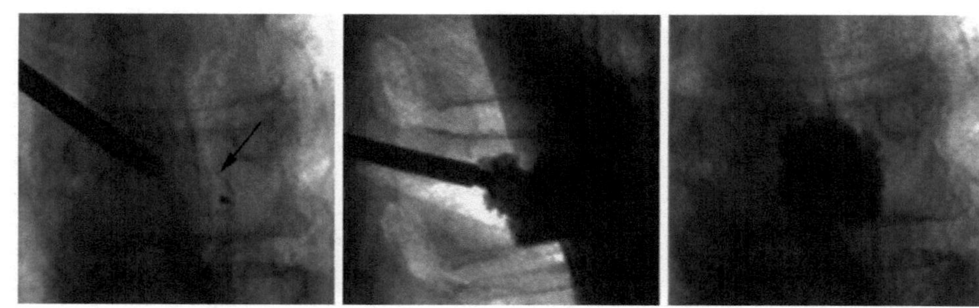

FIGURE 3. Cement director expansion and filling. The implant (left, arrow) is inserted into the cavity and expanded with the holes oriented anteriorly (AP view, left). Cement fills the implant, flows through the holes, and is directed toward the anterior, superior, and inferior regions of the vertebral body (lateral view, middle; AP view, right). The resulting cement mantle extends toward the superior and inferior endplates, providing stable biomechanical reinforcement. Note: images were taken from a cadaver study to provide clearer imaging of the procedure. AP indicates anterior/posterior.

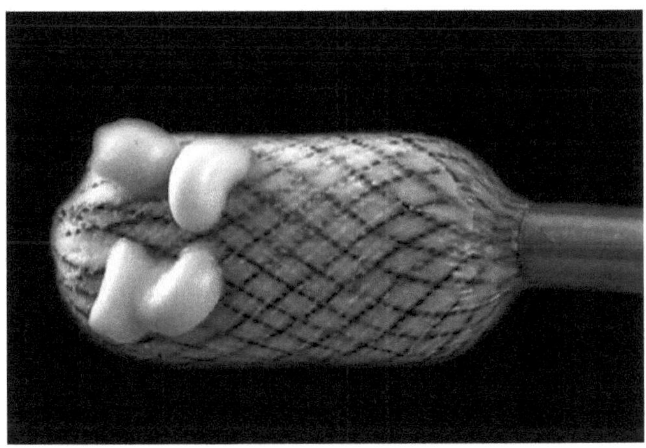

FIGURE 2. Cement-directing implant. Cement fills the hollow, impermeable, self-expanding structure, and it subsequently flows evenly into the vertebral body through several holes fabricated at specific locations on the implant wall.

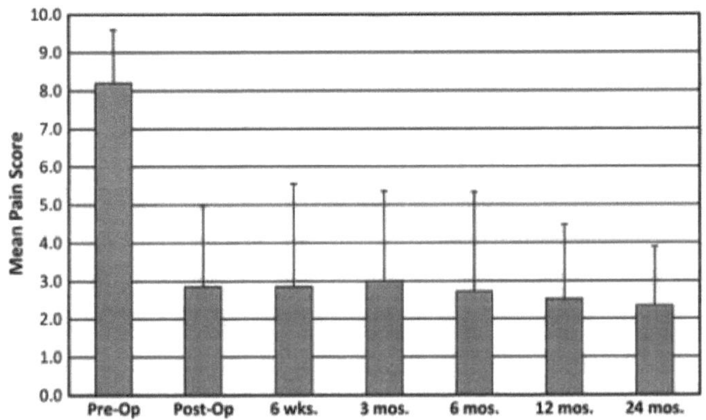

FIGURE 4. Mean pain scores by follow-up interval. A significant reduction in pain scores was observed postoperatively and pain relief was maintained long term.

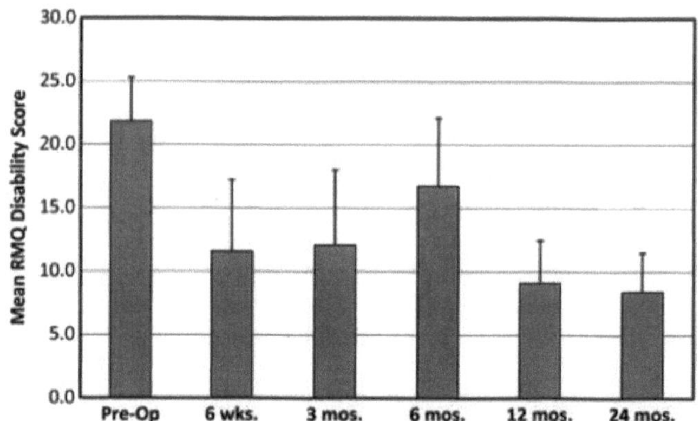

FIGURE 5. Mean disability scores by follow-up interval. An immediate decrease in the mean Roland-Morris Questionnaire score was observed postoperatively, and this improvement was sustained long term.

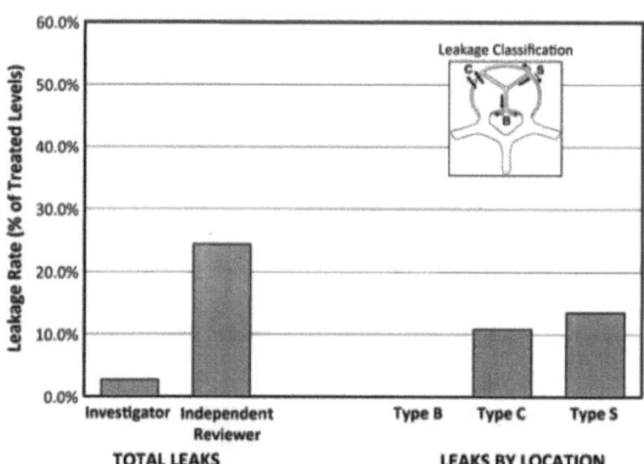

FIGURE 6. Cement leakage rates and classification of leaks by location. The investigator reported 1 cement leak, as compared with 9 leaks identified by the independent reviewer. All leaks were categorized according to location. No posterior leaks through the basivertebral vein were observed. Inset depicting leak locations. Reprinted with permission from Yeom et al.[7]

TABLE 1. Change in Mean Pain and RMQ Scores Relative to Preoperative Levels

	Postoperative	6 wk	3 mo	6 mo	12 mo	24 mo
No. Patients	20	20	19	18	17	17*
Mean change in pain score (SD)	−5.35 (2.43)	−5.35 (2.58)	−5.16 (3.24)	−5.39 (3.68)	−5.88 (2.39)	−6.06 (2.36)
Pain score Wilcoxon signed-rank test†	< 0.0001	< 0.0001	< 0.0001	0.0002	< 0.0001	< 0.0001
Mean change in RMQ (SD)	NA	−10.2 (5.7)	−9.6 (7.7)	−10.9 (7.5)	−13.2 (3.6)	−13.9 (3.1)
RMQ Wilcoxon signed-rank test†	NA	< 0.0001	0.0003	0.0003	< 0.0001	< 0.0001

*One patient provided verbal outcome scores, but expired before the final radiographs were obtained.

†Two-tailed Wilcoxon signed-rank test with pooled variances to assess whether the change is significantly different from 0.

NA indicates not applicable; RMQ, Roland-Morris Questionnaire.

Se concluyó:

1.   El flujo de cemento dirigido permite que el cemento llene la porción anterior del cuerpo vertebral, estabilizando las fracturas y soportando la carga biomecánica.

2.   El control del flujo de cemento puede disminuir el riesgo de fuga posterior hacia el canal espinal o la vena basivertebral.

11.   Reyes-Sánchez A. Reyes Tárrago F, García Ramos C, Zárate-Kalfópulos B, Estrada-Villaseñor E, Alpízar-Aguirre A. "Lumbar fusión with collagen type I and polyvinylpyrrolidone in combination with autograft. An experimental study in New Zealand rabbits, Acta Ortopédica Mexicana 2017, 31(4): Jul-Ago:165-170

Existen diversas estrategias para aumentar la tasa de consolidación de la artrodesis de columna en presencia de injerto óseo autólogo. Es bien conocida la capacidad osteoconductiva de la matriz de colágeno para la regeneración ósea. El Fibroquel[MR] es un fármaco biológico compuesto por colágeno tipo 1 irradiado, mezclado con Polivinilpirrolidona; este fármaco actua en los fibroblastos y macrófagos, modulando la actividad endógena del colágeno, lo que favorece la formación de matriz con mejor capacidad de invasión y migración de células osteoprogenitoras. No se ha comprobado si la adhesión de Colágeno tipo I y polivinilpirrolidona (Fibroquel^MR) tienen aplicaciones en el campo de cirugía de columna. El objetivo fue determinar la efectividad de la colágeno tipo I con polivinilpirrolidona como potenciador óseo en artrodesis posterolateral de conejos.

Se realizó artrodesis posterolateral en 15 conejos de Nueva Zelanda L5-L6 colocando injerto autólogo del lado izquierdo (control) e injerto autólogo + 1 mL ibroquel^MR (estudio) en el lado derecho de la artrodesis. Se realizó análisis radiográfico, palpación manual y por microscopía de luz de los segmentos fusionados.

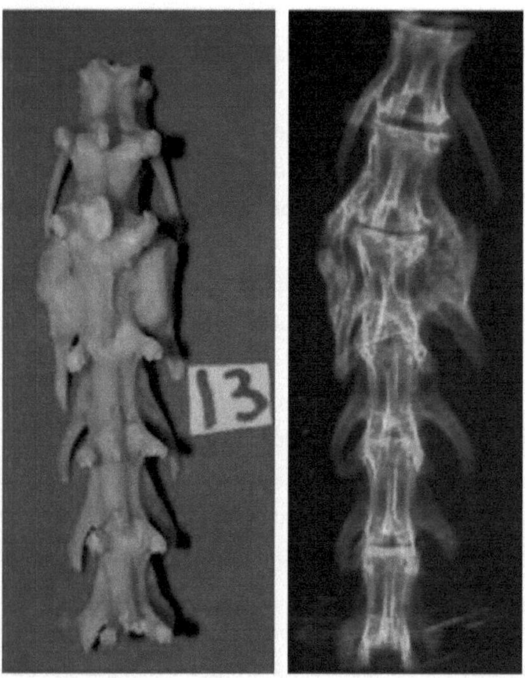

Figures 1 y 2. Consolidation of graft is observed with higher cortical bone in study side (right).

Table 1. Bone graft properties.[7]

Bone Graft	Osteogenic Cells	Osteoconductive Factors	Osteoconductive Matrix	Initial biomechanic Strength	Morbility on donator zone
Autologo trabecular bone	+++	++	+++	-	++
Autologo cortical bone	+	+	+	+++	++
Frozen heterolog bone graft	-	+	+	++	-
Heterolog graft lyophilisate	-	+	+	+	-
Ceramic	-	-	+++	+	-
Demineralized bone matrix	-	++	+	-	-
Osteoinductive growth factor	-	+++	-	-	-
No fractioned bone marrow	++	+	-	-	+
Mesenquima stem cells	+++	-	-	-	+
Autolog platelet concentrate	-	++	-	-	-

Table 2. Summary of results in 15 rabbits, we observe solid and cortical consolidation or presence of fibrous tissue in histological analysis in number 9 case.

Number	Radiography		Manual exploration		Histologic analysis	
	Control	Study	Control	Study	Control	Study
1	Solid	Solid	Solid	Cortical	Bone consolidation	Bone consolidation
2	Not Solid	Solid	Solid	Solid	Fibrosis	Bone consolidation
3	Solid	Solid	Cortical	Solid	Bone consolidation	Bone consolidation
4	Cortical	Cortical	Cortical	Cortical	Bone consolidation	Bone consolidation
5	Solid	Solid	Cortical	Solid	Bone consolidation	Bone consolidation
6	Solid	Solid	Solid	Cortical	Bone consolidation	Bone consolidation
7	Solid	Solid	Solid	Solid	Bone consolidation	Bone consolidation
8	Solid	Cortical	Solid	Cortical	Bone consolidation	Bone consolidation
9	Not solid	Not solid	Not solid	No solid	Fibrosis	Fibrosis
10	Cortical	Cortical	Cortical	Cortical	Bone consolidation	Bone consolidation
11	Solid	Solid	Solid	Solid	Bone consolidation	Bone consolidation
12	Solid	Cortical	Solid	Cortical	Bone consolidation	Bone consolidation
13	Solid	Cortical	Cortical	Cortical	Bone consolidation	Bone consolidation
14	Not solid	Cortical	Not solid	Cortical	Fibrosis	Bone consolidation
15	Solid	Cortical	Solid	Cortical	Bone consolidation	Bone consolidation

Se concluye: El uso de injerto autólogo en conjunto con colágeno tipo 1 y polivinilpirrolidona, incrementa la consolidación comparada con la utilización de injerto autólogo de cresta ilíaca en la artrodesis posterolateral hecha en conejos de Nueva Zelanda. El colágeno tipo 1 y la polivinilpirrolidona pueden tener un efecto en el proceso de consolidación y se puede recomendar su uso como reforzador óseo. Es necesario realizar estudio en pacientes humanos para comparar su utilidad real.

12. **Alpízar-Aguirre A, Cabrera-Aldana EE, Rosales-Olivarez LM, Zárate-Kalfópulos B, Gómez-Crespo S, Reyes-Sánchez AA. "A new technique of pedicle screw placement with the use of sequential multilevel navigation templates base don patient-specific 3D CT reconstruction model: Applicability in spine deformity, Acta Ortopédica Mexicana 2017; 31(6): Nov-Dic: 314-318.**

La colocación de tornillos transpediculares fue introducida por Boucher en 1959 y popularizada por Roy Camille en 1960. Desde entonces, La técnica ha mejorado paulatinamente y han surgido técnicas de navegación asistidas por fluoroscopia, tomografía y resonancia magnética. Sin embargo, la tasa de mala colocación de los tornillos transpediculares oscila entre 1.2 al 20% de los casos. La técnica que se describe, utiliza modelos tridimensionales de la columna en posición quirúrgica con imágenes exportadas a una impresora 3D para reconstruir la trayectoria apropiada de los tornillos; las plantillas abarcan tres o más niveles.

Se presentan cinco casos de escoliosis Idiopática tratados con instrumentación y colocación de tornillos transpediculares utilizando modelos 3D para la planeación de la trayectoria apropiada de los tornillos.

	Gender/age/screw	Preoperative (degrees)	Postoperative (degrees)
Patient 1	Male/14yo/22	78.8	55.0
Patient 2	Female/15yo/14	40.2	32.0
Patient 3	Female/9yo/17	90.0	32.0
Patient 4	Female/19yo/14	95.0	40
Patient 5	Female/1yo/17	91.0	36.0

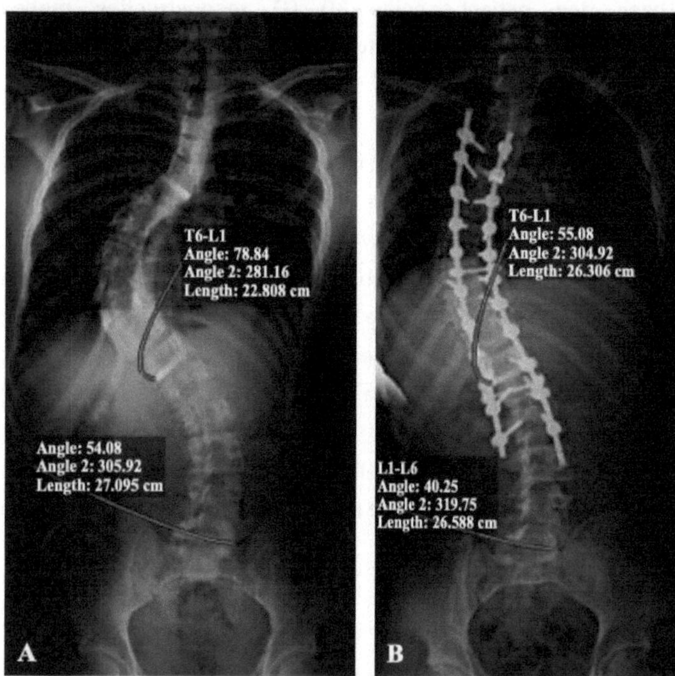

Figure 1. Coronal radiographs with Cobb's angle measured in major thoracic (T6-L1) and lumbar (L1-L6) curves before (A) and after (B) deformity correction.

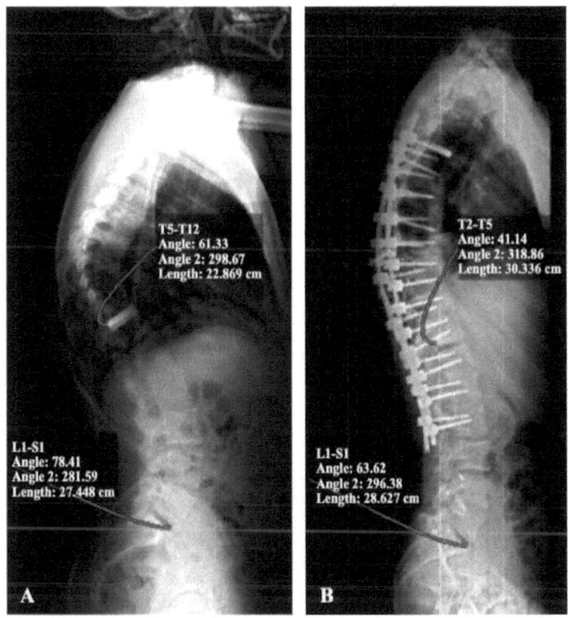

Figure 2. Lateral radiographs with Cobb's angle measured in thoracic kyphosis (T5-T12) and lumbar lordosis (L1-S1) before (A) and after (B) deformity correction.

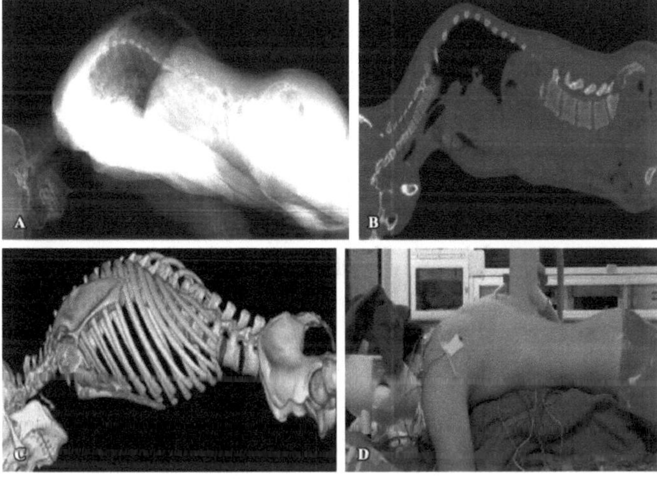

Figure 3.

Preoperative images based on CT with the patient mimicking surgical position using chest rolls. (A) Topogram, (B) sagittal CT, (C) 3D image reconstruction in CT and, (D) patient in prone position before surgery.

113

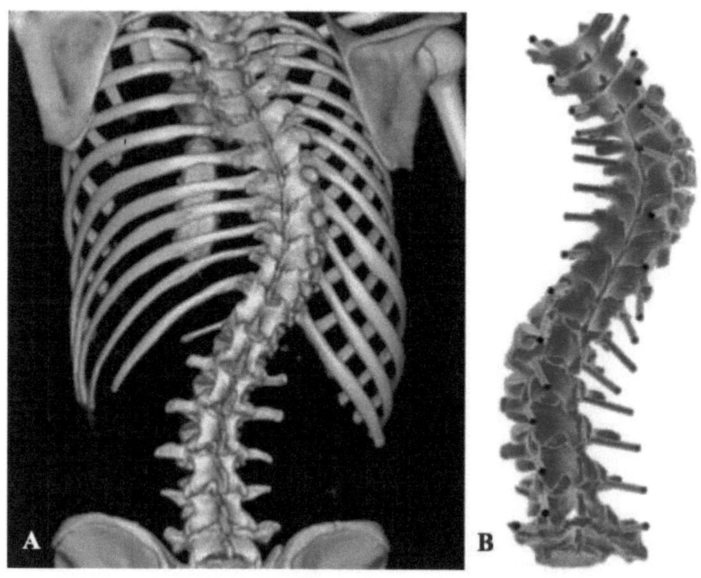

Figure 4. 3D image reconstruction in CT of the spinal deformity case (A) and, screw's trajectory/angulation planning in all levels (B).

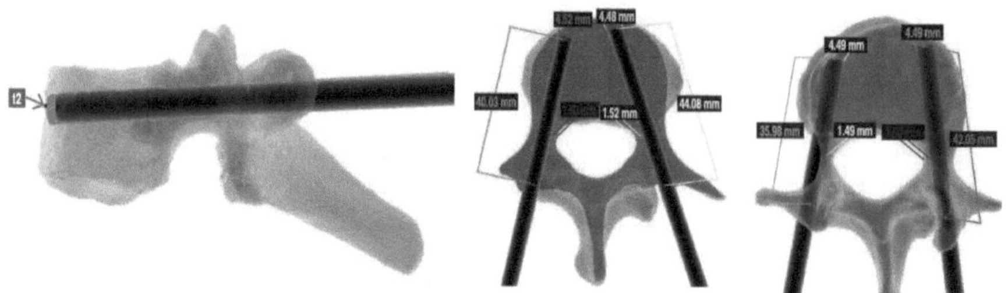

Figure 5. Planning of the desired direction and the length of the pedicular screws.

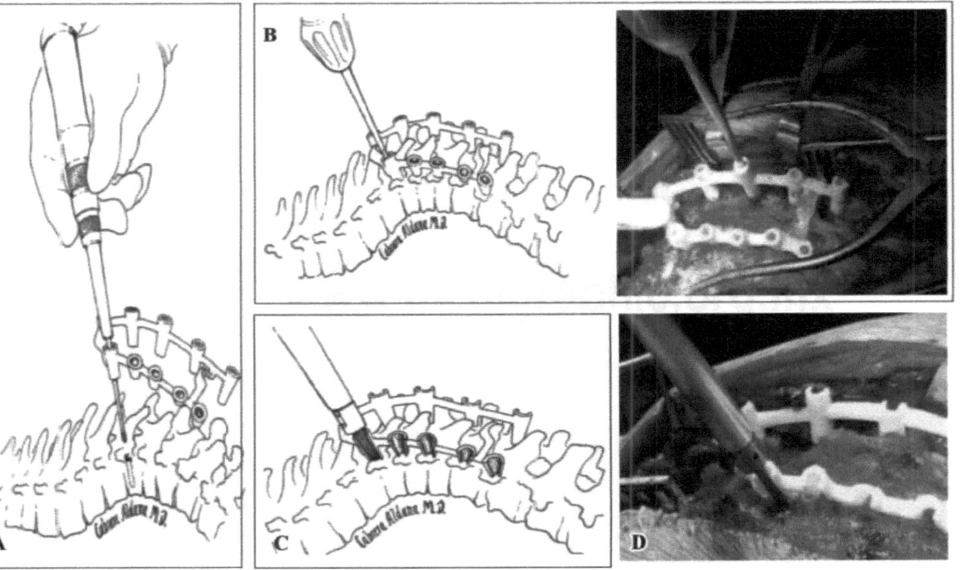

Figure 6.

Use of one segment of sequential navigational templates. A-B) First template with complete cylinders which allow the access of a drill to perforate accurately the cortical bone in the entry point planned and, the awl to penetrate safely the cancelous bone of the pedicle. C-D) Second template with hemicylinders which allow access to the screw in the correct direction and angulation.

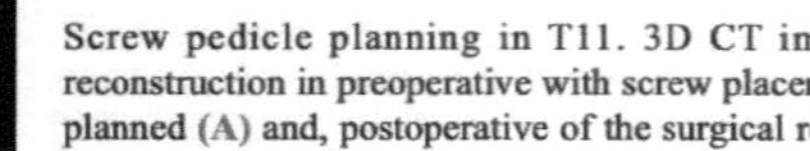
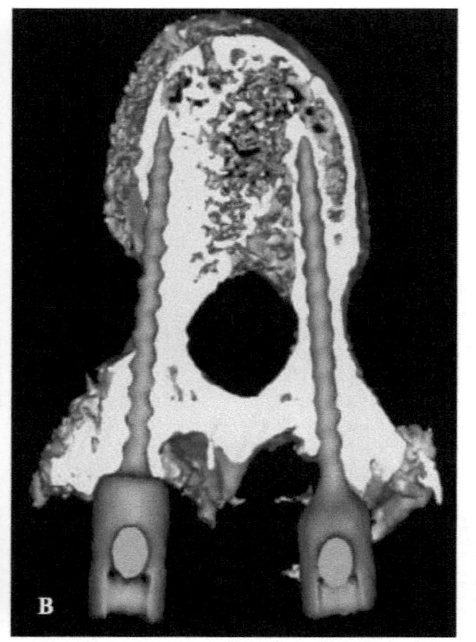
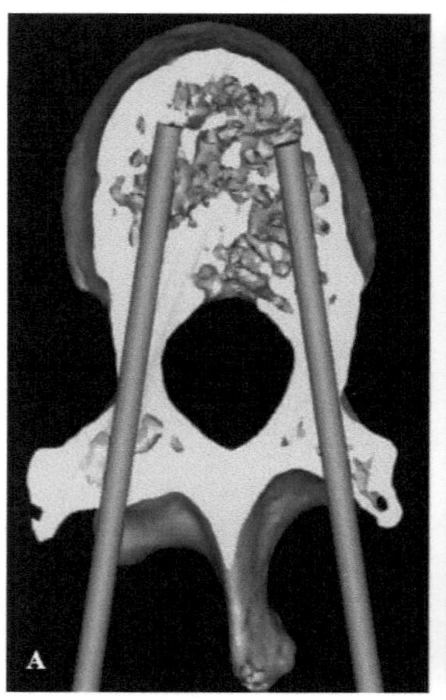

Figure 7.

Screw pedicle planning in T11. 3D CT image reconstruction in preoperative with screw placement planned (A) and, postoperative of the surgical result (B).

Table 2. Screw deviation* in the pedicles after comparing pre- and post-operative CT scans.		
	Right pedicle (mm)	Left pedicle (mm)
Patient 1		
Thoracic	1.9	2.0
Lumbar	2.1	2.3
Patient 2		
Thoracic	1.7	2.3
Lumbar	2.1	2.2
Patient 3		
Thoracic	2.0	2.5
Lumbar	-	-
Patient 4		
Thoracic	1.75	2.25
Lumbar	1.85	1.75
Patient 5		
Thoracic	2.05	2.1
Lumbar	1.95	2.2

*SD = Standard deviation.

Se concluye:

1. La utilización de esta técnica económica, puede ser óptima en países en vías de desarrollo; su aplicabilidad puede ser utilizado en centros médicos dedicados a los cuidados de padecimientos de la columna.

2. Se sugiere su utilización por cirujanos de columna principiantes y en deformidades severas.

E. **Fracturas Torácicas, Lumbares y Toraco-lumbares:**
Dr. Erwin Omar Esteves García
Dr. Alfonso Corona de la Torre

"El éxito se hace con amor, pero entregando ¡un producto superior, a un gran precio, siempre!

Introducción:

Las fracturas toracolumbares suelen ser resultado de trauma de alta energía. Debido a que es la zona de transición anatómica y mecánica entre la columna torácica relativamente rígida y la columna lumbar más flexible, la unión Toracolumbar es el sitio más común de lesiones de la columna. La incidencia de déficit neurológico en pacientes en esta región es alta. Además, las consecuencias tardías del déficit neurológico retardado y la deformidad cifótica dolorosa pueden afectar significativamente la calidad de vida relacionada con la salud.

Una de las áreas con mayor controversia en la cirugía de columna, es el tratamiento de las fracturas de T1 a L5, ya que presenta desafíos y problemas que requieren más estudios. Al tomar decisiones terapéuticas para pacientes con fracturas en la región, los cirujanos de columna pueden tener en cuenta diferentes factores. Grandes variaciones en la toma de decisiones sobre las lesiones seguramente ejercerán un impacto sobre los resultados y el pronóstico de estas fracturas que no se puede ignorar.

Se han realizado estudios multicéntricos de gran tamaño sobre fracturas vertebrales torácicas, lumbares y su uníon. Sin embargo, no se ha llegado a un acuerdo universal sobre el tratamiento óptimo, en parte debido a defectos de diseño de estos estudios, en los que las opciones de tratamiento se decidieron según la filosofía y la experiencia personal. Los estudios de calidad limitada no proporcionan buena evidencia científica para guiar la práctica clínica.

Un sistema de clasificación de lesiones ideal debe ser confiable y reproducible de manera que pueda cumplir 3 objetivos principales. Primero, debería ayudar en la comunicación del tipo y gravedad de la lesión de modo que la mención de la clasificación de la lesión provoque la visualización de la lesión sin ver estudios de imagen. En segundo lugar, debería funcionar como una herramienta de investigación que permita estratificar los resultados de las lesiones basándose

en el esquema de clasificación. Finalmente, y quizás el objetivo más difícil de cumplir, es la orientación en el manejo de lesiones. El incumplimiento de estos criterios puede dificultar la adopción de nuevos sistemas de clasificación y, como tal, se han propuesto muchos sistemas de clasificación, pero pocos han obtenido una incorporación generalizada en la práctica clínica.

Actualmente, Vaccaro et al. (Spine 48(14):p 994-1002, July 15, 2023) presenta una nueva opción de algoritmo para el manejo de fracturas torácicas, lumbares y Toracolumbares.

Artículos Publicados:

1. Reyes Sánchez A, Miramontes MV, Rosales OL, "Tratamiento de las fracturas estallamiento toracolumbares mediante acortamiento vertebral", Rev Mex Orto y Trauma 1996; 10 (6): nov-dic: 259-262.

2. Reyes Sánchez A, Rosales LM, Miramontes VP, Garín DE, "Treatment of thoracolumbar burst fractures by vertebral shortening", Eur Spine J (2002) 11: 8-12.

3. Reyes-Sánchez A, Murga RR, Rosales OL, Miramontes MV, Alpízar AA, "Análisis de publicaciones de fracturas toracolumbares que requirieron tratamiento quirúrgico por vía anterior", Acta Ortopédica Mexicana 2003; 17 (2): Mar-abr: 105-109.

4. Reyes-Sánchez Alejandro, Linares Acha Jaime, Rosales Olivarez Luis Miguel, Miramontes Martínez Víctor, Alpízar Aguirre Armando, "Revisión y análisis de la bibliografía en el tratamiento de las fracturas toracolumbares", Coluna/Columna 2003, Volume 2(2): Outubro 88-92.

5. Reyes-Sánchez A, Magadán SC, Rosales OL, Miramontes MV, Alpízar AA, "Complicaciones de fracturas toracolumbares que tuvieron tratamiento por vía anterior. Un meta análisis", Acta Médica Grupo Ángeles 2004; Vol. 2, No. 2, abril-junio: 99-105.

6. Rosales Olivares LM, Solorio Bracamonte A, Miramontes Martínez V, Alpízar Aguirre A, Arenas Sordo M, Reyes Sánchez A, "Resultado del tratamiento de

fracturas torácicas y lumbares. Comparación de artrodesis Vs. no artrodesis. Reporte preliminar", Coluna/Columna 2006; 6(2): Abril/Juhno: 68-72

7. Gutiérrez H, Garza A, Rosales LM, Miramontes V, Alpízar A, Reyes-Sánchez A, "Resultados del tratamiento de fracturas torácicas o lumbares con acortamiento vertebral por vía posterior. Seguimiento dos años. Coluna/Columna 2006; 5(3): Julho-Setembro: 176-180.

8. Alpízar Aguirre A, Riquelme Molina LM, Zárate Kalfópulos B, Sánchez Bringas G, Rosales Olivarez LM, Reyes-Sánchez A, "Comparación entre artrodesis y no artrodesis en fracturas de vértebras torácicas y lumbares: Seguimiento de dos años", Acta Ortopédica Mexicana 2011; 25(1) Ene-Feb: 39-44

9. Barón Zárate-Kalfópulos, Samuel Romero Vargas, César Alcántara-Canseco, Luis Miguel Rosales-Olivarez, Armando Alpízar-Aguirre, Alejandro Reyes-Sánchez, "Traumatic posterior L4-L5 fracture dislocation of the lumbar spine: A case report", Global Spine Journal, 2012, volumen 2, number 4, pages 235-238

10. B. Zárate-Kalfópulos. A Jiménez-González, A Reyes-Sánchez, R Robles-Ortiz, EE Cabrera-Aldana, LM Rosales-Olivarez, "Demographic and clinical characteristics of patients with spinal cord injury: A single hospital-based study", Spinal Cord 54, (11), 1016-1019, Nov. 2016.

11. Barón Zárate Kalfópulos, Ricardo Robles Ortiz, Claudia Obil Chavarría, Adriana Jiménez González, Alejandro Reyes-Sánchez, "Epidemiology of nontraumatic spinal cord injury", Global Spine Journal 05 (S01) May 2017 DOI 10.1055/s0035.1554115

12. Eibar Ernesto Cabrera-Aldana, Fernando Ruelas, CristinA Aranda, Ruth Rincón Heredia, Angelina Martínez Cruz, Alejandro Reyes, Gabriel Guizar-Sahagún and Luis B Tovar y Romo, "Methylprednisolone administration following spinal cord injury reduces aquaporin 4 expression and exacerbates edema, Hindawy Mediators of Inflammation, volumen 2017, article ID 4792932, 7 pages

Desarrollo:

1. **Reyes Sánchez A, Miramontes MV, Rosales OL, "Tratamiento de las fracturas estallamiento toracolumbares mediante acortamiento vertebral", Rev Mex Orto y Trauma 1996; 10 (6): nov-dic: 259-262.**

Las fracturas por estallamiento vertebral pueden ser inestables o estables y por tal motivo su tratamiento puede ser controvertido. Se considera el mayor problema a resolver la cifosis residual o la recidiva por pérdida de reducción.

Se realizó un estudio prospectivo, observacional, longitudinal y descriptivo en 6 pacientes: 2 hombres y 4 mujeres calificados con más de 6 puntos en la clasificación de distribución de cargas, tratados mediante acortamiento vertebral por abordaje posterior y fijación con placas y tornillos I.N.O. Se tuvo un seguimiento mínimo 12 meses y dentro de las variables analizadas estuvieron estabilidad y cifosis pre y postoperatoria.

Se describe la técnica quirúrgica: Mediante abordaje longitudinal posterior en la línea media, sobre los niveles de fractura, se localiza la vértebra fracturada y se visualiza la base de las facetas articulares y transversas en donde se encuentra el punto de aproximación al pedículo, se perfora y se inicia vaciamiento de los 2/3 del cuerpo vertebral en forma bilateral.

Se realiza entonces laminectomía total y se reseca pedículo y articulares superiores e inferiores. Entonces se colocan tornillos transpediculares a la vértebra superior e inferior y se procede a realizar acortamiento vertebral aproximando los tornillos y sujetando con placa de 2 orificios, se coloca un travesaño y se toma mielografía transoperatoria para verificar tránsito libre en el conducto dural. Se realiza artrodesis posterolateral, se cierra por planos y se inicia movimiento libre a las 48 horas. Se analizó que el índice de cifosis residual de los

pacientes después de un año es de < 1º lo cual es inferior a lo reportado en la literatura que es de 5 a 10º.

Cuadro 1. Resultados generales.

Caso	Edad (años)	Sexo	Nivel de fractura	Angulo Fx. preop.	Angulo Fx. postop.	Angulo Fx. final
1	36	M	T11	15°	0°	0°
2	40	M	L1	22°	4°	3°
3	55	F	T9	10°	0°	0°
4	43	F	T12	22°	0°	0°
5	39	F	T12	12°	2°	2°
6	47	F	L3	22°	0°	0°

Promedio: 43 años = 2 a 1 =   17°   1°   0.8°

Se concluye que:

1. Las fracturas estallamiento con calificación de más de 6 puntos en la clasificación de McCormack pueden ser atendidos con acortamiento vertebral.

2. El índice de cifosis residual al año es de 1 en promedio lo cual es inferior al reportado que oscila de 5 a100.

3. El acortamiento vertebral no altera la mecánica de la columna vertebral.

4. La lesión medular completa no tiene mejoría con el acortamiento vertebral.

5. No existe complicación neurológica por realizar acortamiento vertebral.

6. Las placas INO no son ideales para realizar acortamiento vertebral

2. Reyes Sánchez A, Rosales LM, Miramontes VP, Garín DE, "Treatment of thoracolumbar burst fractures by vertebral shortening", Eur Spine J (2002) 11: 8-12.

Las fracturas por estallido pueden ser estables o inestables, por lo que la elección del tratamiento puede ser controvertida; casi todos los casos son de tipo quirúrgico. Decidir cuál es el mejor método y enfoque es difícil debido a las muchas opciones posibles y al

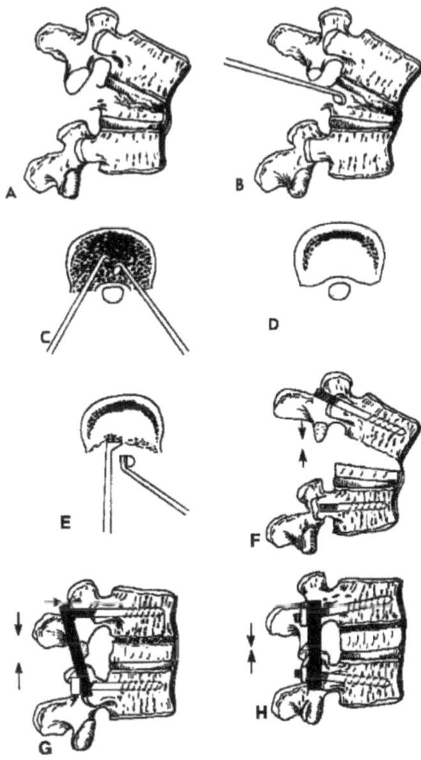

hecho de que sólo se logran buenos resultados en el 60-70% de los casos. Los principales problemas para resolver son la cifosis residual o la recurrencia por pérdida de reducción.

Se trata de un estudio prospectivo, observacional, longitudinal y descriptivo de seis pacientes – dos hombres y cuatro mujeres, con una edad media de 46 años – que obtuvieron 7 o más puntos según la clasificación de distribución de carga, y fueron tratados con acortamiento vertebral mediante abordaje posterior y fijación transpedicular con placas INO. El seguimiento fue por un período de 2 años, e incluyó la evaluación de estabilidad pre y postoperatoria y cifosis, entre otros datos. Los resultados mostraron una nueva reducción del ángulo medio de fractura de 17° preoperatoriamente a 1° postoperatoriamente. Se logró estabilidad total en cinco pacientes y estabilidad incompleta en un paciente, que se recuperó con el uso de un corsé. Hubo evidencia de artrodesis en los seis pacientes dentro de los 9 meses.

El uso de un abordaje anterior para tratar las fracturas por estallido está bien reconocido; sin embargo, el tratamiento con acortamiento vertebral mediante abordaje posterior tiene las ventajas de menor sangrado, menor tiempo quirúrgico y menor cifosis residual, como resultado de juntar dos superficies planas de hueso sano. La cifosis residual en la presente serie, después de 2 años de seguimiento, fue inferior a 1°, que es inferior a los 5° 10° informados en la literatura.

Como conclusión se presentan:

1. Las fracturas por estallido que obtienen 7 o más puntos en la clasificación de reparto de carga de McCormack pueden tratarse con acortamiento vertebral.
2. Con este procedimiento la cifosis residual con un seguimiento de 2 años es inferior a 1°.
3. El acortamiento vertebral no altera la dinámica de la columna.
4. La lesión neurológica completa de la columna no mejora con acortamiento vertebral.
5. No hubo complicaciones neurológicas atribuidas al acortamiento vertebral.
6. Las placas INO no son el implante ideal para conseguir un acortamiento vertebral.

3. Reyes-Sánchez A, Murga RR, Rosales OL, Miramontes MV, Alpízar AA, "Análisis de publicaciones de fracturas toracolumbares que requirieron tratamiento quirúrgico por vía anterior", Acta Ortopédica Mexicana 2003; 17 (2): Mar-abr: 105-109.

Con la hipótesis de que no existe publicación con un método adecuado de evaluación del resultado de las fracturas toracolumbares tratadas por vía anterior, se realizó el análisis de las publicaciones encontradas en los últimos 20 años, con el objetivo de proponer un método de evaluación de los resultados en el tratamiento de estas fracturas por vía anterior dual.

Se realizó un estudio retrospectivo, observacional y descriptivo en series de pa- cientes con diagnóstico de fracturas toracolumbares que requirieron tratamiento quirúrgico por vía anterior. Se revisaron 34 artículos de los últimos 20 años. Cada artículo fue revisado con todos los datos descriptivos del paciente, técnica y variables de cada artículo.

Los resultados del presente estudio demuestran que no se incluyen las mismas variables ni los mismos métodos de medición en los artículos revisados.

Tabla 1. Tabla de variables (A).

Variable	Allen L.[13]	Been H.D.[7]	Bohlman[14]	Bradford[15]	Dunn H.[16]	Dunn H.[17]	Finklestein[18]	Ghanayem[19]	Hass N.[20]	Kaneda[21]	Kaneda[22]	Kaneda[23]
Edad	+	+	+	+	+	+	+	+	+	+	+	+
Sexo	+	+	+	+	+	+	+	+	+	+	+	+
Sexo femenino	+	+	+	+	+	+	+	+	+	+	+	+
Sexo masculino	+	+	+	+	+	+	+	+	+	+	+	+
Tipo de fractura	+	+	+	+	+	+	-	+	+	+	+	+
Número de casos	+	+	+	+	+	+	+	+	+	+	+	+
Niveles afectados	+	+	+	+	-	-	+	+	+	+	+	+
Función neurológica prequirúrgica	+	+	+	+	+	+	+	+	+	+	+	+
Función neurológica postquirúrgica	+	+	+	+	+	+	+	+	+	+	+	+
Tipo de valoración neurológica	+	+	+	+	-	+	-	+	+	+	+	+
Cifosis prequirúrgica	+	+	-	+	-	-	-	+	-	+	+	+
Cifosis postquirúrgica	+	+	-	-	+	-	+	+	+	+	+	+
Porcentaje invasión del canal raquídeo	+	+	-	+	-	-	-	-	-	-	-	+
Tiempo de seguimiento	+	+	+	+	+	+	+	+	+	+	+	+
Nivel quirúrgico instrumentado	+	+	+	+	+	+	+	+	+	+	+	+
Tipo de instrumentación	+	+	+	+	+	+	+	+	+	+	+	+
Indicaciones del tratamiento	+	+	+	+	+	+	+	+	+	+	+	+
Tiempo de fusión	+	+	-	-	-	-	+	-	-	+	-	+
Complicaciones	+	+	+	+	+	+	+	-	+	+	-	-
Dolor prequirúrgico	+	+	+	-	-	-	-	+	+	+	-	+
Dolor postquirúrgico	+	+	+	-	-	-	-	+	+	+	-	+
Uso de injerto	+	+	+	+	+	+	+	+	+	+	+	+
Cirugía posterior	+	-	+	+	+	+	+	+	-	+	+	-
Tiempo entre fractura y cirugía	+	+	+	+	-	+	-	+	-	+	+	+

Tabla 1. Tabla de variables B.

Variable	Kirpatrick[24]	Kostuik[25]	Kostuik[26]	Mc Afee[27]	McGuire[28]	Okuyama[29]	Riska Erik[30]	Transeld[31]	V. Lonn[32]	V. Lonn[33]	Young[34]
Edad	+	+	+	+	+	+	+	+	+	+	-
Sexo	+	+	-	-	+	+	+	+	+	+	+
Sexo femenino	+	+	-	-	+	+	+	+	+	+	+
Sexo masculino	+	+	-	-	+	+	+	+	+	+	+
Tipo de fractura	+	+	+	+	-	+	+	-	+	+	+
Número de casos	+	+	+	+	+	+	+	+	+	+	+
Niveles afectados	+	+	+	+	+	+	+	+	+	+	+
Función neurológica prequirúrgica	+	+	+	+	+	-	+	+	+	+	+
Función neurológica postquirúrgica	+	+	+	+	+	-	+	+	+	+	+
Tipo de valoración neurológica	+	+	+	+	-	-	+	-	+	+	+
Cifosis prequirúrgica	+	-	-	+	+	+	+	+	+	+	-
Cifosis postquirúrgica	+	-	+	+	-	+	-	-	+	+	+
Porcentaje invasión del canal raq.	+	-	-	-	+	-	+	+	-	-	-
Tiempo de seguimiento	+	+	+	+	+	+	+	+	+	+	+
Nivel quirúrgico instrumentado	+	+	+	+	+	+	+	-	+	+	-
Tipo de instrumentación	+	+	+	+	+	+	+	+	+	+	+
Indicaciones del tratamiento	+	+	+	+	+	+	+	+	+	+	+
Tiempo de fusión	+	+	+	-	-	+	-	-	+	+	-
Complicaciones	+	+	+	+	+	+	-	+	+	+	+
Dolor prequirúrgico	+	+	+	-	-	+	-	+	-	-	+
Dolor postquirúrgico	+	+	+	-	-	+	-	+	-	-	+
Uso de injerto	+	+	+	+	+	+	+	-	+	+	+
Cirugía posterior	+	+	+	+	+	+	-	-	+	+	+
Tiempo entre fractura y cirugía	+	+	+	+	+	+	+	+	+	+	+

Al no existir una estandarización en la inclusión de variables y en los métodos de medición reportados en la literatura sobre el tratamiento de fracturas toracolumbares, no es posible su comprobación y eso dificulta su aplicación.

En conclusión, el artículo considera que todo estudio basado en datos clínicos de series de pacientes portadores de fracturas toracolumbares, para ser comprobables deben incluir las siguientes variables: Edad, sexo y número de casos, tipo de fractura, localización de las fracturas, la cifosis regional preoperatoria y postoperatoria inmediata, a los 3 meses, a los 6 meses, al año y a los 2 años de seguimiento, porcentaje de ocupación del conducto raquídeo inicial y postoperatorio inmediato, a los 3 meses, a los 6 meses, al año y a los 2 años de seguimiento, siendo medido con el mismo método, tipo de tratamiento refiriendo las indicaciones, descripción de la técnica quirúrgica, vía de acceso, sistema utilizado, estado neurológico con escala de Frankel o de ASIA, inicial, a los 3 meses, 6 meses, al año y a los 2 años, dolor pre y postoperatorio utilizando la escala de Denis inicial, a los 3 meses, 6 meses, al año y a los 2 años, complicaciones, tiempo de seguimiento: de preferencia 2 años como mínimo, tiempo de integración del injerto, intervalo entre fractura y la cirugía.

4. **Reyes-Sánchez A, Magadán SC, Rosales OL, Miramontes MV, Alpízar AA, "Complicaciones de fracturas toracolumbares que tuvieron tratamiento por vía anterior. Un meta análisis", Acta Médica Grupo Ángeles 2004; Vol. 2, No. 2, abril-junio: 99-105.**

El objetivo de este estudio fue determinar la utilidad del abordaje vertebral en etapa aguda, en fracturas toracolumbares inestables, así como intentar definir cuál es el mejor dispositivo de fijación anterior para la corrección de la deformidad, conseguir una consolidación adecuada, una mejoría en la función neurológica y determinar la incidencia y tipo de complicaciones.

Se realizó una revisión de la literatura inglesa con un periodo desde 1980 al 2001, seleccionando 18 artículos de 64 iniciales que se obtuvieron en la busqueda. Se formaron 3 grupos para su análisis estadístico, los cuales se conformaron en Grupo I: Tratamiento descompresión anterior, injerto y fijación con placas y grapas. Grupo II: Descompresión anterior, injerto y fijación con una barra; y finalmente el Grupo III: Descompresión anterior y fijación con doble barra con travesaño.

Cada artículo fue revisado con los siguientes datos clínicos descriptivos: número de casos tratados, promedio de edad de los pacientes; distribución por sexo de la población en estudio; tipo de patología; niveles vertebrales afectados; grado de deformidad pre y postquirúrgica; dolor pre y postquirúrgico; función neurológica pre y postquirúrgica; tiempo entre la lesión y realización del tratamiento; tiempo de seguimiento; tiempo de consolidación; uso de injerto óseo; método de fijación, complicaciones y resultados clínicos. El estudio fue confinado a fracturas toracolumbares, sin limitación en el número de niveles afectados.

La tasa de consolidación en el grupo I fue de 95%, (9 casos con pseudoartrosis), dolor postquirúrgico 2.79%; el grado de corrección de la cifosis 11.52°, un rango de pérdida de corrección de 10 – 40°. El promedio de seguimiento fue de 3.91 años, con un rango de 1 a 15 años. En el grupo II, la tasa de consolidación fue de 96.3%, con dolor residual de 7.4%; el grado de corrección de la cifosis 14.48°, rango 0 – 32°. La pérdida de corrección promedio 9°. (0 – 41°). El promedio de seguimiento fue de 3.5 años, con un rango de 1.9 a 5.1 años. En el grupo III, la tasa de consolidación fue de 93.8%, con dolor residual del 14.31%. El grado de corrección fue de 10.65°. Con una pérdida de corrección promedio de 2.22°, rango 2 – 45°. El promedio de seguimiento fue de 3.11 años, rango de 1 a 12 años.

En el grupo I existieron 9 pacientes (5%) con pseudoartrosis y 19 pacientes (10.61%) con otras complicaciones; 4 pacientes con infección de la herida quirúrgica, 8 pacientes con pérdida de la corrección, 6 pacientes con tornillos rotos, 1 paciente falleció. Porcentaje total de complicaciones 15.61%. En el grupo II hubo 2 pacientes (3.70%) con pseudoartrosis y 12 casos (22.22%) con otras complicaciones; 1 paciente con eyaculación retrógrada, 10 pacientes con falla de la barra y un caso con mala alineación de la columna, 25.92% de total de complicaciones. En el grupo III hubo 29 casos (6.2%) de pseudoartrosis y 52 casos (11.11%) de otras complicaciones; siendo un total de 17.31% de complicaciones.

Se concluyó que un metaanálisis no puede sustituir a un estudio de investigación bien diseñado, bien conducido y bien analizado, sin embargo, puede proporcionar una valoración razonable de los resultados clínicos del uso de un abordaje por vía anterior, para la descompresión, estabilización y fijación de las fracturas toracolumbares, con déficit neurológico y determinar cuáles son las complicaciones más frecuentes por el uso de este tratamiento. No hubo una diferencia estadística entre el uso de un tipo de implante para la fijación vertebral anterior, ni tampoco por un abordaje en etapa aguda de las fracturas toracolumbares con déficit neurológico basándose en su recuperación neurológica.

Cuadro III. Resultados post-quirúrgicos del tratamiento por vía anterior.

	Grupo I	Grupo II	Grupo III
Consolidación	95%	96.3%	93.8%
Dolor residual	5 casos	4 casos	67 casos
Porcentaje	2.79%	7.4%	14.31%
Corrección de cifosis	11.5°	14.48°	10.65°
Tiempo entre la fractura y el tratamiento quirúrgico	0 – 30 días 116 casos Tardío 63 casos	0 – 30 días 39 casos Tardío 15 casos	0 – 30 días 217 casos Tardío 251 casos
Tiempo de seguimiento	3.91 años	3.5 años	3.11 años
Rango	1 – 15 años	1.9 – 5.1 años	1 – 12 años
Pseudoartrosis	9 casos	2 casos	29 casos
Complicaciones	28 casos	24 casos	81 casos
Porcentaje	15.61%	22.22%	25.92%

5. Rosales Olivares LM, Solorio Bracamonte A, Miramontes Martínez V, Alpízar Aguirre A, Arenas Sordo M, Reyes Sánchez A, "Resultado del tratamiento de fracturas torácicas y lumbares. Comparación de artrodesis Vs. no artrodesis. Reporte preliminar", Coluna/Columna 2006; 6(2): Abril/Juhno: 68-72

El objetivo de este estudio fue comparar el tratamiento quirúrgico de las fracturas torácicas y lumbares fijadas segmentariamente con abordaje posterior con sistema INO sin artrodesis en relación a las fijadas segmentariamente con sistema INO y artrodesis posterolateral, comparando los resultados obtenidos en relación a la de diversos autores que realizan la misma técnica.

Se realizó un estudio longitudinal prospectivo comparativo de cohorte histórico, formada por 2 grupos de 20 pacientes, con un rango de edad de 18-65 años con diagnóstico de fractura toracolumbar con fijación transpedicular segmentaria con sistema INO, a un grupo se le realiza artrodesis y a otros no.

Grupo Casos: La edad promedio fue de 36.7 años, con el segmento de L1 el de mayor presentación en un 65%, clasificandolo de acuerdo con Denis en estallido en un 85%. La cifosis prequirúrgica de 17° y la postquirúrgica de 7.7°, con una altura del disco promedio de 6 mm antes del evento quirúrgico y de 8.5 mm final, un tiempo quirúrgico de 61-120 min en un 50% (n=10) y un sangrado promedio de 100-400 cc en 50%. La incapacidad funcional Oswestry fue de 63% y la escala de rehabilitación económica funcional (Prolo) de 6.4 pts.

Grupo Control: La edad promedio fue de 40.1 años, siendo L1 el segmento más afectado en un 60%. La cifosis prequirúrgica de 16.8° y la final de 9.2°, con una altura promedio de 7.05 mm prequirúrgico y de 8.25 mm postquirúrgico, un tiempo quirúrgico de 61-120 min en un 40% (n=8) y sangrado promedio de 100-400 cc en un 45%. La incapacidad funcional de Oswestry fue de 83% y la escala de rehabilitación económica funcional (Prolo) de 4.55 pts.

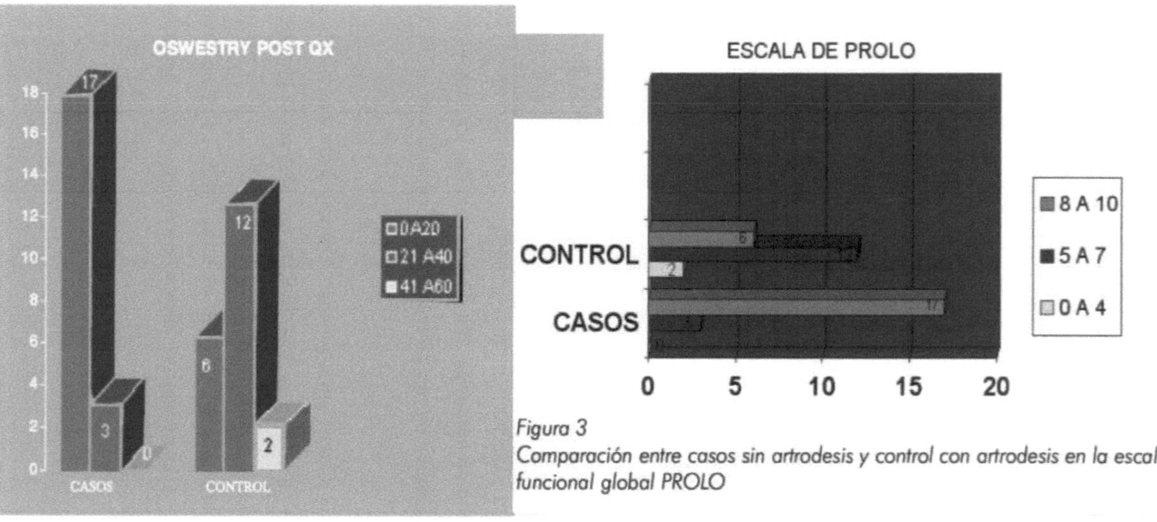

Figura 2
Comparación escala funcional Oswestry entre
grupo control con artrodesis y casos sin artrodesis

Figura 3
Comparación entre casos sin artrodesis y control con artrodesis en la escala
funcional global PROLO

Se analizaron las variables descritas en los artículos del servicio de cirugía de columna del Instituto Nacional de Rehabilitación/Ortopedia, obteniendo resultados similares en ambos grupos en estudio, representado por una significancia estadística en la escala de incapacidad funcional Oswestry con una P= 0.0005 y en la escala de rehabilitación económica funcional Prolo con una P= 0.0013. Se concluyó que la fijación transpedicular segmentaria con sistema INO es segura y ofrece resultados similares a los expuestos en diferentes series analizadas.

6. **Gutiérrez H, Garza A, Rosales LM, Miramontes V, Alpízar A, Reyes-Sánchez A, "Resultados del tratamiento de fracturas torácicas o lumbares con acortamiento vertebral por vía posterior. Seguimiento dos años. Coluna/Columna 2006; 5(3): Julho-Setembro: 176-180.**

El objetivo general de este estudio fue evaluar los resultados generales del tratamiento mediante acortamiento vertebral por vía posterior de las fracturas toracolumbares con puntaje según McCormack mayor de 6. Se incluyeron 25 pacientes en un estudio longitudinal prospectivo, de intervención quirúrgica deliberada tipo ensayo clínico auto controlado a partir de Junio del 2000 a septiembre del 2001. La evaluación se realizó en el preoperatorio, postoperatorio y al seguimiento de hasta 2 años. La variable de desenlace principal fue el ángulo de cifosis posquirúrgica. El tratamiento que se ofreció a todos los pacientes fue de acortamiento vertebral por vía posterior mas fijación y reducción con sistema INO placas en 18 pacientes; sistema INO almejas en 4 pacientes; y sistema Luque III 3 pacientes. El tiempo quirúrgico medio fue de 3.06 Hrs. Con un sangrado de 329.1+ - 308.5 ml. El promedio del ángulo preoperatorio de cifosis fue de 33.8 + - 5.8 grados. El ángulo posquirúrgico de cifosis concluyó en 3.29 + - 2.7 grados, que comparado con el prequirúrgico de 33.8 +- 15.8 (p=0.0001). Se concluyó que el acortamiento vertebral es un método adecuado para el tratamiento de las fracturas toracolumbares con McCormack mayor de 6. Los resultados finales son equiparables a los obtenidos mediante abordaje anterior.

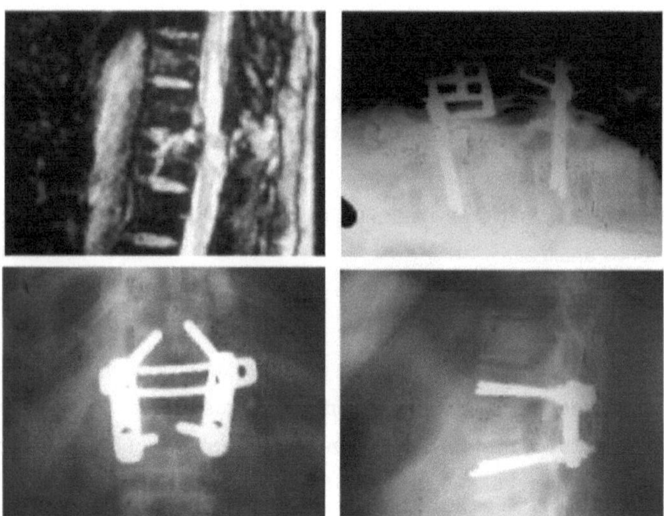

Figura 1
Estallamiento L1, resección 2/3 superiores, fijación sistema
INO, artrodesis T12-L1, dejando el disco L1-L2 integro,
restitución completa lordosis lumbar

7. **Alpízar Aguirre A, Riquelme Molina LM, Zárate Kalfópulos B, Sánchez Bringas G, Rosales Olivarez LM, Reyes-Sánchez A, "Comparación entre artrodesis y no artrodesis en fracturas de vértebras torácicas y lumbares: Seguimiento de dos años", Acta Ortopédica Mexicana 2011; 25(1) Ene-Feb: 39-44**

El objetivo del estudio fue analizar si las fracturas torácicas y lumbares con tratamiento quirúrgico de fijación sin artrodesis tienen mejores o iguales resultados que las de tratamiento con fijación con artrodesis, analizando las variables de tiempo de recuperación, costos y beneficios para el paciente. Se intentó resolver cumpliendo el objetivo general de comparar el tratamiento de las fracturas torácicas y lumbares fijadas segmentariamente mediante abordaje posterior y sistema INO sin artrodesis con aquellas en las que se realizó fijación segmentaria mediante abordaje posterior con sistema INO y artrodesis. Se tuvieron 4 objetivos específicos dentro de la investigación, que fueron: definir la funcionalidad de los segmentos adyacentes superior e inferior de los pacientes, antes y después de la cirugía; determinar el porcentaje de restablecimiento del cuerpo vertebral fracturado; analizar la evolución clínica y el grado de recuperación mediante la medición del dolor, de la capacidad funcional y la rehabilitación económica funcional de los pacientes a dos años de la cirugía; finalmente se compararon los resultados con los reportes más importantes de la literatura. Se compararon dos grupos de 20 pacientes tratados con fijación transpedicular y descompresión, uno sin y otro con artrodesis posterolateral. **Grupo control:** tuvo una estancia intrahospitalaria promedio de 5 días. Puntaje en la escala visual análoga de dolor postquirúrgico de 2-3 en 4 pacientes, y el resto asintomático. Incapacidad funcional de Oswestry de 83%. Escala de rehabilitación económica funcional de 4.55 pts.

El segundo grupo: una estancia intrahospitalaria promedio de 5 días. Puntaje en la escala visual análoga del dolor de 1-2 en 2 pacientes, y el resto asintomático. Incapacidad funcional de Oswestry de 63%. Escala de rehabilitación económica funcional de 6.4 pts.

Se concluyó que ambos grupos tienen resultados muy similares. El grupo sin artrodesis tiene mejores resultados en cuanto a la escala de incapacidad funcional de Oswestry y a la escala de rehabilitación económica funcional. Se entiende que aunque no existe una significancia estadística en relación a la recuperación de la altura del cuerpo vertebral fracturado, entre los pacientes artrodesados y los pacientes no artrodesados, se encuentra a favor de estos últimos un rango de movilidad más fisiológica en los segmentos adyacentes.

Los resultados nos indican que aunque mínima, pero existe una mejor evolución en los pacientes no artrodesados. La fijación transpedicular segmentaria con sistema INO es segura y ofrece resultados similares a los expuestos en diferentes series analizadas.

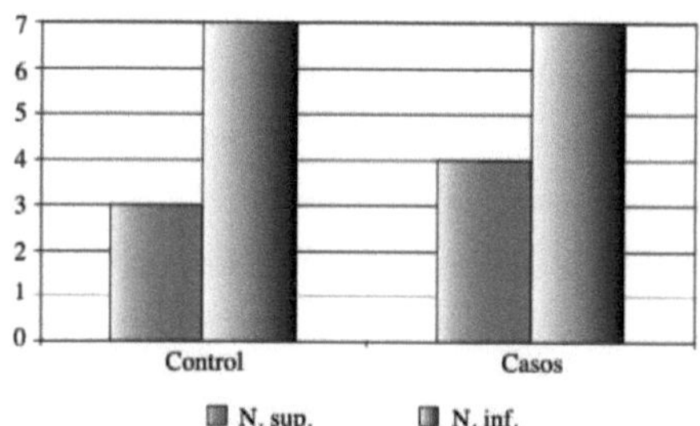

Gráfica 1. Flexión grupo control nivel superior e inferior de los grupos control y estudio.

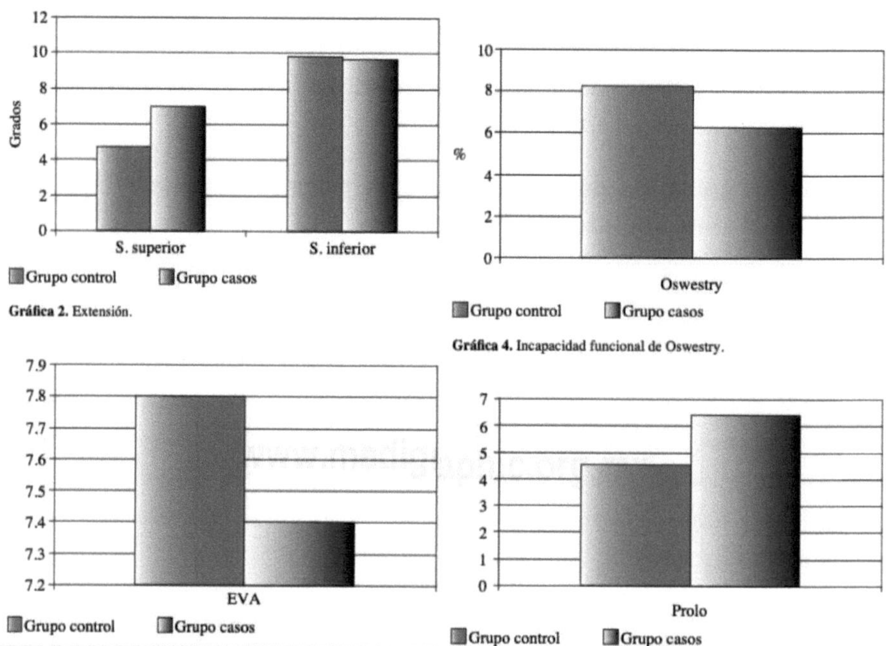

Gráfica 2. Extensión.

Gráfica 4. Incapacidad funcional de Oswestry.

8. Barón Zárate-Kalfópulos, Samuel Romero Vargas, César Alcántara-Canseco, Luis Miguel Rosales-Olivarez, Armando Alpízar-Aguirre, Alejandro Reyes-Sánchez, "Traumatic posterior L4-L5 fracture dislocation of the lumbar spine: A case report", Global Spine Journal, 2012, volumen 2, number 4, pages 235-238

Se presenta un reporte de caso, con el antecedente de tener en la literatura pocos reportes de luxación traumática de L4-L5, ya que solo 5 casos han sido reportados en la literatura escrita en inglés. El objetivo de este estudio es presentar el diagnóstico y tratamiento de pacientes con luxación traumática bilateral de L4-L5, el cual se presenta junto con análisis de la literatura.

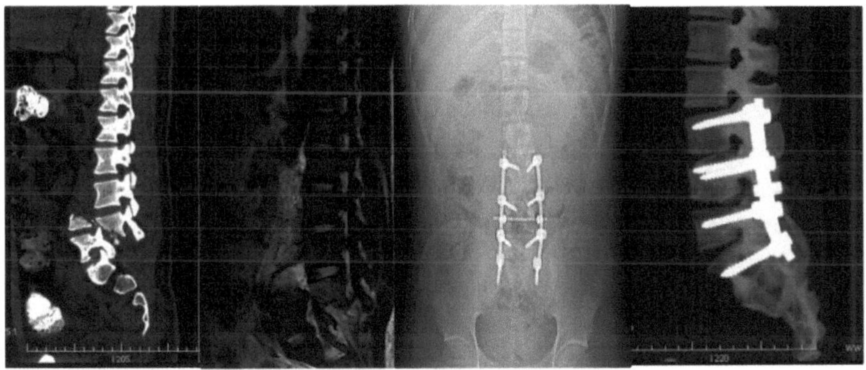

Se presenta a un masculino de 20 años el cual bajo influencias del alcohol sufre accidente automovilístico tipo volcadura, diagnosticado con trauma abdominal que no requirió tratamiento quirúrgico, así mismo una luxación L4-L5 y referido a la unidad hospitalaria 10 días después de la lesión. Se encontró bajo tomografía una fractura vertebral de L4, con luxación completa del cuerpo de L4 sobre L5, con la esquina anteroinferior del cuerpo de L4 mantenida en su lugar. Dado el tiempo retardado del tratamiento quirúrgico se colocó tracción halo-femoral, sin lograr una reducción satisfactoria. Se decidió la realización de reducción más instrumentación posterior pedicular de L3 a S1, así mismo la realización de laminectomía de L4 para poder realizar la reducción con apoyo de elevador de Cobb. No hubo evidencia de lesión DURAL o fuga de líquido cefalorraquídeo, se observó amputación bilateral de las raíces de L4.

El paciente tuvo mejoría del movimiento en ambas extremidades pélvicas, con una fuerza muscular para los miotomos de L1-L3 5/5 y distal a ellos 0/5 correspondiente a los miotomos de L4-S1. Al seguimiento a un año, el paciente fue capaz de deambular con apoyo de ortesis, los controles radiográficos y tomográficos demostraron buena alineación y progresiva fusión de la artrodesis.

Se concluye en la presentación del caso que las luxaciones de L4-L5 son raras y usualmente son resultado de un trauma de alta energía. Este reporte representa el tercer caso documentado con retrolistesis en literatura en inglés. El paciente fue satisfactoriamente tratado con reducción abierta, descompresión, fijación interna, tornillos pediculares y fusión posterolateral.

9. **B. Zárate-Kalfópulos. A Jiménez-González, A Reyes-Sánchez, R Robles-Ortiz, EE Cabrera-Aldana, LM Rosales-Olivarez, "Demographic and clinical characteristics of patients with spinal cord injury: A single hospital-based study", Spinal Cord 54, (11), 1016-1019, Nov. 2016.**

Se presenta un estudio retrospectivo el cual tuvo como objetivo evaluar las características demográficas y clínicas de los pacientes diagnosticados con lesión medular ingresados a un centro único.

El estudio incluyó 433 pacientes con diagnóstico de lesión medular, de estos, 346 tuvieron lesión traumática (TSCI) y 87 (0,1%) tenían lesión no traumática (NTSCI). Las principales causas de TSCI fueron accidentes automovilísticos en 150 pacientes (43.4%), caídas en 107 pacientes (30.9%) y por armas de fuego en 58 pacientes (16.8%). La compresión por etiología tumoral fue la principal causa de NTSCI en 50 pacientes (57.4%), seguida de mielopatía degenerativa (19.5%). La proporción de pacientes afectados con NTSCI fue significativamente menor, 29.9 frente a 79.1% (P = 0,0001), la edad de los pacientes fue mayor 53.9 frente a 37.8 (P <0.002) y la lesión medular fue menos grave, ASIA D 41.33 frente a 9,5% (P = 0.0001) en comparación con el grupo TSCI.

Se concluye que el perfil demográfico de los pacientes con lesión medular traumática y no traumática fue significativamente diferente en términos de edad y la relación en lesión medular completa e incompleta. La lesión medular traumática tuvo una predominancia masculina, y los accidentes automovilísticos fueron la causa más frecuente de lesión. De igual manera los hombres fueron mayormente afectados por lesiones medulares no traumáticas. Debido a que las lesiones incompletas son potencialmente reversibles, la detección oportuna y el tratamiento son esenciales.

Table 1 Etiology of patients with traumatic and non-traumatic spinal cord injury

Characteristic	Patients, n (%)
Motor vehicle accident	150 (43.4)
Falls	107 (30.9)
Fire weapons	58 (16.8)
Direct person-to-person contusions	29 (8.38)
Knife stab wound	2 (0.57)
Tumor related	50 (57.4)
Degenerative disease	17 (19.5)
Inflamation	9 (10.3)
Infection	7 (8)
Vascular	2 (2.29)
Undetermined	2 (2.29)

Table 2 Severity and neurological clinical presentations of TSCI and NTSCI

Grade	TSCI Patients, n (%)	NTSCI Patients, n (%)
AIS A	217 (62.7)	21 (24.13)
AIS B	48 (13.9)	17 (19.54)
AIS C	48 (13.9)	13 (14.94)
AIS D	33 (9.5)	36 (41.33)
Paraplegia	218 (63)	62 (71.3)
Tetraplegia	128 (36.9)	25 (28.7)

Abbreviations: AIS, American Spinal Injury Association Impairment Scale; NTSCI, non-traumatic spinal cord injury; TSCI, traumatic spinal cord injury.

10. **Barón Zárate Kalfópulos, Ricardo Robles Ortiz, Claudia Obil Chavarría, Adriana Jiménez González, Alejandro Reyes-Sánchez, "Epidemiology of nontraumatic spinal cord injury", Global Spine Journal 05 (S01) May 2017 DOI 10.1055/s0035.1554115**

Este estudio tuvo como objetivo evaluar las características epidemiológicas de pacientes con diagnóstico de lesión medular no traumática (NTSCI) en un hospital de tercer nivel de atención en América Latina.

Se realizó un estudio retrospectivo unicéntrico que incluyó a 122 pacientes de 2005 a 2012. Se realizaron estadísticas descriptivas de las características demográficas, la etiología y el grado de lesión neurológica.

Los resultados confirman que la lesión medular no traumática representa una proporción significativa de la población con lesión medular con una prevalencia del 20.9%. Los hombres con una edad media de 45 años se ven afectados con mayor frecuencia. La etiología más común es la lesión espinal metastásica en el 54%. La mayoría de las lesiones neurológicas se clasifican como incompletas (75.87%) mediante la escala ASIA. Se obtuvieron datos epidemiológicos sobre la lesión medular para una implementación efectiva de estrategias de prevención primaria, programas de manejo apropiados y asignaciones de recursos de salud en el campo de la cirugía de la columna y la atención de rehabilitación.

11. **Eibar Ernesto Cabrera-Aldana, Fernando Ruelas, CristinA Aranda, Ruth Rincón Heredia, Angelina Martínez Cruz, Alejandro Reyes, Gabriel Guizar-Sahagún and Luis B Tovar y Romo, Methylprednisolone administration following spinal cord injury reduces aquaporin 4 expression and exacerbates edema, Hindawy Mediators of Inflammation, volumen 2017, article ID 4792932, 7 pages**

Se presenta un estudio de investigación donde se da como introducción que la lesión medular (LME) es una condición incapacitante que afecta las funciones motoras, sensoriales y autónomas. Desde 1990, el único tratamiento administrado en la fase aguda de la LME ha sido la metilprednisolona (MP), un corticosteroide sintético que tiene efectos antiinflamatorios; sin embargo, su eficacia sigue siendo controvertida. Aunque se cree que la MP ayuda a resolver el edema, no existen bases científicas que respalden esta afirmación. La acuaporina 4 (AQP4), el componente más abundante de los canales de agua en el SNC participa en la formación y eliminación del edema, pero no está claro si la modulación de la expresión de AQP4 por MP juega algún papel en la fisiopatología de la LME.

Se tuvieron 2 grupos, en el primer grupo las ratas recibieron una prueba de succinato de sodio de metilprednisolona y un segundo grupo control que recibió un volumen correspondiente de fosfato.

Se analizó el efecto de administrar 30 mg/kg IV de metilprednisolona 10 min después de la lesión en ratas. A las 24 h después de la contusión, la lesión macroscópica observada en la médula espinal fue apreciablemente similar en los animales a los que se les administró MP en comparación con los animales lesionados que recibieron un volumen correspondiente de vehículo de control.

Se estudió la expresión funcional de AQP4 modulada por MP después de lesión medular en un modelo experimental en ratas junto con los cambios asociados en la permeabilidad de la barrera hematoencefálica.

El aumento de la extravasación de los componentes sanguíneos y el aumento del volumen de la médula espinal en el lugar de la lesión en los animales tratados con MP sugirieron un aumento del edema vasogénico. Con la detección inmunohistoquímica de AQP4, encontramos este canal de agua expresado primordialmente en la glía, limitante ubicada en la sustancia blanca en condiciones basales. Se concluye en el estudio que la LME aumentó la expresión de AQP4 en la sustancia blanca de la médula espinal y que la MP disminuyó dicho aumento a los niveles iniciales. Además, la MP aumentó la extravasación de componentes plasmáticos después de la LME y mejoró el edema del tejido.

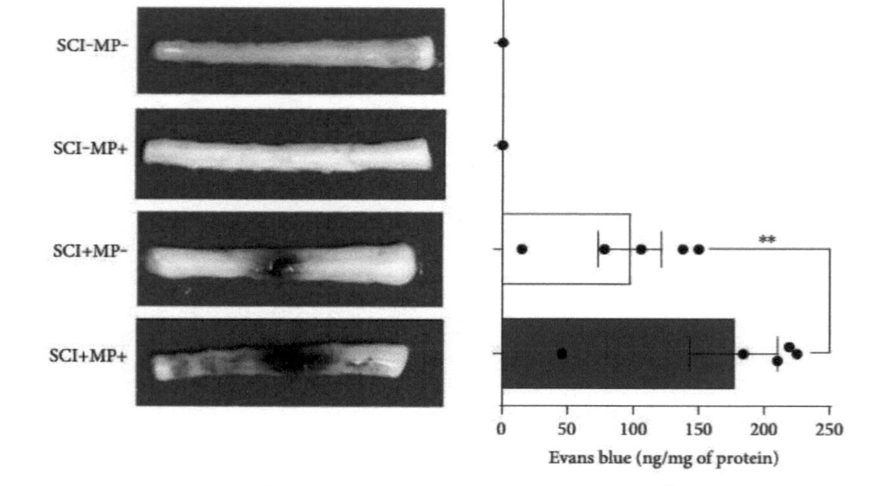

FIGURE 2: Evans blue extravasation is increased in rats subjected to SCI and treated with MP. (a) Representative photographs of spinal cord segments T5-6 to L1-2 showing the lesion caused by SCI 24 h after contusion and the extravasated Evans blue ($n = 5$ per group). Sham-operated animals do not have any trace of Evans blue in the spinal cord parenchyma; however, the accumulation of this tracer at the site of injury is evident in animals subjected to SCI. MP worsen BSCB disruption causing a further accumulation of the dye at the site of injury. (b) Fluorescence quantification of the extravasated Evans blue shows a notable increase of ~80% parenchymal Evans blue in animals treated with MP related to injured rats administered with vehicle alone. Bars are the mean ± SEM of 5 spinal cord segments; dots show individual data measurements. $^{**}p < 0.01$.

F. Cirugía Funcional:

Alejandro A. Reyes-Sánchez

Dr. Kaori Guadalupe Honda Partida

"Acción, Pasión, Actitud y Esperanza, para un camino hacia el éxito"

Introducción:

La degeneración de los discos intervertebrales lumbares es una de las principales causas de dolor lumbar y cervical crónico, responsable de 102 millones de consultas anuales en los Estados Unidos. Algunos de los pacientes con evidencia definitiva de imágenes de degeneración discal junto con dolor lumbar y cervical crónico tienen un mal pronóstico para la recuperación solo con un manejo conservador. Cuando en el tratamiento conservador multimodal integral se han agotado las opciones, se puede considerar la fusión lumbar o el reemplazo total de disco (TDR). La fijación y artrodesis se asocia con un riesgo de reoperación del 10%-15% dentro de los 5 años y un riesgo del 30%-80% de enfermedad a nivel adyacente debido al aumento del estrés en el segmento adyacente. Además, dado que los pacientes sometidos a Artrodesis por enfermedad degenerativa del disco son notablemente más jóvenes que el paciente típico de la columna vertebral, el riesgo de complicaciones futuras debe considerarse, ya que la cirugía de revisión es técnicamente exigente, asociado con un mayor riesgo quirúrgico.

La cirugía con preservación de la función es una alternativa a la artrodesis espinal en pacientes bien seleccionados con enfermedad degenerativa discal lumbar o cervical sintomática crónica. La premisa básica de la cirugía funcional debe ser eliminar el dolor y mejorar la función, eliminando el disco doloroso y restaurando la altura del disco, preservando el rango de movimiento segmentario que puede reducir el riesgo de degeneración del segmento adyacente. Numerosos metaanálisis de estudios controlados aleatorios han demostrado que la artroplastia total de disco lumbar y cervical produce resultados comparables o superiores a la artrodesis en seguimientos mayores a 10 años. Además, el riesgo a largo plazo de degeneración del segmento adyacente es menor, ya que el movimiento y la función se conservan.

Por tal motivo en el servicio, una de las continuas preocupaciones es realizar investigación en cirugías con preservación del movimiento y de la función espinal mediante prótesis de núcleo en zona lumbar, prótesis total de disco tanto lumbares como cervicales, ligamentoplastia interespinosas y creación y uso de implantes de estabilización dinámica en zona lumbar.

Artículos Publicados:

1. Reyes-Sánchez A, Villanueva RP, Miramontes MV, Rosales OL, "Ligamentoplastía interespinosa lumbar con corión para el tratamiento de la inestabilidad vertebral. Reporte de 4 Años de Seguimiento", Rev Mex Orto y Trauma 1998; 12 (6): Nov-Dic: 564-567.

2. Reyes-Sánchez A, Ortega JL, Miramontes V, Rosales L, Alpízar A, "Experiencia con prótesis Prodisc II en discopatía lumbar, en el Grupo Ángeles", Acta Médica Grupo Ángeles 2003, 1(4): Oct-Dic: 217-224.

3. Reyes-Sánchez A, RosalesOL, Miramontes MV, Alpízar AA, Ortega JL, López ED, "Experiencia con Prótesis Prodisc II en enfermedad degenerativa discal en el Instituto Nacional de Rehabilitación", Coluna/Columna 2004; 3 (2): Junho, 87-91.

4. Rosales Olivarez LM, Pérez Viquez Ariel, Miramontes Martínez V, Alpízar Aguirre A, Reyes-Sánchez A, "Experiencia en México con prótesis discal de núcleo. Reporte final a 4 años de seguimiento", Cir Ciruj 2007; 75(1) enero-febrero: 31-36.

5. Reyes-Sánchez Alejandro, Zárate Kalfópulos Barón, Rosales Olivarez Luis Miguel, "Adjacent segment disease in a patient with Klippel Fiel Syndrome and radiculopathy: Surgical treatment with two level disc replacement", SAS Journal 2007, 1 (4): 131- 134.

6. Qi–Nin Bao, PhD, Matthew Songer, MD, Luis Pimenta, MD, PhD, Dieter Werner, MD, Alejandro Reyes Sánchez, MD, Massimo Balsano, MD, Umberto Agrillo, MD, Damagoj Coric, Kenneth Daveport, MD, Hansen Yuan, MD, "Nubac disc arthroplasty: Preclinical studies and preliminary safety and efficacy evaluations", SAS Journal 2007; 01(01) 36-45.

7. Luis M. Rosales O., MD, Victor Miramontes M., MD, Armando Alpízar Aguirre, MD, Alejandro A. Reyes-Sánchez, MD, "Tratamiento de la enfermedad degenerativa

discal lumbar con prótesis de disco 40% de las personas entre 25 y 75 años que sufren de dolor lumbar con periodicidad", Revista el Hospital, diciembre 2008.

8. Alpízar Aguirre A, Mireles Cano JN, Rosales Olivarez LM, Miramontes Martínez V, Reyes-Sánchez A, "Evaluación clínica y radiológica de la prótesis de núcleo discal Nubac. Informe preliminar", Cir Ciruj 2008; 76 (4): julio-agosto:317-321.

9. Reyes-Sánchez A, Miramontes Martínez V, Rosales Olivarez LM, Alpízar Aguirre A, Ortega Quiroz A, ZárateKalfópulos B, "Initial clinical experience with a next – generation artificial disc for the treatment of symptomatic degenerative cervical radiculopathy " SAS Journal 4 (2010) 9-15

10. Reyes-Sánchez A, Zárate Kalfópulos B, Ramírez Mora I, Rosales Olivarez LM, Alpízar Aguirre A, Sánchez Bringas G, "Posterior dynamic stabilization of the lumbar spine with the Accuflex Rod System as a stand-alone device: Experience in 20 patients with 2 year follow-up", Eur Spine J 2010; 19:2164-2170

11. Reyes-Sánchez A, Arriada N, Miramontes M. Alpízar A. Rosales O, "Evolución clínica y radiológica en el tratamiento de hernia discal con prótesis PDN-Solo con ancla: Seguimiento mínimo a tres años", Coluna/Columna 2010; 9 (1): 1-7.

12. Rosales Olivarez LM, Alpízar Aguirre A, Miramontes Martínez V, Zárate Kalfópulos B, Reyes-Sánchez A, "Estabilización dinámica interespinosa en discectomía lumbar. Seguimiento de cuatro años", Cir Cir 2010; 78(6): noviembre-diciembre: 495-499.

13. Zárate-Kalfópulos B, Bran-García M, Rosales-Olivarez LM, Alpízar Aguirre A, Sánchez Bringas MG, Juárez Jiménez HG, Santillán Montelongo A, Reyes Sánchez A, "Comparación entre tres tipos de artroplastía total de disco lumbar, Seguimiento mínimo de 4 sños", Acta Ortopédica Mexicana 2012; 26(2): Mar-Abr: 91-95.

14. Zárate Kalfópulos B, Aguirre-Rodríguez VH, Ramírez Mora I, Sánchez Bringas G, Reyes-Sánchez A, "Evaluación clínica de la seguridad y efectividad del dispositivo PDH-Hydraflex™", Acta Ortopédica Mexicana 2012, 26 (5): Sep-Oct: 282-289.

15. Alpízar-Aguirre A, Guevara-Álvarez A, Rosales Olivarez LM, Zárate Kalfópulos B, Sánchez –Bringas G, Reyes-Sánchez A, "Estabilización dinámica interespinosa Vs. fijación transpedicular y artrodesis en el tratamiento del conducto lumbar

estrecho en pacientes de 45 a 65 años de edad", Acta Ortopédica Mexicana 2012; 26(6): Nov-Dic: 347-353.

16. Alejandro Reyes-Sánchez, Guadalupe Sánchez Bringas, Barón Zárate-Kalfópulos, Armando Alpízar-Aguirre, Eleazar Lara-Padilla, Luis Miguel Rosales-Olivarez. "Estabilización dinámica transpedicular en el tratamiento del conducto lumbar estrecho. Seguimiento cuatro años", Cirugía y Cirujanos 2013; 81(1): 48-54.

17. Reyes-Sánchez A, Reyes-Ayala C, García-Ramos CL, Obil-Chavarría C, Alpízar Aguirre A, Rosales-Olivarez L. Resultados en el tratamiento quirúrgico de hernia discal lumbar. Reporte a siete años de seguimiento. Acta Ortopédica Mexicana 2019, 33 (5) Sep-Oct 319-324

18. Alejandro Reyes-Sánchez, Davis Reginald J, Delamarter Rick, "Inter-vertebral disc space preparation for nucleus arthroplasty™ Technologies, 2007 Vol. III, chapter 17: 24-28

19. Barón Zárate Kalfópulos MD, Alejandro Reyes-Sánchez MD, John S Thalgott MD, Viscogliosi Brothers LLC, "Nucleus arthroplasty™ technology: Patient demographics and selection", 2007 volume IV, chapter 21, 3-6

20. Alejandro Reyes-Sánchez, Avinash Patwardhan, Jon E. Block. "The M6 artificial cervical disc", in James J. Yue, Rudolf Bertagnoli, Paul McCafee, Howard An, Editors. Motion Preservation Surgery of the Spine: Advanced Techniques and Controversies. Philadelphia, PA: Elsevier 2007, chapter 33, 1-5. ISBN 978-1-4160-3994-5

Desarrollo:

1. **Reyes-Sánchez A, Villanueva RP, Miramontes MV, Rosales OL, "Ligamentoplastía interespinosa lumbar con corión para el tratamiento de la inestabilidad vertebral. Reporte de 4 Años de Seguimiento", Rev Mex Orto y Trauma 1998; 12 (6): Nov-Dic: 564-567.**

En este estudio se consideró que el reforzamiento del ligamento supra e interespinoso son Corion (dermis) se estabiliza la columna lumbar y evita la Lumbalgia postquirúrgica en el caso de cirugía de hernia de disco lumbar. Se describe la técnica utilizada, que consiste en descompresión microquirúrgica, toma de piel en la misma incisión de 1 cm de ancho, rasurado de epidermis y tejido celular subcutáneo, creando un segmento de corion para realizar reforzamiento en forma de ovillo interespinoso sujeto a las apófisis espinosas por el mismo corion.

Se evaluó a pacientes después de cirugía mediante radiografías para medir inestabilidad con y sin movimiento, calificando la evolución de proceso degenerativo de la altura del disco con un seguimiento de 4 años. Los resultados mostraron que existe disminución de los rangos de movimiento en el segmento afectado, se evitó la Lumbalgia postoperatoria, no se observó movimiento anormal de los cuerpos vertebrales involucrados. Comprobados por significancia estadística.

2. **Reyes-Sánchez A, Ortega JL, Miramontes V, Rosales L, Alpízar A, "Experiencia con prótesis Prodisc II en discopatía lumbar, en el Grupo Ángeles", Acta Médica Grupo Ángeles 2003, 1(4): Oct-Dic: 217-224.**

La evolución hacia la artrosis del disco después de la discectomía clásica es bien conocida, por tal motivo el concepto actual es recuperar la altura discal, mantener la función y el movimiento normal del espacio intervenido para evitar lesión en los discos adyacentes.

En los hospitales Ángeles del Pedregal y de Querétaro se colocaron 15 prótesis totales de disco (Prodisc II) a 11 pacientes con diagnóstico de discopatía lumbar degenerativa o hernia discal sin mejoría al tratamiento conservador y con un espacio discal igual o menor de 5 mm. Se analizaron las complicaciones transoperatorias y postoperatorias inmediatas. Para evaluar los resultados inmediatos utilizamos la escala de Oswestry y se realizó un reporte descriptivo de los resultados obtenidos.

Se incluyeron 5 mujeres y 6 hombres con 41.6 años de edad promedio. El principal diagnóstico fue discopatía en L5-S1 con 10 casos, 4 con hernia discal L4-L5 y un caso en L5-L6 (Vertebra transicional con mega-apófisis). El tiempo quirúrgico promedio fue 98 minutos, sangrado promedio 309 ml. Se tuvieron dos complicaciones mayores, una transoperatoria por perforación de la bifurcación de la vena cava, reparada sin mayor repercusión y una tromboembolia pulmonar. En el preoperatorio 7.8% presentaban ciatalgia y 77.8% con Lumbalgia. En el postquirúrgico 22.2% y 33.3% respectivamente. Puntuación de Oswestry preoperatorio 10 pacientes con 60% a 80% y un caso de 84%; en el postoperatorio diez casos de 0-40% y un caso con 60%.

La edad y el sexo de los pacientes es la misma que la reportada en la literatura mundial. La marcha a las 24 h y el cambio en la valoración de Oswestry, permiten inferir que el procedimiento es accesible y ofrece resultados satisfactorios a corto plazo. Las complicaciones presentadas son inherentes al conocimiento y destreza del abordaje y no a la técnica quirúrgica. Se considera que un mayor seguimiento es necesario para valorar resultados tardíos.

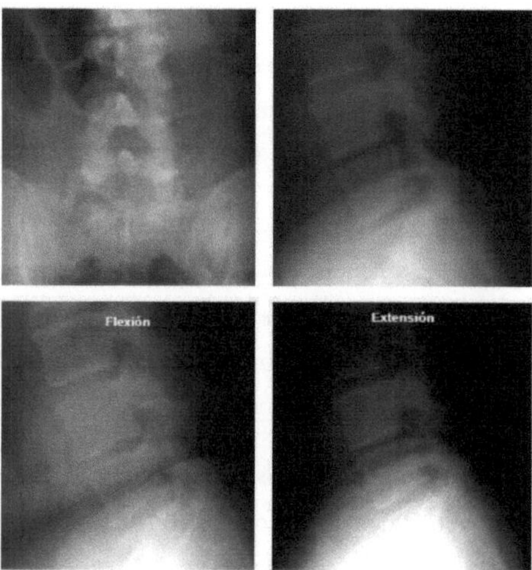

Figura 3. Masculino de 37 años. Lumbalgia de tres años de evolución, discartrosis L4-L5 y L5-S1.

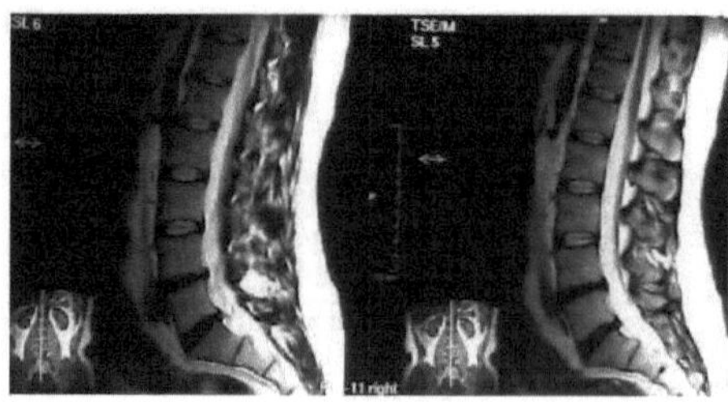

Figura 4. Discos negros, inestabilidad vertical, con retrolistesis, en L5-S1.

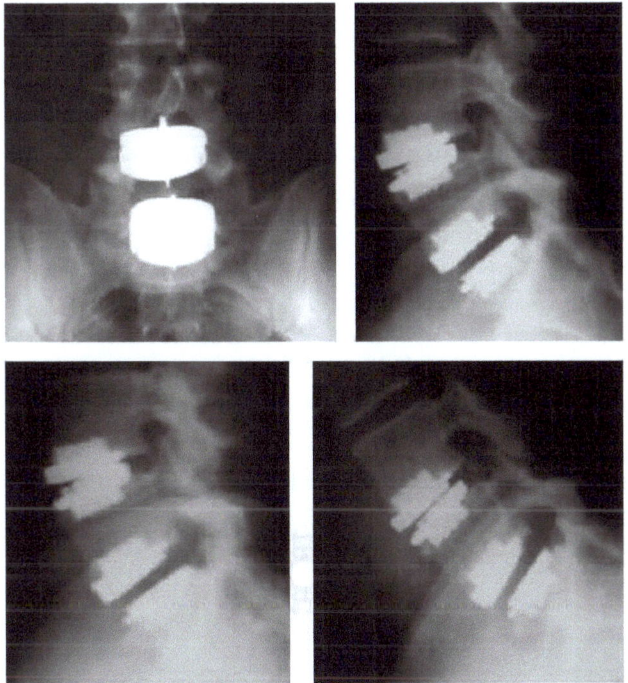

Figura 5. Restitución de altura discal, movilidad normal, dos niveles.

3. Reyes-Sánchez A, RosalesOL, Miramontes MV, Alpízar AA, Ortega JL, López ED, "Experiencia con Prótesis Prodisc II en enfermedad degenerativa discal en el Instituto Nacional de Rehabilitación", Coluna/Columna 2004; 3 (2): Junho, 87-91.

La evolución hacia la artrosis del disco después de la discectomía clásica en la enfermedad discal es bien conocida, el concepto actual es recuperar la altura discal, mantener la función y el movimiento normal para evitar lesión en los discos adyacentos. En el servicio de Cirugía de Columna Vertebral del Instituto Nacional de Rehabilitación, los hospitales Ángeles del Pedregal y de Querétaro se colocaron 30 prótesis totales de disco (Prodisc II) a 31 pacientes con diagnóstico de discopatía lumbar degenerativa o hernia discal sin mejoría al tratamiento conservador y con un espacio discal igual ó menor de 10 mm. Se analizaron las complicaciones transoperatorias y postoperatorias inmediatas y a 6 meses de evolución, para evaluar los resultados inmediatos utilizamos la escala de Oswestry y se realizó un reporte descriptivo de los resultados obtenidos. Se incluyeron 16 mujeres y 15 hombres de 40.0 años de edad promedio. El principal diagnóstico fue hernia discal L5-S1 con 16 casos (44.4%), 10 con hernia discal L4- L5 (27.7%) y 5 con dos niveles (13.8%). El tiempo quirúrgico promedio fue 146 minutos, sangrado promedio 357 ml, hubo 4 lesiones de grandes vasos reparadas sin complicaciones, una tromboembolia pulmonar y una luxación de la prótesis a los 6 meses.

Puntuación de Oswestry preoperatorio 60.4% en promedio; seguimiento 6 meses, 23.8% en promedio. La marcha a las 24 hrs y el cambio en la valoración de Oswestry, con complicaciones inherentes a la técnica de abordaje mas que a la prótesis nos permiten inferir que el procedimiento es seguro, accesible y ofrece resultados satisfactorios a corto plazo. Mayor seguimiento es necesario para valorar resultados tardíos.

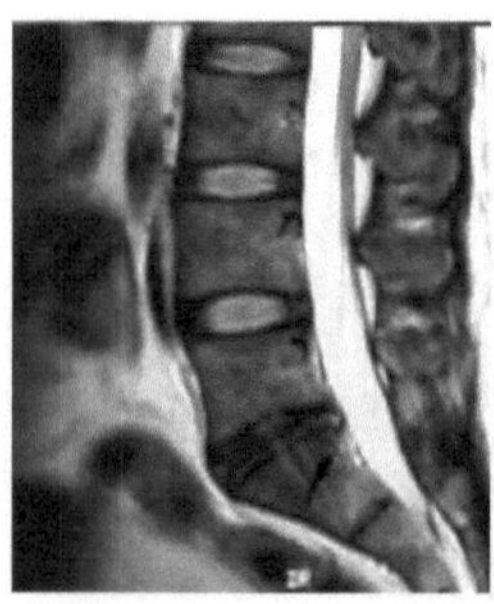

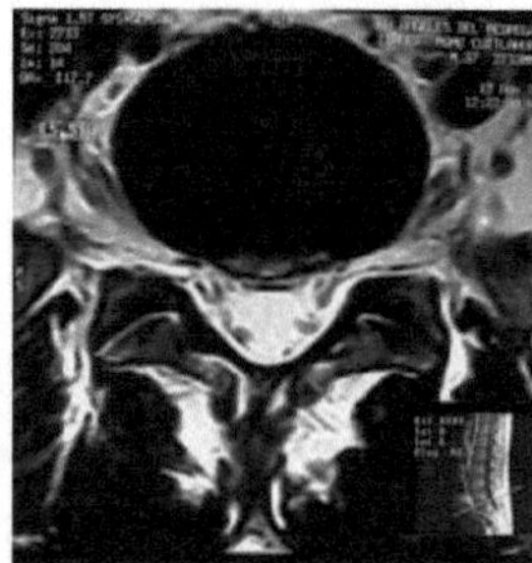

Figura 1. Masculino de 37 años, un año de evolución. Discartrosis L5-S1, arremangamiento del ligamento vertebral común posterior. No hay datos de estenosis lumbar.

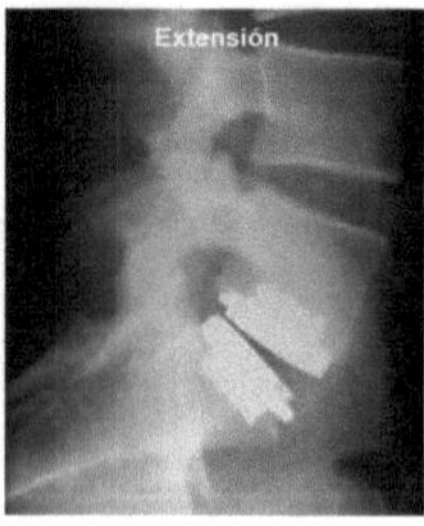

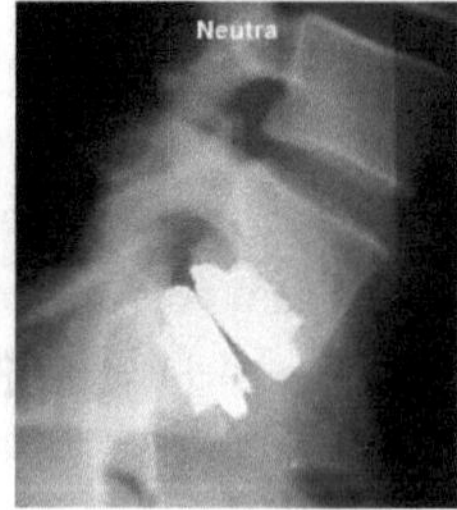

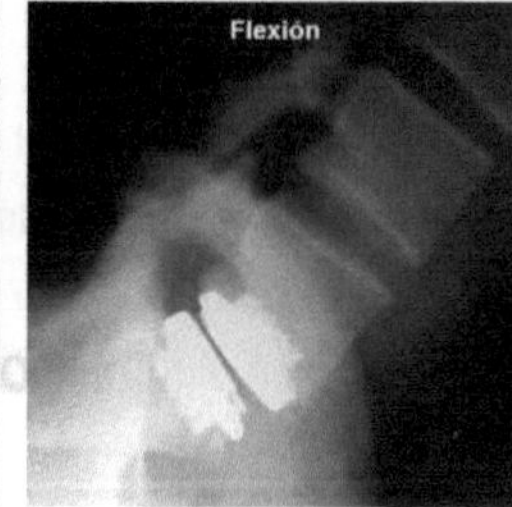

Cuadro I. Tabla de datos prequirúrgicos.

Caso	Edad	Sexo	Ocupación	Diagnóstico	Lumbalgia Nivel	Ciatalgia intensidad	Oswestry intensidad	Puntos
1	55 a	Masc.	Empresario	A.R. 20	L4-L5			
				a lumbalgia	L5-S1	7 de 10		70
2	55 a	Masc.	Empresario	Protrusión discal 6 meses	L5-S1		8 de 10	60
3	37 a	Masc.	Empresario	Extrusión discal 1 año	L5-S1		8 de 10	70
4	54 a	Fem.	Empleada	Discartrosis	L5-S1	7 de 10	8 de 10	76
				Extrusión discal L5-S1	L4-L5			
5	37 a	Masc.	Empresario	Inestabilidad vert. L4-L5 2 años evol.	L5-S1	6 de 10	6 de 10	64
6	30 a	Masc.	Labores agrícolas	Extrusión discal 2 años	L5-S1	5 de 10	6 de 10	60
7	26 a	Fem.	Licenciada	Discartrosis L5-S1, 6 meses	L5-S1	8 de 10	6 de 10	76
8	39 a	Masc.	Empleada	Protrusión discal L4-L5	L4-L5	7 de 10	8 de 10	70
				Discartrosis L5-S1, 3 a.	L5-S1			
9	35 a	Fem.	Ama de casa	Discartrosis L5-S1, 2 años	L5-S1	4 de 10	7 de 10	76
10	43 a	Fem.	Secretaria	Extrusión discal L4-L5	L4-L5	7 de 10	7 de 10	70
				Discartrosis L5-S1 2 a.	L5-S1			
11	47 a	Fem.	Ama de casa	Discartrosis L5-L6	L5-L6	9 de 10	5 de 10	84
				Megaapófisis L6 3 años				

Fem: femenino; Masc: masculino; Pts.: puntos

Cuadro II. Tabla de datos trans y postquirúrgicos.

Pac.	Abor.	T. cir Hrs.	Sang. mL	Comp Trans.	Tamaño	Prótesis Ang	Altura	Lumb.	Ciat.	Comp. Post.	Oswestry Pts.
1	Transp.	3	1,200	Perfor vena cava	Med.	6°	12 mm	0	0	No	16
					Med.	11°	12 mm				
2	Transp.	1.30	200	No	Grande	11°	14 mm	0	0	No	18
3	Transp.	1.20	200	No	Med.	6°	12 mm	0	0	No	18
4	Transp.	1.40	300	No	Med.	11°	14 mm	3 de 10	0	Tromboembolia pulmonar	30
5	Transp.	2	300	No	Med.	6°	12 mm	0	0	No	16
					Grande	11°	14 mm				
6	Retrop.	1.30	200	No	Med.	11°	12 mm	0	2 de 10	No	10
7	Retrop.	1.30	200	No	Med.	11°	12 mm	0	3 de 10	No	10
8	Retrop.	2.10	250	No	Med.	6°	12 mm	2 de 10	0	No	20
					Grande	11°	14 mm				
9	Transp.	1.15	150	No	Med.	11°	12 mm	0	0	No	10
10	Retrop.	2.20	300	No	Med.	6°	12 mm	3 de 10	0	No	20
					Med.	11°	12 mm				
11	Retrop.	1.10	100	No	Med.	11°	12 mm	0	0	No	10

Pac. Paciente; Abor: Abordaje; Sang: Sangrado; Comp. Trans: Complicaciones Transoperatorias; Lumb. Intensidad Lumbalgia; Ciat. Intensidad Ciatalgia; Comp. Post: Complicaciones Postquirúrgicas; Transp. : Transperitoneal; Retrop: Retroperitoneal; T. Cir: Tiempo quirúrgico.

4. **Rosales Olivarez LM, Pérez Viquez Ariel, Miramontes Martínez V, Alpízar Aguirre A, Reyes-Sánchez A, "Experiencia en México con prótesis discal de núcleo. Reporte final a 4 años de seguimiento", Cir Cir 2007; 75(1) enero-febrero: 31-36.**

En la historia de la cirugía de columna, la complejidad y grado de variedad de elementos hace que la artrodesis sea el actual patrón de oro, donde se busca la inmovilidad para prevenir o al menos controlar el dolor y daño funcional, debido a tales complicaciones, se diseñó una nueva prótesis para reemplazar el núcleo discal, lo que se ha intentado desde los años cincuenta.

La prótesis discal de núcleo (PDN) diseñada por Charles Ray está hecha de hypan, un hidrogel cubierto por una envoltura elástica de polietileno, similar a un cojín. El hidrogel tiene propiedades hidrofílicas que permiten la expansión del implante tratando de simular la consistencia gelatinosa del núcleo. Durante su colocación se debe conservar el anillo fibroso, para mantener la fisiología y biomecánica natural del disco

En el servicio de Cirugía de Columna Vertebral del Instituto Nacional de Rehabilitación de los 19 pacientes, 16 masculinos y 3 femeninos, con edad en un rango de 23 a 46 años; 8 tuvieron hernia discal en nivel L4-L5 (42.1%) y 11 en el nivel L5-S1 (57%); el promedio de tiempo quirúrgico fue de 106.58 minutos; el tiempo promedio de anestesia fue de 133.42 minutos; el sangrado promedio fue de 301.58 ml,con seguimiento mínimo de cuatro años, cuya evolución fue evaluada con la escala de Oswestry, Prolo y estudios de rayos X. La escala de Oswestry antes de la cirugía fue de 57.37% y mejoró a 22%. Cuatro años más tarde fueron significativos los resultados en la escala Prolo para la economía. La altura del espacio intervertebral antes de la cirugía fue de 6 y 8 mm, cuatro años más tarde se conservó entre 8 y 10 mm en 12 pacientes. La prótesis tuvo variaciones de acuerdo con su colocación en siete pacientes, y en todos hubo hundimiento. En dos casos de migración se sobrepasaron los límites del cuerpo vertebral con repercusión fuera de clínica. Ninguno de los pacientes tuvo que ser operado otra vez. La prótesis discal de núcleo mejoró las condiciones clínicas y radiográficas de los pacientes, con mejoría en la escala de Oswestry, Prolo y aumento de altura del espacio intersomático después de cuatro años de seguimiento en 12 de 19 pacientes.

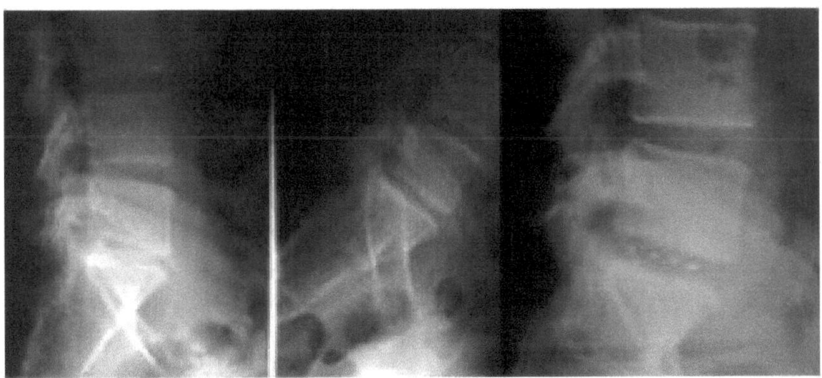

Figura 2. Radiografías dinámicas preoperatorias y posoperatorias, con recuperación de altura.

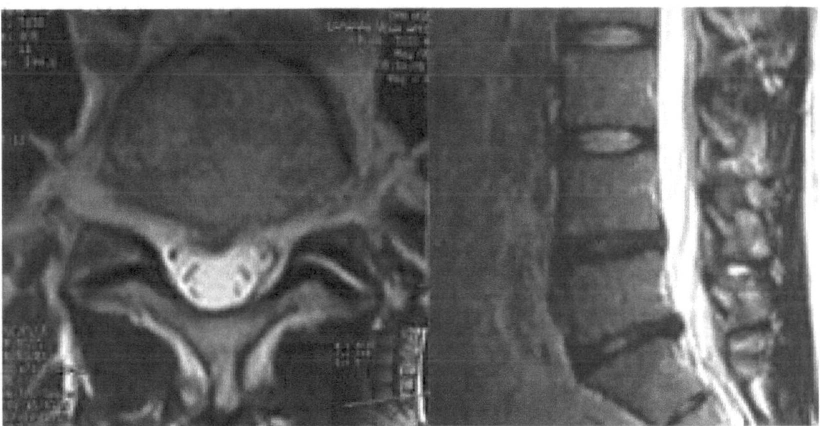

Figura 1. Extrusión L5-S1; disminución de espacio intersomático en hombre de 31 años, con Oswestry de 80 %.

| Caso | Escala Prolo | | | | % Escala Oswestry | | EVA dolor | | Espacio inter-somático de altura | | Nivel |
| | Economía | | Función | | | | | | | | |
	Pre-operatorio	4 años	Pre-operatorio	4 años	Pre-operatorio	4 años	Pre-operatorio	4 años	Pre-operatorio	4 años	
1	2	5	2	4	72	14	8	0	6	8	L5-S1
2	1	4	2	3	68	12	8	0	8	10	L5-S1
3	2	5	2	4	36	0	6	0	6	Hundimiento	L4-L5
4	2	3	2	4	36	0	6	0	6	9	L4-L5
5	1	5	2	4	46	4	8	0	8	10	L5-S1
6	2	5	3	5	40	0	6	0	6	9	L5-S1
7	2	5	2	5	48	4	8	0	6	Hundimiento	L5-S1
8	2	4	1	3	80	16	8	1	7	9	L4-L5
9	1	5	2	4	38	0	5	0	8	10	L5-S1
10	2	5	2	5	34	0	5	0	7	Hundimiento	L4-L5
11	3	5	3	5	36	0	5	0	7	Hundimiento	L5-S1
12	2	4	2	3	70	14	8	0	6	9	L5-S1
13	2	3	2	4	62	6	8	0	6	8	L4-L5
14	3	5	2	4	62	6	8	0	8	Hundimiento	L5-S1
15	2	4	2	3	74	14	8	2	7	10	L4-L5
16	1	3	2	4	70	8	8	0	8	10	L5-S1
17	1	3	2	4	72	8	8	0	6	Hundimiento	L4-L5
18	2	3	2	3	74	12	8	2	6	8	L4-L5
19	2	4	2	3	70	6	8	1	8	Hundimiento	L5-S1

5. **Reyes-Sánchez Alejandro, Zárate Kalfópulos Barón, Rosales Olivarez Luis Miguel, "Adjacent segment disease in a patient with Klippel Fiel Syndrome and radiculopathy: Surgical treatment with two level disc replacement", SAS Journal 2007, 1 (4): 131- 134.**

El síndrome de Klippel-Feil (KFS) es una afección congénita compleja caracterizada por una segmentación inadecuada de los segmentos de movimiento cervical que podría contribuir a una degeneración indeseable de los segmentos adyacentes. Los pacientes con KFS tienen una fuerte tendencia a presentar enfermedad en los segmentos adyacentes. Cuando esta afección está presente, la descompresión anterior seguida de un reemplazo total del disco se puede realizar de manera segura y puede conducir a buenos resultados clínicos. Este tratamiento tiene ventajas teóricas en comparación con la descompresión anterior y la fusión. Se necesitan estudios comparativos y seguimiento a largo plazo. Las complicaciones asociadas con la fusión incluyen pérdida de un segmento móvil, pérdida de altura del disco, hundimiento del injerto, cambios degenerativos progresivos en el nivel adyacente, complicaciones relacionadas con el injerto y complicaciones en el lugar del injerto. Nuevas tecnologías como la artroplastia de columna con preservación del movimiento representan intentos de evitar estas complicaciones.

Aquí presentamos el reporte de un caso de una paciente de 62 años con fusión congénita tipo I a nivel de C5-C6, con antecedentes de dolor de cuello y radiculopatía derecha en C5-C7. Las radiografías y las resonancias magnéticas muestran evidencia de degeneración del segmento adyacente en niveles por encima y por debajo de la fusión congénita. La escala visual analógica (EVA) preoperatoria de la paciente para el dolor de cuello fue de 7 sobre 10 posibles, su puntuación para el dolor en la extremidad superior derecha fue de 8 sobre 10 y su índice de discapacidad del cuello (IDC) fue del 32%. El tratamiento quirúrgico consistió en descompresión anterior y reemplazo total del disco en ambos niveles. Al año de seguimiento, la puntuación EVA de la paciente para el dolor de cuello fue de 2 sobre 10, su puntuación EVA para el dolor en la extremidad superior derecha fue de 1 sobre 10 y su IDC fue del 9%.

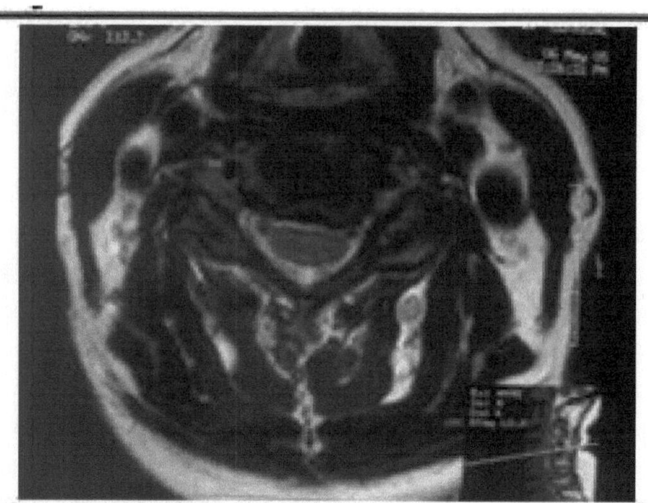

MRI of the cervical spine, axial cut in T2 at C4–C5 level. Spinal stenosis with dural compression.

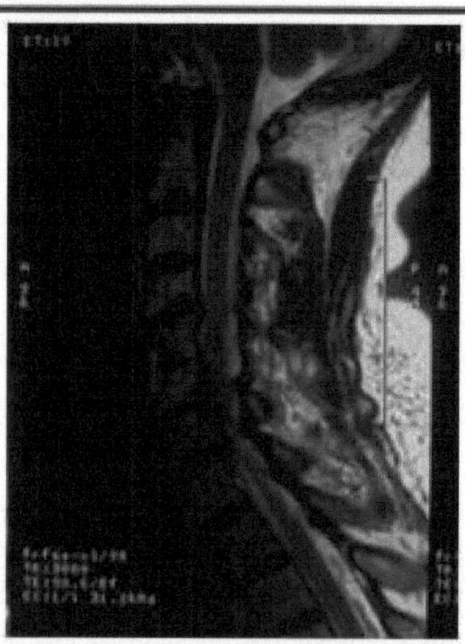

MRI of the cervical spine, sagittal cut in T2. Spinal stenosis at C4–C5 and C6–C7 levels.

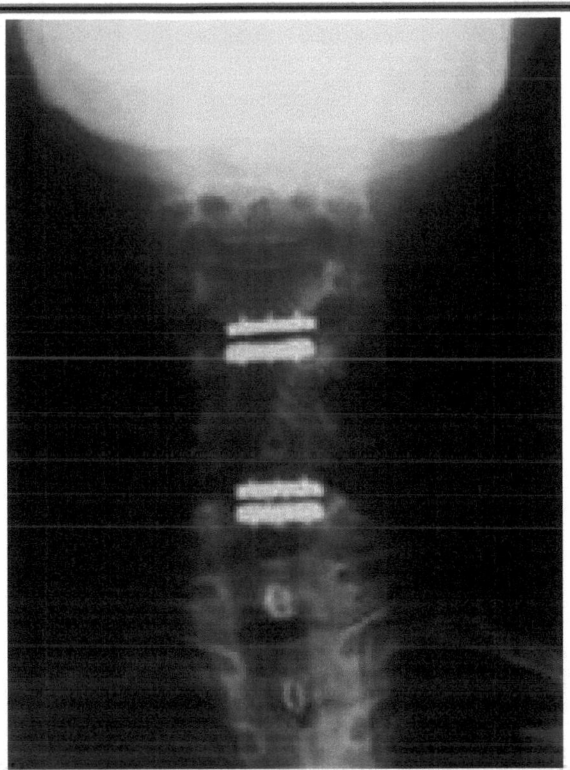

X-ray of the cervical spine, AP view at 1-year follow-up. Shows cervical disc replacement at 2 levels.

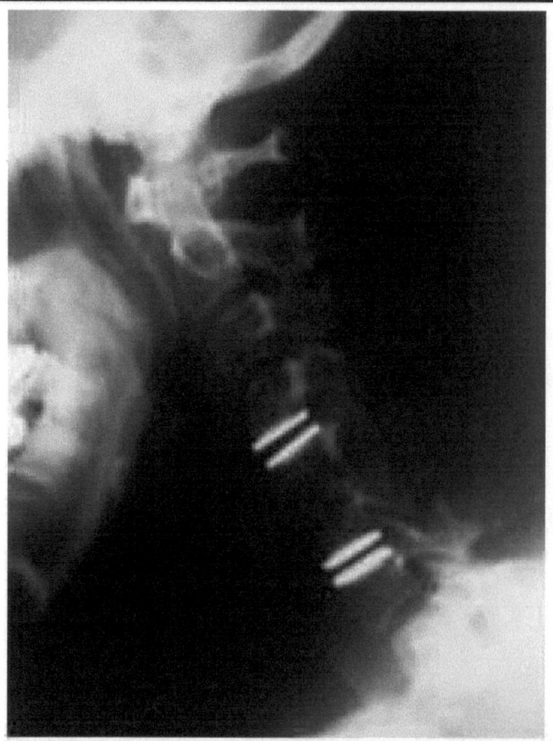

Lateral x-ray of the cervical spine in flexion at 1-year follow-up. Shows 2-level cervical disc replacement with movement at both levels.

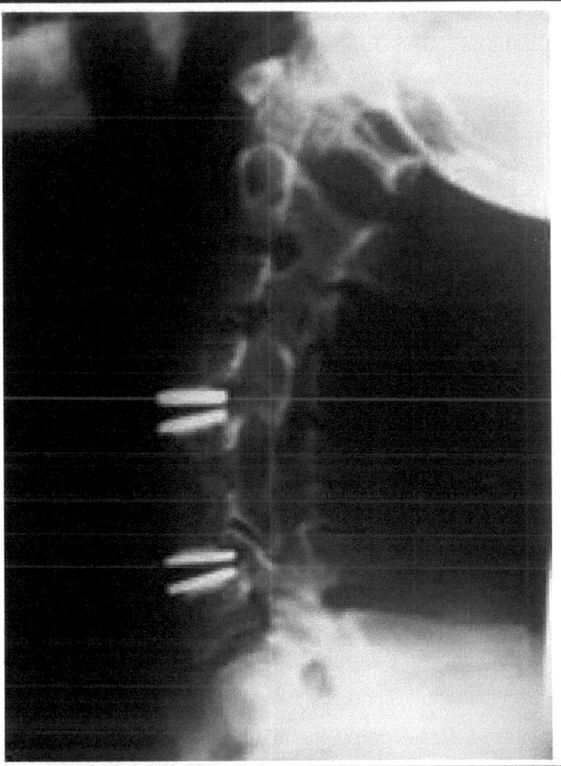

Lateral x-ray of the cervical spine in extension at 1-year follow-up. Shows 2-level cervical disc replacement with movement at both levels.

6. **Qi–Nin Bao, PhD, Matthew Songer, MD, Luis Pimenta, MD, PhD, Dieter Werner, MD, Alejandro Reyes Sánchez, MD, Massimo Balsano, MD, Umberto Agrillo, MD, Damagoj Coric, Kenneth Daveport, MD, Hansen Yuan, MD, "Nubac disc arthroplasty: Preclinical studies and preliminary safety and efficacy evaluations", SAS Journal 2007; 01(01) 36-45.**

La artroplastia de disco está ganando popularidad para el tratamiento del dolor lumbar causado por la enfermedad degenerativa del disco (DDD). Puede implicar el reemplazo total del disco o el reemplazo (o aumento) parcial del disco o del núcleo. En comparación con el reemplazo total de disco, el reemplazo del núcleo es menos invasivo, tiene menos riesgo quirúrgico, tiene una recuperación postoperatoria más rápida y no "quema puentes" en caso de que se requiera cirugía adicional. Sin embargo, el reemplazo del núcleo tiene un alto riesgo de expulsión del implante porque el dispositivo no está fijado a las vértebras. Nubac es el primer dispositivo de artroplastia de disco articulado de polieteretercetona (PEEK) sobre PEEK diseñado para restaurar de manera óptima la anatomía y la biomecánica lumbar.

Los propósitos de este estudio fueron verificar los fundamentos del diseño de Nubac (Pioneer Surgical Technology, Marquette, Michigan) a través de una serie de estudios preclínicos, ya sea internamente o en colaboración con instituciones externas, y brindar una evaluación preliminar sobre la seguridad y eficacia de Nubac de un estudio de cohorte prospectivo. Clínicamente, un dispositivo de artroplastia intradiscal está diseñado principalmente para tratar pacientes con dolor de espalda discogénico causado por DDD. Por lo tanto, Nubac no restringe ningún movimiento de rotación fisiológico. Se utilizaron las normas ISO 10993 para evaluar la biocompatibilidad del material PEEK. Ensayos químicos y termomecánicos y un estudio in vivo evaluó la bioestabilidad del PEEK después de la exposición a radiación de alta gravedad y condiciones oxidativas adversas. Pruebas biomecánicas evaluan las propiedades cinemáticas y la restauración anatómica de los segmentos de movimiento lumbar implantados y el riesgo de expulsión del implante.

Las evaluaciones se realizaron con un modelo cadavérico humano. Debido a la novedad de PEEK-on-PEEK como sistema articulado de acoplamiento automático material, se realizaron extensas pruebas de desgaste con movimientos unidireccionales y acoplados. También se probaron la resistencia estática y a la fatiga. Se realizó un estudio animal con un modelo de babuino con evaluaciones macroscópicas, radiográficas, biomecánicas e histológicas a los 6 y 12 meses del postoperatorio. Los datos clínicos preliminares se recopilaron mediante un estudio de cohorte multicéntrico prospectivo y los resultados obtenidos sobre PEEK demostró una biocompatibilidad y biodurabilidad excepcionales. Nubac restauró la altura del disco y el rango de movimiento del segmento de movimiento. El diseño articulado único de Nubac demostró un bajo riesgo de expulsión del implante en un modelo cadavérico humano.

Las pruebas de desgaste mostraron que Nubac tiene un desgaste mínimo y se compara favorablemente con otros materiales de artroplastia de disco. El Nubac

también tenía excelentes propiedades estáticas y de fatiga para la aplicación prevista. El estudio en animales demostró que Nubac no provocó reacciones adversas locales o sistemáticas en los tejidos y que no hubo restos de desgaste detectables. Los datos clínicos preliminares no mostraron complicaciones vasculares y neurológicas intraoperatorias importantes. Hubo una mejora significativa en la puntuación de la Escala Visual Analógica y del Índice de Discapacidad de Oswestry.

Figure 1

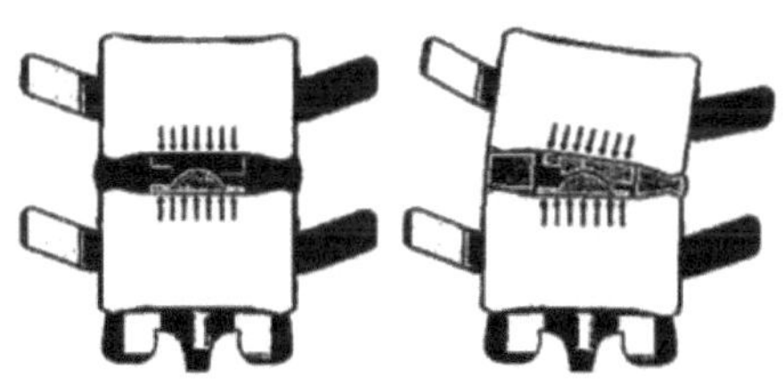

Schematic drawings of stress distribution under compression and bending: (a) Nubac nucleus device under compression; (b) Nubac nucleus device under bending.

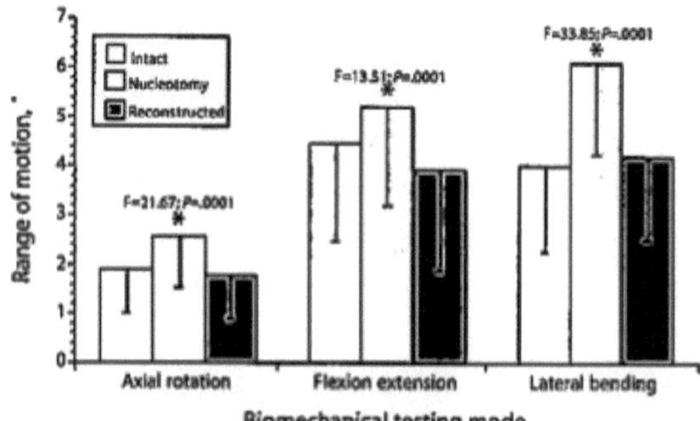

*Indicates statistical difference between the nucleotomy
condition versus the intact and reconstructed conditions
at P < .05. No other differences were observed. Error bars
indicate 1 standard deviation.

Operative-level range of motion.

Figure 3

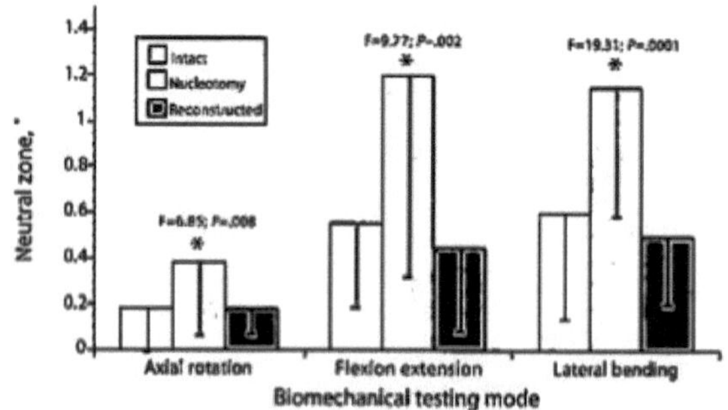

*Indicates statistical difference between the nucleotomy
condition versus the intact and reconstructed conditions
at P < .05. No other differences were observed. Error bars
indicate 1 standard deviation.

Operative-level neutral zone.

7. Luis M. Rosales O., MD, Victor Miramontes M., MD, Armando Alpízar Aguirre, MD, Alejandro A. Reyes-Sánchez, MD, "Tratamiento de la enfermedad degenerativa discal lumbar con prótesis de disco 40% de las personas entre 25 y 75 años que sufren de dolor lumbar con periodicidad", Revista el Hospital, diciembre 2008.

La artroplastia del núcleo intervertebral ha progresado en los últimos 40 años y se han desarrollado modelos protésicos hidráulicos, elásticos, compuestos, mecánicos y por inyección de sustancia.

La prótesis de núcleo pulposo reproduce las características de turgencia y tensión del disco intervertebral normal y ayudan a recuperar en el espacio implantado la capacidad de redistribuir uniformemente la carga. La mayoría son polímeros viscoelásticos, que se implantan o inyectan en el espacio discal, invaden tan solo una parte del disco interverterbal y preservan el anillo fibroso y la placa terminal. Debido a que su funcionamiento se basa en la recuperación de la tensión del anillo fibroso, se requiere que este sea competente, sin grandes defectos o colapso vertical.

Para su implantación se requieren procedimientos menos invasivos con diversos abordajes, a diferencia de las prótesis totales, donde solo es posible el abordaje anterior.

Las indicaciones de las prótesis de núcleo pulposo es la DDD temprana y dolorosa del disco intervertebral lumbar, que produce incapacidad importante, con al menos seis meses de tratamiento previo conservador. Los mejores resultados se logran en pacientes entre 30 a 50 años de edad, aunque se ha propuesto ampliar los rangos de 18 a 65 años.

Está contraindicado su uso en espondilolistesis y patologías del istmo, fracturas lumbares antiguas, osteoartrosis facetaria, anillo fibroso incompetente, osteoporosis, lesión de la placa terminal, estenosis del canal lumbar, infecciones y tumores, altura del disco intervertebral < 5 mm, y obesidad con índice de masa corporal (IMC) > $30kg/m^2$, que sometería el implante a grandes cargas, con el consiguiente riesgo de fallo.

La mayoría de las fallas con este tipo de implante se producen por una mala selección de los pacientes, remoción deficiente del material discal e incorporación rápida del paciente a actividades que someten el implante a grandes cargas.

Al devolver las funciones de amortiguación del disco intervertebral, las prótesis del NP lumbar reducen las probabilidades de desarrollar enfermedad del segmento adyacente y permiten al paciente realizar actividades normales sin presentar síntomas. Esta prótesis puede colocarse sola o en pares, unidos entre sí por hilos incluidos en el dispositivo, por medio de un inyector que se introduce a través de un campo quirúrgico reducido. Se debe verificar la colocación del implante con fluoroscopia. Es importante que el espacio discal quede completamente ocupado por el material protésico. Se recomienda que si la dimensión AP del disco intervertebral medido en RM es < 37 mm, se coloque una sola prótesis, a fin de evitar migración anterior de la misma. Globalmente se ha reportado una tasa de migración de 8.5% a 12%, y de éxito clínico de 88% a 90%, el cual a menudo no coincide con el éxito quirúrgico, ya que en pacientes asintomáticos se han observado extrusiones, rotaciones de las prótesis sobre su eje, cambios radiológicos en la placa terminal o del Modic en la RM.

8. Alpízar Aguirre A, Mireles Cano JN, Rosales Olivarez LM, Miramontes Martínez V, Reyes-Sánchez A, "Evaluación clínica y radiológica de la prótesis de núcleo discal Nubac. Informe preliminar", Cir Cir 2008; 76 (4): julio-agosto:317-321.

La artroplastia lumbar, en especial el reemplazo de núcleo discal, constituye una alternativa terapéutica a la fusión en la enfermedad discal degenerativa. La prótesis de núcleo discal preserva las propiedades biomecánicas del anillo fibroso y las plataformas cartilaginosas, provee movilidad, incrementa la altura discal, aminora las cargas y estabiliza las estructuras ligamentarias.

El objetivo de esta investigación fue evaluar la seguridad de la prótesis de núcleo discal Nubac y la evolución clínico-radiológica a tres meses. Fueron seleccionados 10 pacientes del Instituto Nacional de Rehabilitación con enfermedad discal degenerativa. Después de la colocación de la prótesis fueron seguidos por tres meses. Se llevó a cabo evaluación radiológica y clínica mediante escala visual análoga (EVA) y de Oswestry. Se trató de cinco hombres y cinco mujeres con promedio de edad de 41.6 años, operados mediante abordaje ALPA (4), posterior (3) y anterior (3), con lo cual mejoraron en la escala de EVA de 8.1 a 2.5, y de Oswestry de 58.2% a 24.2% (p < 0.005). La altura del espacio intervertebral mejoró de 9.4 a 12.5 mm. No hubo complicaciones, migración ni hundimiento.

En el seguimiento a corto plazo, la prótesis Nubac mostró ser segura, disminuyó el dolor discógeno y mejoró el espacio discal del segmento afectado, sin alterar el segmento adyacente y sin complicaciones, sin embargo, se necesitan al menos cuatro años de seguimiento para concluir que la prótesis es eficiente.

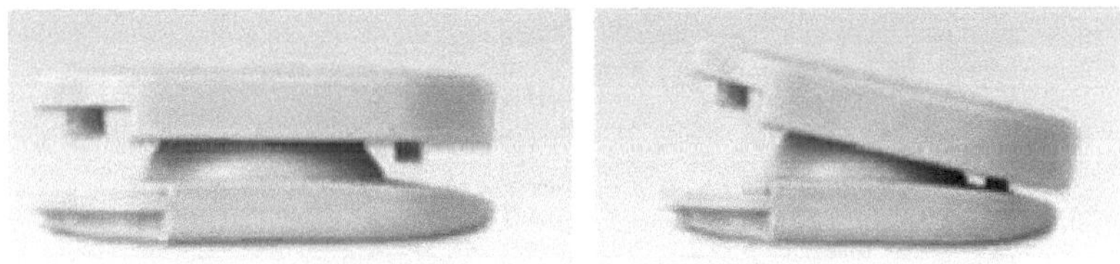

Figura 1. Prótesis de núcleo discal Nubac.

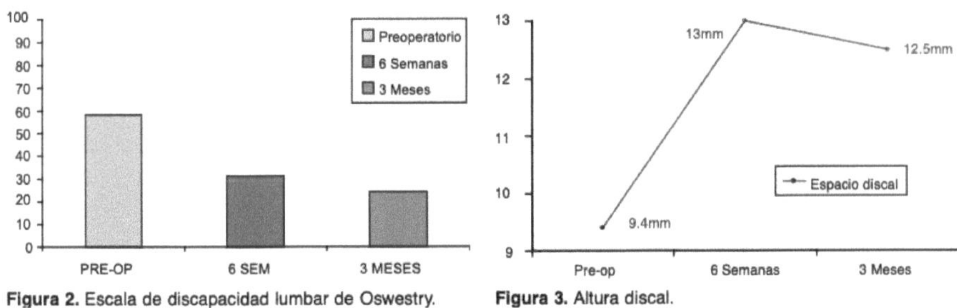

Figura 2. Escala de discapacidad lumbar de Oswestry.　**Figura 3.** Altura discal.

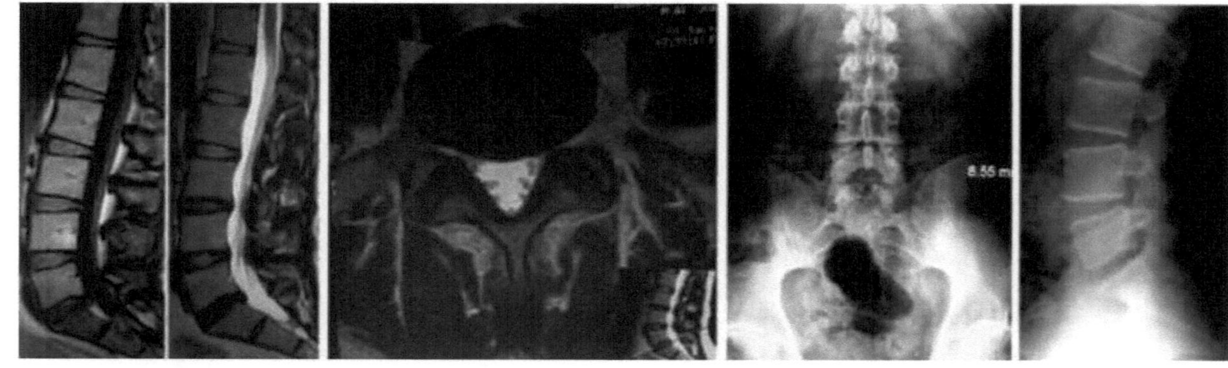

Figura 4. Hombre de 49 años de edad con lumbalgia de seis meses de evolución, sin mejoría a tratamiento conservador. Imagen de discartrosis incipiente, extrusión discal y datos de inestabilidad incipiente en las facetas articulares. En las radiografías simples se demuestra la posición adecuada de la prótesis con la altura del espacio restituida y sin datos de hundimiento.

9. **Reyes-Sánchez A, Miramontes Martínez V, Rosales Olivarez LM, Alpízar Aguirre A, Ortega Quiroz A, ZárateKalfópulos B, "Initial clinical experience with a next – generation artificial disc for the treatment of symptomatic degenerative cervical radiculopathy " SAS Journal 4 (2010) 9-15**

El reemplazo artificial del disco cervical ha surgido como una alternativa de tratamiento viable a la fusión para el tratamiento de radiculopatías compresivas sintomáticas. Los diseños de los discos cervicales artificiales de primera generación evolucionaron lógicamente a partir de dispositivos de artroplastia de grandes articulaciones, proporcionando un cierto grado de movimiento normal.

Se evaluó la seguridad y eficacia preliminar de un disco cervical artificial de próxima generación (disco cervical artificial M6-C; Spinal Kinetics, Sunnyvale, CA) en el tratamiento de pacientes con radiculopatía cervical sintomática. Se utilizó una batería estandarizada de medidas de resultados validadas para evaluar el deterioro funcional, la gravedad del dolor y la calidad de vida específicos de cada condición. A treinta y seis pacientes consecutivos se les implantó el disco M6-C y se incluyen los resultados clínicos y radiográficos completos de 25 pacientes (edad media, 44.5 ± 10.1 años) con enfermedad del disco cervical confirmada radiológicamente y radiculopatía sintomática que no responde al tratamiento médico conservador. En este informe, todos los pacientes tenían un complejo disco-osteofito que causaba compresión neural y fueron tratados con discectomía y reemplazo de disco cervical artificial en un solo nivel (n = 12) o en 2 niveles (n = 13). El deterioro funcional se evaluó mediante el Índice de Discapacidad del Cuello (NDI). La evaluación de la gravedad del dolor de brazo y cuello utilizó una escala numérica estándar de 11 puntos y la calidad de vida relacionada con la salud se evaluó con la Encuesta de Salud SF-36.

La puntuación media del NDI mejoró del 51.6% al 11.3% antes del tratamiento al 27.9% al 16.9% a los 24 meses, lo que representa una mejora aproximada del 46%. La puntuación media de dolor en el brazo mejoró de 6.9 ± 2.5 antes del tratamiento a 3.9 ± 3.1 a los 24 meses (43%). La puntuación media del dolor de cuello mejoró de 7.8 ± 2.0 antes del tratamiento a 3.8 ± 3.0 a los 24 meses (51%). La puntuación PCS media del SF-36 mejoró de 34.8 ± 7.8 antes del tratamiento a 43.8 ± 9.3 a los 24 meses (26%). Los análisis de subgrupos encontraron que los pacientes tratados en un solo nivel y aquellos con una duración más corta de los síntomas mostraron mejores resultados funcionales. A los 24 meses, el valor medio del rango de movimiento (ROM) en el nivel tratado había vuelto aproximadamente a los niveles previos al tratamiento (12.2° frente a 11.1°). No hubo eventos adversos graves relacionados con el dispositivo, reintervenciones quirúrgicas ni evidencia radiográfica de osificación heterotópica, migración o expulsión del dispositivo en este grupo de estudio.

Estos hallazgos indican una mejora clínica sustancial para todos los resultados de función, dolor y calidad de vida, además del mantenimiento del ROM y el aumento de la altura del disco en los niveles tratados. Los hallazgos también muestran un perfil de seguridad aceptable, como lo indica la ausencia de eventos adversos graves y reoperaciones después de la artroplastia con un dispositivo de reemplazo de disco cervical artificial de próxima generación.

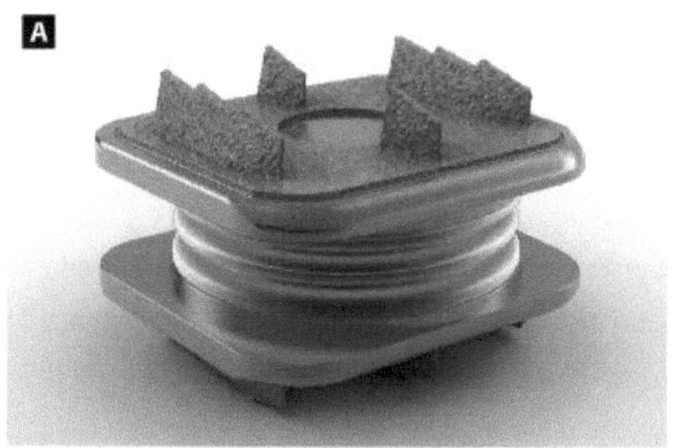

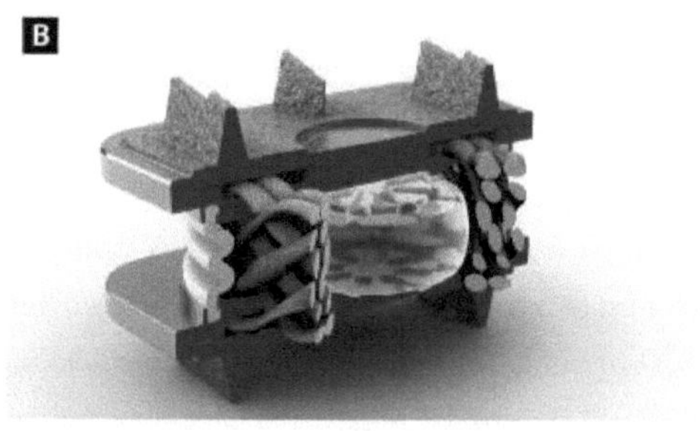

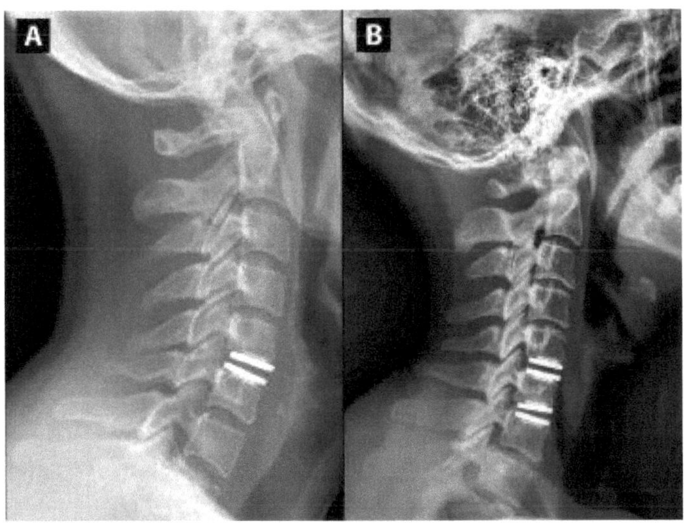

Fig. 6. Representative lateral radiographs illustrating a single level (A) and a 2-level (B) cervical disc replacement.

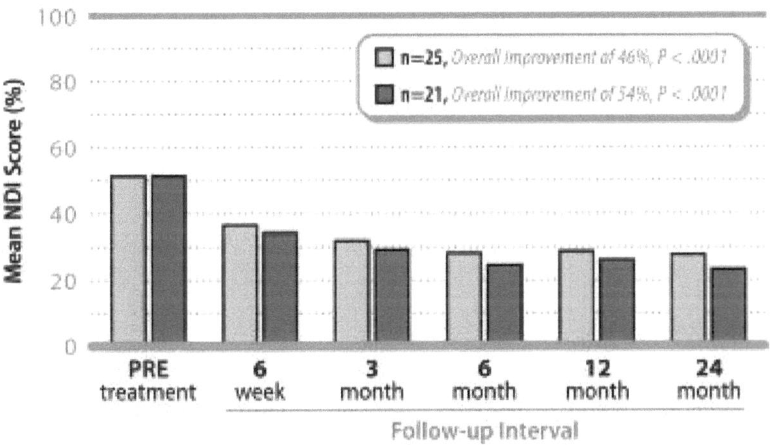

Fig. 2. Mean Neck Disability Index (NDI) values pretreatment and at each follow-up interval for all patients (N = 25) as well as for patients with ≤48 months of symptoms (n=21).

Table
Patient baseline characteristics

Characteristics	Value (N = 25)
Age, mean ± SD, y	44.5 ± 10.1
Female, n (%)	23 (92.0)
Duration of non-operative treatment, mean ± SD, mo	23.2 ± 16.6
Number of treated levels, n (%)	
One	12 (48.0)
Two	13 (52.0)
Implant levels,* n (%)	
C3-4	1 (2.6)
C4-5	10 (26.3)
C5-6	18 (47.4)
C6-7	9 (23.7)
Previous treatment(s), n (%)	
Cervical traction	6 (24.0)
Bed rest/immobilization	3 (12.0)
Use of NSAIDS	25 (100.0)
Cervical collar	11 (44.0)
Physical therapy	21 (84.0)
Chiropractic care	9 (36.0)
Acupuncture	7 (28.0)
Smokers, n (%)	13 (52.0)

* N = 38.

10. Reyes-Sánchez A, Zárate Kalfópulos B, Ramírez Mora I, Rosales Olivarez LM, Alpízar Aguirre A, Sánchez Bringas G, "Posterior dynamic stabilization of the lumbar spine with the Accuflex Rod System as a stand-alone device: Experience in 20 patients with 2 year follow-up", Eur Spine J 2010; 19:2164-2170

La cirugía de descompresión para la estenosis espinal lumbar es un procedimiento común. Después de la cirugía, en ocasiones se produce inestabilidad segmentaria, por lo que se han desarrollado diferentes métodos de reestabilización. Los sistemas de estabilización dinámica han sido diseñados para mejorar la estabilidad segmentaria. Se presentan los resultados clínicos de pacientes con estenosis espinal lumbar a los que se les realizó descompresión y estabilización con el sistema dinámico Accuflex; Los hallazgos clínicos, radiográficos y de resonancia magnética (MRI) se describen completamente. Se observaron mejoras en todas las mediciones clínicas, incluida la escala analógica visual para el dolor de espalda y piernas, el índice de discapacidad de Oswestry y la encuesta de estado de salud SF-36. En un seguimiento de 2 años, el 22.22% de los pacientes requirieron la extracción del hardware debido a la fatiga, mientras que en el 83% de ellos no se observó progresión de la degeneración del disco después de la implantación del sistema Accuflex.

Además, como lo demuestran las imágenes de resonancia magnética en el seguimiento, tres pacientes (16%) mostraron rehidratación del disco un grado más alto en la clasificación de Pfirrmann.

Aunque se observó un fallo relativamente alto del hardware (22.22%), el uso del sistema de estabilización dinámica Accuflex posterior a los procedimientos de descompresión, mostró beneficios clínicos y detuvo el proceso degenerativo en el 83% de los pacientes.

	Preoperative	24-month follow-up	P
Physical functioning	24.36	63.24	0.001
Role limitations	2.78	62.5	0.001
Bodily pain	30.69	64.86	0.0001
Social functioning	44.44	73.61	0.001
General mental health	56.67	58.22	1.0
Role limitations due to emotional problems	12.96	59.3	0.004
Vitality, energy or fatigue	46.11	57.50	0.002
General health perceptions	51.39	63	0.002
Health compared to last year	38.89	75	0.02

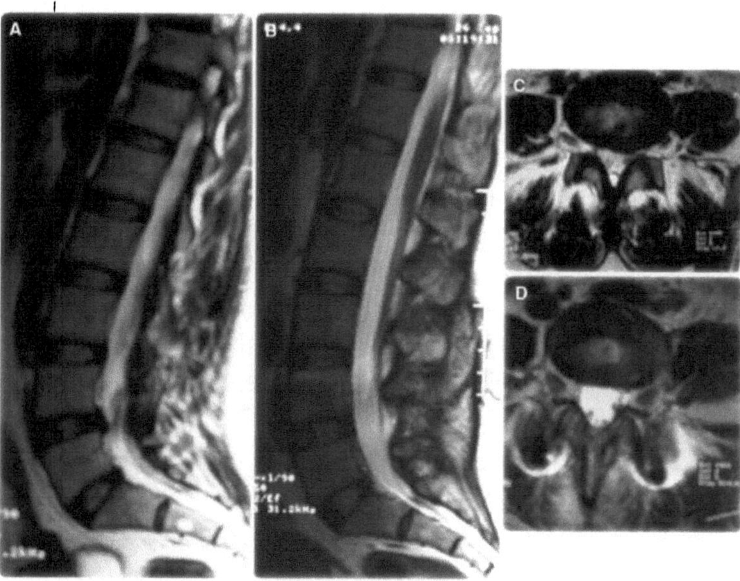

Fig. 2 Clinical studies of a 46-year-old female with lumbar spinal stenosis at L4-L5. a, b Preoperative MRI sagittal and axial cuts. c, d 24-month follow-up, MRI demonstrates no progression of the degenerative process

11. Reyes-Sánchez A, Arriada N, Miramontes M. Alpízar A. Rosales O, "Evolución clínica y radiológica en el tratamiento de hernia discal con prótesis PDN-Solo con ancla: Seguimiento mínimo a tres años", Coluna/Columna 2010; 9 (1): 1-7.

Las prótesis de núcleo (PDNSOLO) reconstruyen la anatomía y preservan la biomecánica del disco intervertebral con un índice de migración de 10% y de hundimiento de 19%. Por eso, proponemos un sistema de fijación para evitar estas complicaciones. Fueron utilizados veinte pacientes con seguimiento mínimo de tres años. La valoración de dolor con EVA, función con Escala de Oswestry (EO) y disco por estudios radiográficos y resonancia magnética fueron aplicadas. El análisis estadístico fue por t de Student. El grupo comprende 8 mujeres y 12 hombres con una edad promedio de 37.6 años. Los valores preoperatorios de EVA fueron 7.6 puntos y EO de 67%, la altura del espacio intervertebral (EI) de 7.67 mm. A tres años, EVA de dolor de 0.7 puntos, EO a menos de 6% y el incremento en la altura del disco fue en promedio 2 mm.

La prótesis presentó movilidad en rotación con respecto a la colocación inicial en 12 pacientes. En dos casos, el implante migró con necesidad de retiro. La evaluación de EVA y EO fue de 0.7 puntos y 1.4% respectivamente. La ganancia de altura del espacio intersomático mejoró 2.5 mm. Una migración a los 23 meses por esfuerzo físico no indicado representando un 5% y no existiendo ningún hundimiento.

Se puede concluir que había una reducción del dolor y el grado de discapacidad asociada a las plataformas de menor edema y aumento del espacio intervertebral.

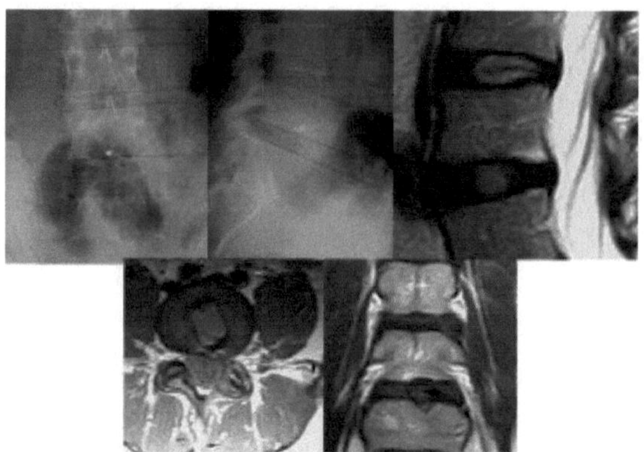

Figura 3 - Se muestra el control radiológico de la paciente con adecuada ubicación de los señaladotes de la prótesis que se aprecian como un solo punto en la placa lateral y como dos en la AP. El ancla se aprecia en posición central, justo de la espinosa. En la RM de control se aprecia también la adecuada colocación de la prótesis que no invade en ningún momento el conducto raquídeo. Al comparar las dos imágenes, se aprecia el movimiento de la prótesis dentro del espacio, sin repercusión clínica.

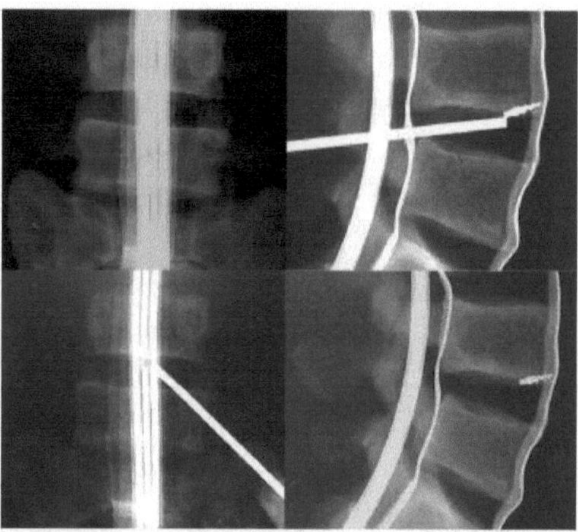

Figura 1 - Se aprecia la técnica fluoroscópica de la colocación del ancla, introduciendo la misma al cuerpo vertebral mediante un perforador y posteriormente la forma en que queda fijada. De la fijación derivan dos riendas con las que se anuda directamente la prótesis al cuerpo vertebral superior.

12. Rosales Olivarez LM, Alpízar Aguirre A, Miramontes Martínez V, Zárate Kalfópulos B, Reyes-Sánchez A, "Estabilización dinámica interespinosa en discectomía lumbar. Seguimiento de cuatro años", Cir Cir 2010; 78(6): noviembre-diciembre: 495-499.

La estabilización posterior semirrígida es una opción para evitar la artrodesis en los segmentos operados, pero se requiere que sea dinámica para permitir una función estable del segmento. Se demostró la estabilidad dinámica posterior a discectomía lumbar que se logra con el ligamento Dallos®.

Se incluyeron 46 pacientes con estabilización dinámica interespinosa entre 1997 y 2004, con seguimiento de cuatro años. Se realizó análisis clínico y radiográfico de la discapacidad lumbar, del dolor, de la altura discal y del ángulo intersomático (neutro, en flexión y extensión). Se realizó estadística descriptiva y se aplicó la prueba de rangos de Wilcoxon; se consideró con valor estadístico una $p < 0.05$.

De los 46 pacientes, 39 completaron el seguimiento: 9 mujeres y 30 hombres, con edad promedio de 30.74 años. En 21 pacientes estuvieron afectados los niveles L4-L5; en 17, L5-S1; en 1, L3-L4. Se obtuvo mejoría de 80.3% en la escala de Oswestry y el dolor disminuyó 6.8 puntos de la escala visual análoga; la altura discal disminuyó 0.1 mm en promedio, sin diferencia significativa. El ángulo intersomático en posición neutra aumentó 1.13°, sin diferencia estadística; en flexión aumentó 2.641°; a la extensión disminuyó 0.817°, sin valor estadístico. El rango de movilidad disminuyó 3.416°.

La ligamentoplastia interespinosa mejora la estabilidad segmentaria, permite la movilidad dentro de los rangos normales, conserva la altura discal a los cuatro años de seguimiento y ofrece una mayor estabilidad dinámica con una notable mejoría clínica.

Cuadro I. Datos demográficos de los 39 pacientes incluidos en el estudio

Muestra (n)	Edad (años)	Sexo	%	Segmento	%
39	30.74	Mujeres	23.07	L3-L4	2.56
		Hombres	76.92	L4-L5	52.85
				L5-S1	43.59

Cuadro II. Resultados del cuestionario de Oswestry y puntuación del dolor conforme la escala visual análoga. Antes de la cirugía y a los cuatro años de seguimiento

Oswestry			Escala visual análoga (puntos)		
Antes (%)	4 años (%)	Disminución	Antes	4 años	Disminución
58	11.384	46.611	8.538	1.769	6.769

Cuadro III. Mediciones radiográficas

		Preoperatoria	4 años	Diferencial
Altura discal (mm)		9.026	8.923	−0.102
Angulación intersomática (grados)	Neutra	9.179	10.308	+1.129
	Flexión	6.103	8.744	+2.64
	Extensión	11.897	11.08	−0.817
	Rango de movimiento	5.749	2.333	−3.416

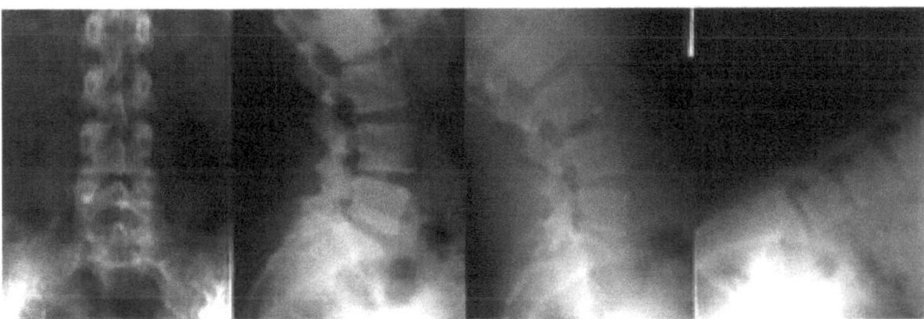

Figura 1. Radiografías preoperatorias anteroposterior, lateral, en extensión y flexión.

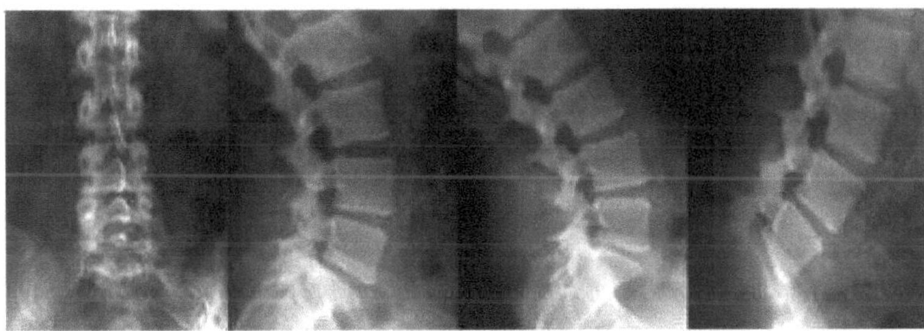

Figura 2. Radiografías anteroposterior, lateral, en extensión y flexión, a los cuatro años de seguimiento.

13. Zárate-Kalfópulos B, Bran-García M, Rosales-Olivarez LM, Alpízar Aguirre A, Sánchez Bringas MG, Juárez Jiménez HG, Santillán Montelongo A, Reyes Sánchez A, "Comparación entre tres tipos de artroplastía total de disco lumbar, Seguimiento mínimo de 4 años", Acta Ortopédica Mexicana 2012; 26(2): Mar-Abr: 91-95.

La enfermedad discal degenerativa lumbar (EDDL), la cual se observa en la mayoría de los adultos, puede ocurrir debido a factores químicos, mecánicos y/o genéticos. Entre las opciones de tratamiento quirúrgico se encuentran las siguientes: disectomía, estabilización dinámica interespinosa, terapia electrotermal intradiscal, artrodesis, nucleoplastía y reemplazo total del disco lumbar (RTDL).

La artrodesis ha sido utilizada por décadas y se considera actualmente el estándar de oro; sin embargo, elimina el movimiento y puede causar degeneración temprana de los niveles adyacentes. El RTDL fue desarrollado para evitar las desventajas de la artrodesis y se considera una opción de tratamiento viable, incluso en etapas avanzadas de EDDL en ausencia de otras contraindicaciones, en particular artropatías facetarias; no obstante, se debe tener cautela al realizar este procedimiento debido a las diferentes complicaciones ya reconocidas.

Se evaluaron los resultados clínicos y radiográficos posteriores a la realización de artroplastía en columna lumbar para un nivel con las prótesis Prodisc-L, Maverick y Charité en el servicio de Cirugía de Columna Vertebral del Instituto Nacional de Rehabilitación, se realizaron 21 cirugías de prótesis lumbar, de las cuales a 13 pacientes se colocó prótesis Prodisc, 4 prótesis Maverick y 4 prótesis Charité. Después de la aplicación de la escala de Stauffer-Coventry, 16 pacientes reportaron sus resultados como excelente y 5 pacientes los reportaron como buenos. La altura intersomática prequirúrgica promedio fue de 7.9 mm y la altura postquirúrgica promedio fue de 12.91 mm. El ángulo diferencial promedio en dinámicas fue de 5.47° y 4.61° en pre y postquirúrgico respectivamente, y el ángulo en posición neutra promedio fue de 13.38° en prequirúrgico y 19.61° en postquirúrgico.

El resultado clínico fue bueno al seguimiento actual en los tres grupos, la movilidad se mantuvo en la prótesis Charité más que en la Prodisc y la Maverick. Las tres prótesis son adecuadas para el tratamiento de la enfermedad degenerativa de disco lumbar.

Tabla 1. Variables demográficas, quirúrgicas y seguimiento.					
Variable	Total	Prótesis PD	Prótesis Ch	Prótesis M	P
Número de pacientes (%)	21 (100)	13 (61.9)	4 (19)	4 (19)	< 0.05
Número de mujeres/hombres	13:8	7:6	2:2	4:0	< 0.05
Edad en años (DE)	45.6 (9.8)	46.6 (10.9)	51 (3.6)	37 (3.7)	< 0.05
Índice de masa corporal (DE)	27.3 (3.4)	27.8 (2.9)	25.9 (1.0)	26.9 (6.2)	ns
Sangrado quirúrgico en ml (DE)	569.5 (405.3)	665.4 (477.6)	477.5 (225.1)	350 (129.1)	< 0.05
Tiempo quirúrgico en minutos (DE)	173.3 (57.3)	168.5 (39.2)	217.5 (78.9)	145 (75.9)	ns

PD: Prodisc, Ch: Charité, M: Maverick.

Tabla 2. Dolor por prótesis y por nivel.

Prótesis	Nivel	EVA L pre		EVA L actual	EVA R pre		EVA R actual
PD	L4-L5 n = 5	5.8 (0.8)		0.4 (0.5)	6.8 (0.4)		1.2 (0.8)
			$p < 0.05$			$p < 0.05$	
	L5-S1 n = 8	5.5 (0.9)		0.7 (0.7)	6.6 (0.7)		0.7 (0.7)
			$p < 0.05$			$p < 0.05$	
	Total n = 13	5.6 (0.9)		0.6 (0.6)	6.7 (0.6)		0.9n (0.7)
			$p < 0.05$			$p < 0.05$	
M	L5-S1 n = 4	6.2 (1.2)		1.2 (0.9)	7.2 (0.9)		0.5 (1.0)
			$p < 0.05$			$p < 0.05$	
Ch	L3-L4 n = 1	7		3	7		1
	L5-S1 n = 3	6.3 (1.5)		1 (1.0)	7 (1.0)		2 (0.0)
			NS			NS	
	Total n = 4	6.5 (1.3)		1.5 (1.3)	7 (0.8)		1.7 (0.5)
			NS			NS	

EVA L: Escala visual análoga para dolor lumbar, EVA R: Escala visual análoga para dolor radicular.

Tabla 4. Variables radiológicas.

Prótesis	Nivel	Altura pre	Altura post	Ángulo diferencial pre	Ángulo diferencial post	Lordosis pre	Lordosis post
PD	L4-L5 n = 5	7.6 (2.3)	12.4 (0.9)	4.8 (2.2)	6.8 (5.2)	11.4 (4.3)	17.2 (2.7)
			$p < 0.05$		ns		$p < 0.05$
	L5-S1 n= 8	7.6 (1.4)	13 (1.4)	5.9 (4.5)	5.9 (6.1)	15.4 (4.3)	21.1 (7.7)
			$p < 0.05$		ns		$p < 0.05$
	Total n = 13	7.6 (1.7)	12.8 (1.2)	5.5 (3.7)	6.2 (5.6)	13.8 (4.6)	19.6 (6.4)
			$p < 0.05$		ns		$p < 0.05$
M	L5-S1 n = 4	7.5 (2.6)	13 (1.1)	6.5 (3.4)	2 (1.6)	14.2 (6.7)	20 (2.8)
			$p < 0.05$		$p < 0.05$		$p < 0.05$
Ch	L3-L4 n = 1	11	13	5	2	11	22
	L5-S1 n = 3	8.7 (1.1)	13.3 (1.1)	4.3 (2.8)	2 (2)	11 (1.7)	18.3 (9.1)
			$p < 0.05$		$p < 0.05$		$p < 0.05$
	Total n = 4	9.2 (1.5)	13.2 (0.9)	4.5 (2.3)	2 (1.6)	11 (1.4)	19.2 (7.6)
			$p < 0.05$		$p < 0.05$		$p < 0.05$

14. Zárate Kalfópulos B, Aguirre-Rodríguez VH, Ramírez Mora I, Sánchez Bringas G, Reyes-Sánchez A, "Evaluación clínica de la seguridad y efectividad del dispositivo PDH-Hydraflex™", Acta Ortopédica Mexicana 2012, 26 (5): Sep-Oct: 282-289.

La teoría de la degeneración propuesta por Hirsche y colaboradores sostiene que una nutrición insuficiente y la presencia de factores traumáticos, combinados con una predisposición genética y hormonal, provocan un efecto deshidratante y ruptura del anillo fibroso, combinando la degeneración con incremento del metabolismo del lactato, disminución del pH y acumulación de enzimas proteolíticas que conllevan a necrosis de los condrocitos. La disminución en la hidratación se transforma en una menor resistencia del disco para soportar carga de peso axial. La enfermedad discal degenerativa (EDD) es definida como el proceso de degeneración del disco en donde existe una respuesta celular aberrante que progresa a la falla estructural, combinada con signos acelerados o avanzados de degeneración del disco respecto a la edad.

La artroplastía de núcleo (*Nucleus Arthroplasty™*) es una tecnología de preservación de movimiento que representa un nuevo acercamiento terapéutico, en el cual, la degeneración del núcleo pulposo es reemplazada a través de una intervención quirúrgica. La meta quirúrgica es preservar el movimiento y la geometría del índice intervertebral discal, mientras previene la enfermedad del segmento adyacente.

Se seleccionaron 10 pacientes con enfermedad degenerativa del disco en un muestreo por conveniencia, que cumplieran con los criterios de inclusión del Servicio de Cirugía de Columna del Instituto Nacional de Rehabilitación, de Agosto del 2006 a Enero del 2007. Se les aplicó el dispositivo PDN-Hydraflex a través de abordaje anterolateral retroperitoneal. Se realizó un seguimiento de 2 años con evaluación clínica (Escala Visual Analógica, Oswestry, SF-12 y exploración física), estudios radiológicos y resonancia magnética. Para documentar los cambios degenerativos se tomó una resonancia magnética a los 2 años y se comparó con la postoperatoria. Los cambios degenerativos se graduaron con la escala de Modic. Se incluyeron a 5 hombres y 5 mujeres con edad media de 35.1 años (22-51 años). No hubo hundimiento a 2 años de seguimiento postquirúrgico con mejoría clínica a través de la escala de Oswestry y mejoría en la calidad de vida a través del cuestionario SF-12. Hubo disminución significativa del dolor lumbar y del miembro pélvico derecho. En 90% de los pacientes se presentaron cambios Modic. El uso del sistema de artroplastía parcial de núcleo PDN-HydraFlex se tradujo en mejoría de las condiciones clínicas de los pacientes a 2 años de seguimiento, sin que existieran migración ni reacciones adversas al dispositivo. La altura discal y la movilidad se mantienen a 2 años.

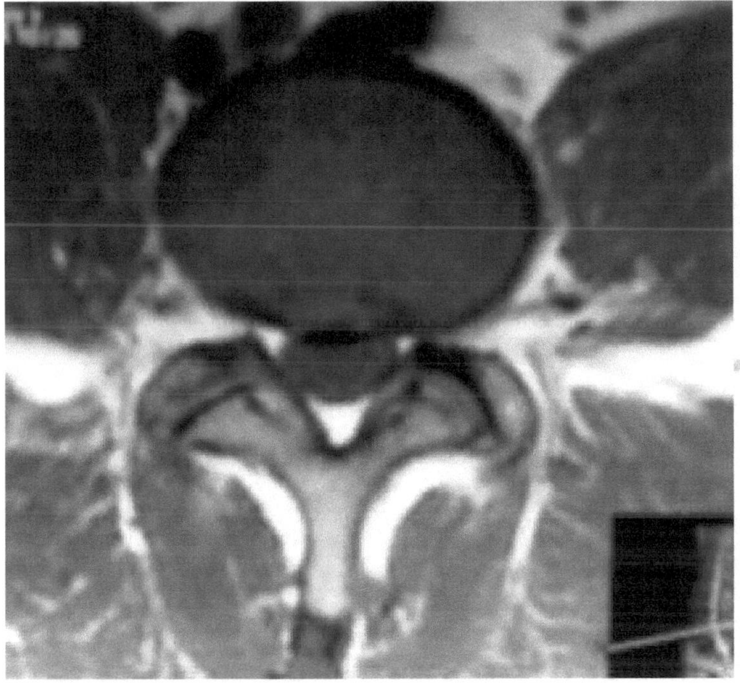

Figura 2. Imagen axial nivel L4-L5, con extrusión discal central.

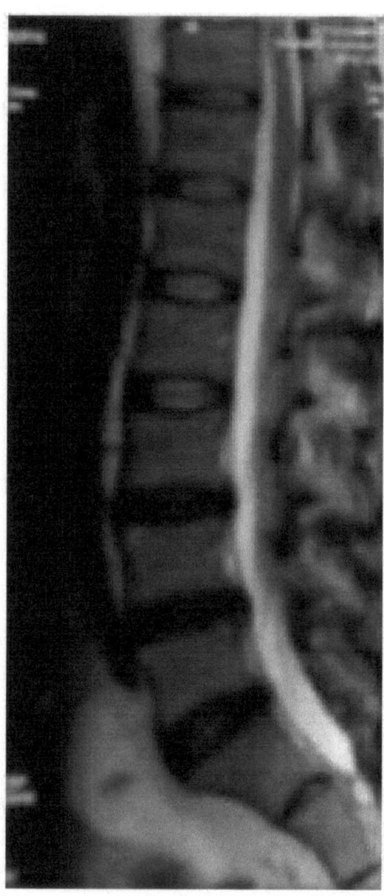

Figura 1. Resonancia magnética de columna lumbar sagital con evidencia de hernia discal L4-L5.

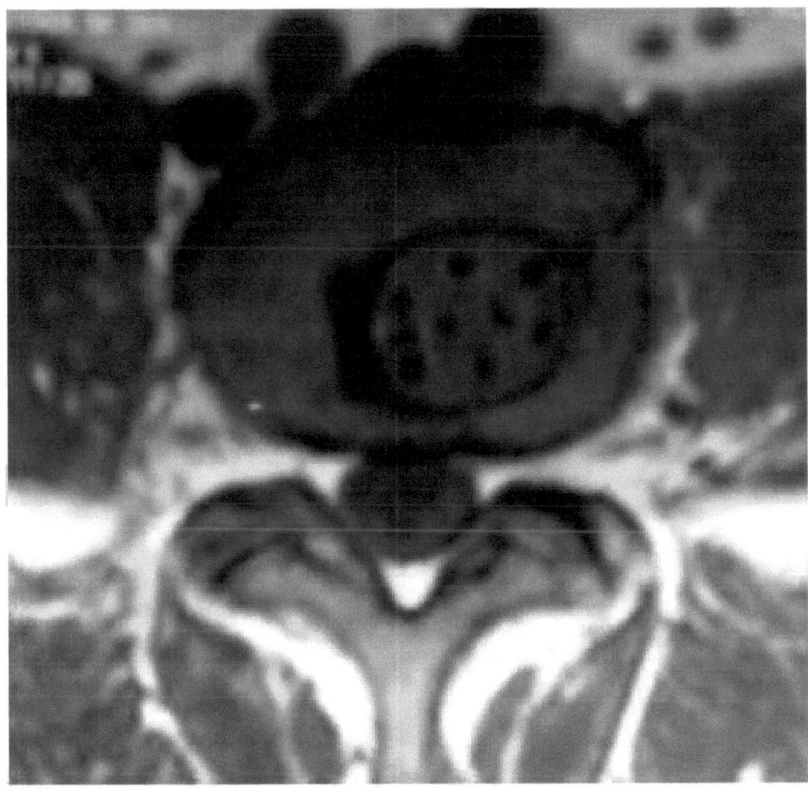

Figura 4. Imagen sagital del nivel L4-L5, en la cual se observa prótesis sin movimiento y completamente hidratada.

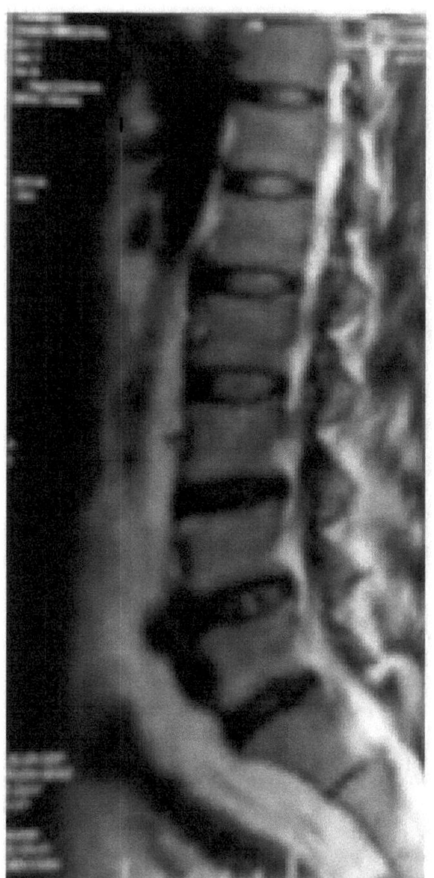

Figura 3. Imagen sagital a dos años de evolución con hidratación completa de la prótesis, sin datos de cambios Modic en ambas plataformas.

Tabla 1. Variables de edad, masa corporal, tiempo de cirugía, días de estancia, sangrado, altura discal, hundimiento y SF 12, previos y a los dos años.

	Media	Desviación estándar	Rango	P
Edad	35.10	9.70	(22 – 51)	
IMC	24.10	2.02	(20.6 – 27.6)	
Tiempo quirúrgico (min)	76.40	23.80	(51 – 120)	
Días de estancia intrahospitalaria	4.20	1.03	(3 – 6)	
Sangrado (cm³)	75.00	26.40	(50 – 100)	
Altura intervertebral prequirúrgica	11.23	2.50	(7 – 15)	
Hundimiento a los dos años	11.54	1.90	(8 – 14.3)	0.79
SF 12 prequirúrgico	28.90	2.13	(24 – 31)	
SF 12 a los dos años	37.20	5.12	(28 – 43)	0.01

Tabla 2. Variables de escala funcional Oswestry, preoperatoria y a los dos años; escala visual análoga para dolor lumbar y extremidades, preoperatorio y a los dos años.

	Mediana	Mínimo	Máximo	P
Oswestry prequirúrgico	55.50%	43%	66%	
Oswestry postquirúrgico a los dos años	5%	0%	32%	0.01
EVA preQx (lumbar)	6	0.6	8.2	
EVA a los dos años de PO (lumbar)	1.05	1	6.9	0.01
EVA preQx (miembro pélvico izquierdo)	0.15	0.1	5.4	
EVA a los dos años de PO (miembro pélvico izquierdo)	0.1	0.1	0.3	0.75
EVA preQx (miembro pélvico derecho)	5.3	0.1	7.2	
EVA a los dos años de PO (miembro pélvico derecho)	0.1	0.1	5	0.04

PreQx = prequirúrgico. PO = postoperatorio.

15. Alpízar-Aguirre A, Guevara-Álvarez A, Rosales-Olivarez LM, Zárate-Kalfópulos B, Sánchez –Bringas G, Reyes-Sánchez A, "Estabilización dinámica interespinosa Vs. fijación transpedicular y artrodesis en el tratamiento del conducto lumbar estrecho en pacientes de 45 a 65 años de edad", Acta Ortopédica Mexicana 2012; 26(6): Nov-Dic: 347-353.

El conducto lumbar estrecho es una entidad caracterizada por disminución del diámetro de la luz del conducto raquídeo por crecimiento de hueso o incremento en el espesor de los ligamentos. La presencia radiográfica de una disminución en el conducto espinal no define como tal al síndrome y el diagnóstico de conducto lumbar estrecho, se define como: la presencia de síntomas y hallazgos clínicos apoyados en la evidencia radiográfica.

La estabilización dinámica se define como: un sistema que modifica favorablemente el movimiento y la carga de transmisión de un segmento espinal, sin la intención de fusionar dicho segmento, ésta se divide en 4 grandes grupos de sistemas: 1) de distracción interespinosa, 2) ligamento interespinoso, 3) ligamento a través de tornillos transpediculares y 4) sistema metálico semirrígido con tornillo transpedicular.

Se compararon la incidencia de aparición de la enfermedad del segmento adyacente en pacientes sometidos a descompresión con ligamentoplastía versus pacientes con artrodesis convencional 360°, se incluyeron dos grupos de 15 pacientes cada uno; el primer grupo fue sometido a recalibraje con fijación (Grupo A) y el segundo grupo a recalibraje con ligamentoplastía (Grupo L). Se evalúaron la aparición de degeneración del segmento adyacente así como la presencia de enfermedad del segmento adyacente en ambos grupos. Ambas técnicas muestran mejoría clínica estadísticamente significativa a los seis meses de postoperatorio, radiográficamente se encontró un índice mayor de inestabilidad traslacional al año de seguimiento en el grupo de artrodesis. No se encontró diferencia estadística en la evolución clínica así como el resto de variables radiográficas en la comparación a tres años en ambos grupos. La incidencia de aparición de degeneración del segmento adyacente en el Grupo A fue de 33.3% en comparación con 20% en el Grupo L al año de seguimiento. Actualmente se han presentado dos casos de radiculopatía, uno en el Grupo L y uno en el Grupo A, ambos con enfermedad del segmento adyacente.

A tres años de seguimiento no es posible afirmar que la ligamentoplastía a diferencia de la artrodesis 360° disminuye la incidencia de aparición de enfermedad del segmento adyacente; sin embargo se trata de una técnica con resultados prometedores.

Tabla 3. La presentación de degeneración de segmento suprayacente fue más evidente al año de seguimiento en el Grupo I (n = 5); sin embargo, en el grupo II se presentaron 2 casos a los 6 meses de seguimiento. A los 2 años de seguimiento, un caso por grupo presentó enfermedad del segmento adyacente.

Seguimiento	Grupo	DSS	ESS
6 meses	I	0	0
	II	2	0
1 año	I	5	0
	II	1	0
2 años	I	0	1
	II	0	1
3 años	I	0	0
	II	0	0

DSS: Degeneración del segmento suprayacente; ESS: Enfermedad del segmento suprayacente

Tabla 1. Resultados demográficos. Los grupos son homogéneos en cuanto a número, proporción por género, edad e índice de masa corporal. Se evidencia la diferencia estadísticamente significativa respecto al Grupo I en sangrado quirúrgico y tiempo quirúrgico.

Variable	Grupo I	Grupo II	p
Masculino/femenino	12/3	7/8	ns
Edad	54.28 años	56.16 años	ns
IMC	27.4	27.8	ns
Sangrado	633.33 ml	229.33 ml	0.0001
Tiempo quirúrgico	252 min	147 min	0.0001

IMC = índice de masa corporal; ns = no significativa

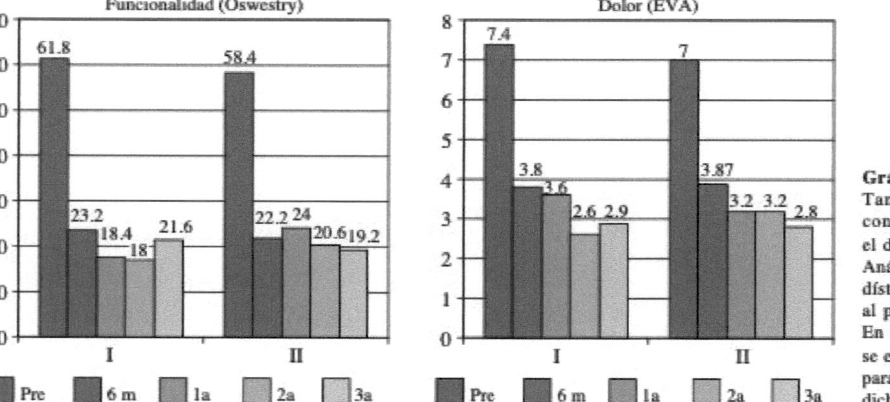

Gráfica 1. Escalas función-dolor. Tanto la funcionalidad valorada con la escala de Oswestry como el dolor valorado en Escala Visual Análoga mostraron un cambio estadísticamente significativo respecto al prequirúrgico en ambos grupos. En el seguimiento subsecuente no se evidenció diferencia entre grupos para las dos variables valoradas con dichas escalas.

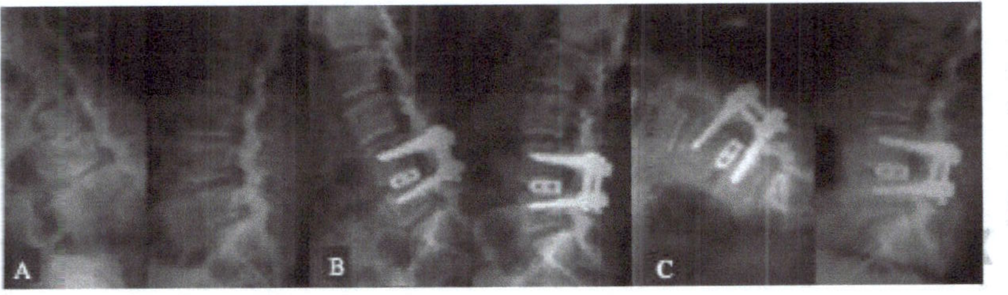

Figura 1. Imágenes de una mujer de 50 años de edad. En **A** se observan radiografías dinámicas preoperatorias; en **B**, radiografías dinámicas a seis meses de seguimiento; en **C**, proyecciones dinámicas a los dos años de seguimiento, con evidencia de inestabilidad tanto angular como traslacional del segmento suprayacente.

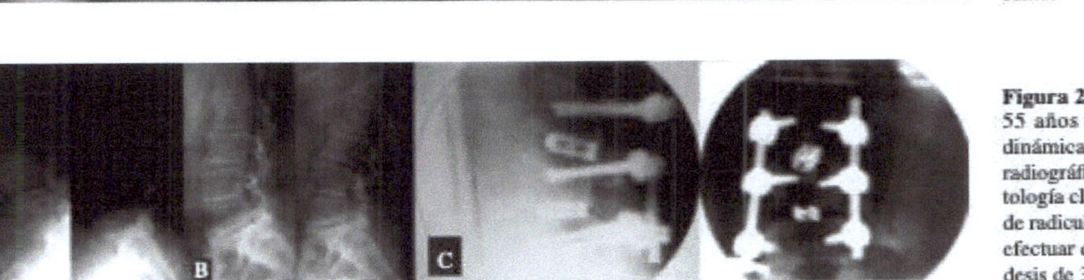

Figura 2. Imágenes de una mujer de 55 años de edad. **A.** Proyecciones dinámicas preoperatorias. **B.** Control radiográfico a seis meses, sin sintomatología clínica asociada. **C.** Desarrollo de radiculopatía, por lo cual se decidió efectuar cirugía de revisión con artrodesis de 360° en dos segmentos.

16. Alejandro Reyes-Sánchez, Guadalupe Sánchez Bringas, Barón Zárate-Kalfópulos, Armando Alpízar-Aguirre, Eleazar Lara-Padilla, Luis Miguel Rosales-Olivarez. "Estabilización dinámica transpedicular en el tratamiento del conducto lumbar estrecho. Seguimiento cuatro años", Cir Cir 2013; 81(1): 48-54.

Cerca del 70 a 85% de la población de 45 a 75 años presenta dolor crónico de espalda; entendiendo como crónico, cuando es de más de tres meses de evolución y de estos, por lo menos del 6 al 7% presentan datos de conducto lumbar estrecho. Dada la prevalencia a nivel mundial del conducto lumbar estrecho con degeneración discal, es un problema que requiere de un tratamiento eficaz y seguro para mejorar la sintomatología y la calidad de vida.

En nuestro servicio se considera como cierta la definición de White y Panjabi que señalan para la inestabilidad de la columna lumbar que se menciona como el estado sintomático en el que con mínima provocación se desarrolla dolor con o sin alteración neurológica. Por lo tanto, si estabilidad es igual a normalidad, estabilidad no es igual a fijación o artrodesis. Lo que se logra cuando se hace descompresión es estabilidad neurológica y con la fijación y/o artrodesis es colocar al segmento en equilibrio mecánico, no en estabilidad biomecánica.

La muestra fue de 18 pacientes que cumplieron con los criterios de selección, operados en el servicio de Cirugía de Columna del Instituto Nacional de Rehabilitación, que se registraron a los dos años de cirugía y se evaluaron a los 4 años de su seguimiento del 1 de enero del 2005 al 31 de diciembre del 2008 y que se les realizó estabilización dinámica transpedicular tipo Acuflex, 14 mujeres y 4 hombres, con edad promedio de 44.05 años. Se evaluó el dolor con Escala Visual Numérica y la región lumbar fue la más afectada a los 24 meses de 2.84 y a los 48 meses en 3.26. La función medida con el índice de discapacidad de Oswestry a los dos años 24% y a los cuatro años 22.44%, con una p = 0.373. En la resonancia magnética para clasificación de Pfirrmann 15 pacientes sin cambios y tres con aumento de un grado. Según Modic 2 pacientes con cambios, uno de

Tipo 0 a Tipo III y otro a Tipo I. Hemos observado que en cinco pacientes se ha requerido segunda intervención para retiro de material.

Cuadro II. Cambios en la degeneración discal lumbar con cambios en tres pacientes, en relación directa con aquellos a quienes se les tuvo que re-operar, para retiro del material.

Resonancia magnética

Clasificación de Pfirrmann

Dos años	• 15 pacientes sin cambios
11 pacientes grado II	• 10 grado II
5 pacientes grado III	• 3 grado III
2 pacientes grado IV	• 2 grado IV
Cuatro años	• Aumentaron 1 grado 3 pacientes
10 pacientes grado II	
4 pacientes grado III	• 1 a grado III
4 pacientes grado IV	• 2 grado IV

Cuadro I. Valoración radiográfica de altura discal, ángulos en flexión, neutro y extensión de los niveles operados, con promedio a los 2 años y 4 años, con *p* comparativa entre cada uno de ellos.

	N	Media	Desviación Típica	Mínimo	Máximo	*p*
Altura disco *2 años*	18	10.74	3.280	2	17	
Altura disco *4 años*	18	8.53	3.466	0	15	**0.023**
Angulo flexión *2 años*	18	7.37	6.020	2	20	
Angulo flexión *4 años*	18	10.00	7.095	0	24	0.061
Neutro *2 años*	18	5.16	5.305	0	24	
Neutro *4 años*	18	9.32	6.147	0	20	**0.028**
Angulo extensión *2 años*	18	11.00	8.158	0	20	
Angulo extensión *4 años*	18	11.00	8.158	0	20	0.130

No hay cambios entre 2 y 4 años en el índice de discapacidad de Oswootry y el dolor con Escala Visual Numérica. El promedio de la altura en los discos intervetebrales varió con significancia estadística entre los años comparados. Los discos intervertebrales tuvieron

189

cambios en 3 pacientes con relación directa entre la escala de Pfirrmann y Modic. El resto mantienen rehidratación y altura discal normal.

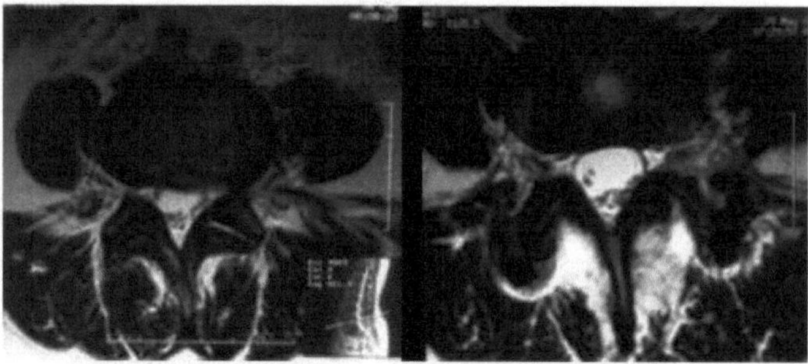

Figura 3. Imagen de resonancia magnética en corte axial t2 en donde se demuestra la conformación a la normalidad del espacio con forma de riñón y datos de rehidratación.

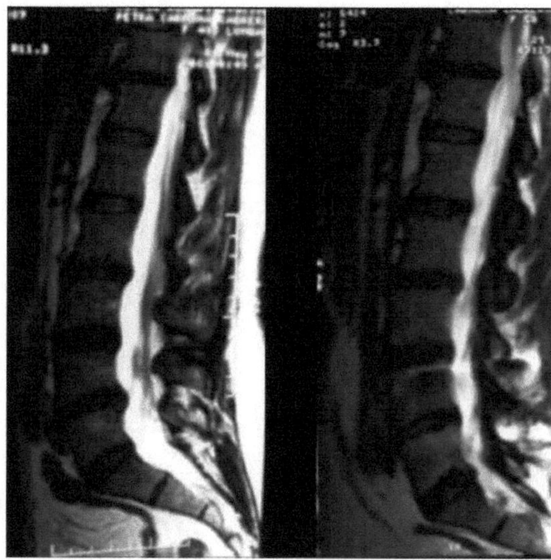

Figura 2. Imagen de resonancia magnética que demuestra la presencia de rehidratación del disco y mantención de la altura discal.

17. Reyes-Sánchez A, Reyes-Ayala C, García-Ramos CL, Obil-Chavarría C, Alpízar Aguirre A, Rosales-Olivarez L. Resultados en el tratamiento quirúrgico de hernia discal lumbar. Reporte a siete años de seguimiento. Acta Ortopédica Mexicana 2019, 33 (5) Sep-Oct 319-324

La hernia discal se define como el desplazamiento del núcleo, anillo o plataforma más allá de los márgenes del cuerpo vertebral adyacente. Como resultado del desplazamiento del disco existe una anormalidad en el margen de éste, en la mayoría de las ocasiones produce compresión en las raíces nerviosas, lo que da lugar a un cuadro clínico de lumbociática. El proceso patológico de la formación de una hernia discal obedece a una combinación de factores bioquímicos, degenerativos y mecánicos. La hernia de disco es un proceso gradual iniciado por fisuras del anillo fibroso causadas por problemas degenerativos con posible predisposición genética y es desencadenado en su fase final por una compresión aguda del disco, por lo general en flexión de columna.

La lumbalgia por hernia discal es provocada por el movimiento anormal intersomático, considerándose éste como factor etiológico de hernia discal, que en ocasiones es la indicación quirúrgica

A partir de la base de datos del Servicio de Cirugía de Columna de nuestro instituto, la cual constó al inicio del estudio de 195 pacientes, de los cuales sólo se incluyeron 20, quienes reunieron de forma completa los criterios de inclusión, de ellos 13 hombres y 7 mujeres. Se tomaron en cuenta variables demográficas comparando preoperatorio con la evolución a siete años. Se englobaron los resultados en dos procedimientos: estabilización dinámica interespinosa y artroplastía, con 10 pacientes por cada procedimiento. Mediante la prueba de T y $\chi2$ se observó significancia estadística al comparar los resultados de dolor y escala de Oswestry con parámetros de imagenología según Pfirrmann prequirúrgicos contra seguimiento final en los pacientes sometidos a estabilización dinámica. Para el grupo de artroplastía fue estadísticamente significativa la comparación de resultados de dolor con EVA (escala visual análoga) y función con escala de Oswestry, con una $p < 0.05$. Con este trabajo comprobamos que hubo significancia estadística al comparar los resultados clínicos de ambos procedimientos, observamos un porcentaje mínimo de complicaciones en los pacientes a quienes se les realizó estabilización dinámica en comparación con la artroplastía; por lo tanto, sugerimos realizar esta última sólo en casos en los que se reúnan adecuadamente todos los criterios para que los resultados clínicos y funcionales sean iguales a los esperados.

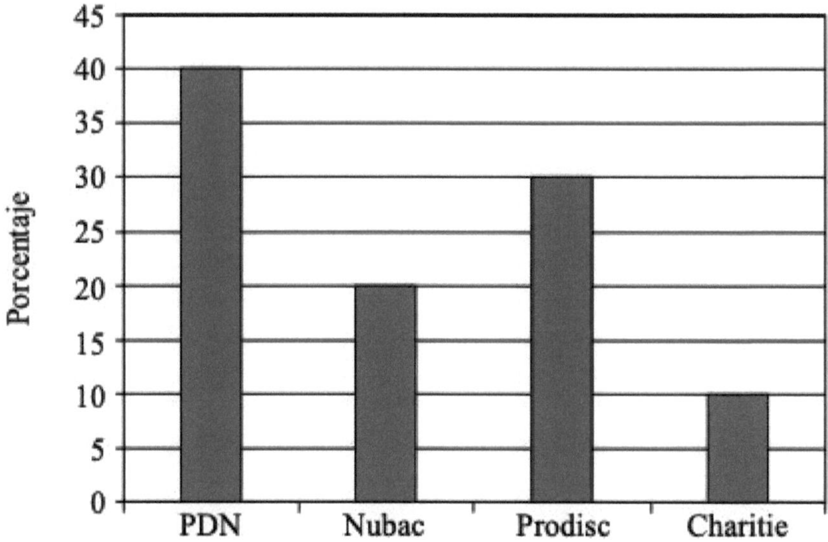

Figura 1: Frecuencia de los tipos de prótesis colocados en los pacientes del estudio.

Tabla 1: Comparación de resultados prequirúrgicos y postquirúrgicos de estabilización dinámica.

				Diferencias relacionadas				
				$IC_{95\%}$ para la diferencia				
	Media	Desviación típ.	Error típ. de la media	Inferior	Superior	t	gl	Sig. (bilateral)
EVA	6.100	1.524	0.482	5.010	7.190	12.658	9	0.00001
Oswestry	42.600	18.112	5.728	29.643	55.557	7.438	9	0.00001
Modic	-0.200	0.422	0.133	-0.502	0.102	-1.500	9	0.16800
Pfirrmann	-0.700	0.483	0.153	-1.046	-0.354	-4.583	9	0.00100
Altura del espacio intersomático	0.625	1.408	0.498	-0.552	1.802	1.256	7	0.25000

Tabla 2: Comparación de resultados prequirúrgicos y postquirúrgicos de artroplastía.

				Diferencias relacionadas				
				$IC_{95\%}$ para la diferencia				
	Media	Desviación típ.	Error típ. de la media	Inferior	Superior	t	gl	Sig. (bilateral)
EVA	4.800	2.486	0.786	3.022	6.578	6.107	9	0.00001
Oswestry	26.600	16.167	5.113	15.035	38.165	5.203	9	0.00100
Modic	-0.333	0.816	0.333	-1.190	0.524	-1.000	5	0.36300
Pfirrmann	-0.833	0.983	0.401	-1.865	0.198	-2.076	5	0.09300
Altura del espacio intersomático	0.444	2.297	0.766	-1.321	2.210	0.580	8	0.57800

18. Alejandro Reyes-Sánchez, Davis Reginald J, Delamarter Rick, "Inter-vertebral disc space preparation for nucleus arthroplasty™ Technologies, 2007 Vol. III, chapter 17: 24-28

Históricamente, la preparación del espacio discal ha estado guiada por la colocación de dispositivos de fusión intersomática y, más recientemente, por reemplazos totales de disco (TDR). La preparación distintiva del disco para estos dispositivos es la destrucción de la placa terminal cartilaginosa para estimular la integración ósea prestando poca atención a la integridad anular. El proceso de preparación del espacio del disco para la introducción de un dispositivo de reemplazo de núcleo se puede dividir simplemente en los siguientes cinco pasos:

1) Anulotomía
2) Evacuación del núcleo pulposo
3) Protección de la placa terminal cartilaginosa
4) Verificación de Evacuación del Núcleo
5) Evaluación del espacio discal evacuado

Anulotomía: Es bien sabido que producir una incisión de anulotomía transversal puede resultar en la propagación de un desgarro radial con inestabilidad resultante, mientras que el uso de una incisión vertical tiene un impacto significativamente reducido en la estabilidad anular general y la función del disco.

Evacuación del núcleo pulposo: La artroplastia de núcleo, a diferencia de una discectomía simple, requiere que se extraigan cantidades variables de núcleo pulposo según el dispositivo que se esté considerando. Además, a diferencia de la preparación para la fusión intersomática o la artroplastia total de disco, esta nucleotomía debe realizarse sin romper las placas terminales cartilaginosas ni dañar aún más el anillo fibroso.

Protección de la placa cartilaginosa: Mantener la integridad de la placa terminal cartilaginosa es de suma importancia al considerar la artroplastia de núcleo. Se debe tener extremo cuidado para evitar daños a las superficies cartilaginosas durante la evacuación del núcleo pulposo, ya que el daño puede inducir cambios Modic postoperatorios.

Verificación de evacuación del núcleo: Como se señaló anteriormente, la extirpación del núcleo degenerado representa un paso crucial cuando se considera el uso de un dispositivo de reemplazo de núcleo. El método más eficaz es el uso de medio de contraste en combinación con imágenes fluoroscópicas anteroposteriores y laterales.

Evaluación del espacio discal evacuado: Para obtener una evaluación real del espacio discal después de la evacuación del núcleo, es mejor medir el espacio intraoperatoriamente, prestando atención a evaluar el espacio discal en su estado lordótico natural. Por tanto, se debe evitar la introducción de un distractor u otros medios mecánicos para acceder al espacio discal eliminando así imprecisiones en las mediciones. Las mediciones resultantes del espacio discal deben ser repetibles entre diferentes usuarios para garantizar un dimensionamiento y selección precisos de un dispositivo de reemplazo de núcleo apropiado. La capacidad de medir el espacio discal intraoperatoriamente eliminaría la necesidad de insertar/retirar componentes de prueba, reduciendo así el daño potencial a las placas terminales que puede resultar en un futuro hundimiento de la prótesis.

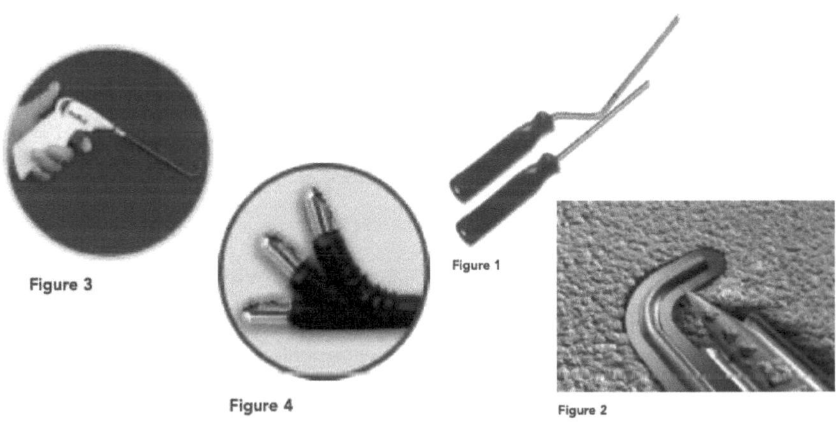

19. Barón Zárate Kalfópulos MD, Alejandro Reyes-Sánchez MD, John S Thalgott MD, Viscogliosi Brothers LLC, "Nucleus arthroplasty™ technology: Patient demographics and selection", 2007 volume IV, chapter 21, 3-6

En los últimos 15 años, la industria mundial de columna vertebral ha crecido desde un mercado que generaba menos de 100 millones de dólares en ingresos anuales a aproximadamente 6500 millones de dólares en 2007. Las estimaciones actuales muestran que el mercado de columna vertebral está creciendo entre un 15% y un 20% al año, con ciertos nichos en distintos mercados geográficos creciendo entre un 40% y un 100%.

Tratamientos actuales para DDD en este momento, existen pocas opciones de tratamiento para abordar la DDD en sus diversas etapas. La continuidad del tratamiento actual ha sido limitada y consiste principalmente en atención conservadora, discectomía y fusión. En algunos casos, también se puede utilizar el reemplazo total del disco; sin embargo, el uso de esta aplicación ha sido más lento de lo esperado, principalmente por problemas de reembolso.

La artroplastia de núcleo representa una de las muchas oportunidades para ampliar la continuidad del tratamiento actual. La tecnología está destinada principalmente a la enfermedad degenerativa del disco en etapa temprana a media en una población de pacientes que no responde a la atención conservadora prolongada. Actualmente, existen dos tipos generales de implantes de reemplazo de núcleo: implantes preformados que se insertan en el espacio del núcleo e implantes formados in situ que se inyectan en el espacio del núcleo en un estado viscoso.

Selección de paciente, como ocurre con cualquier dispositivo médico, la selección adecuada de los pacientes para el uso de tecnologías de reemplazo de núcleos es crucial para el éxito clínico. Es de gran importancia que el paciente tenga elementos anulares, de placa terminal y posteriores que todavía sean capaces de funcionar correctamente. Indicaciones; enfermedad degenerativa del disco sintomática (L2 a S1), dolor lumbar discogénico, con o sin dolor en las piernas, manejo conservador (no quirúrgico) fallido, no hay formación significativa de osteofitos, altura adecuada del disco al nivel del índice (depende del dispositivo)

Contraindicaciones; estenosis del receso lateral, foraminal o espinal central sintomática grave, espondilolistesis (mayor que Grado I), inestabilidad segmentaria, articulaciones facetarias fracturadas y/o degeneradas (mayores que Grado I),colapso del disco superior al 50 % en comparación con un nivel adyacente sano, nódulos de Schmorl o irregularidades de la placa terminal, hernia discal significativa (extrusiones), anillo incompetente (defecto en el contorno anular), osteoporosis, otro, IMC >35 kg/m^2, tumores malignos, infección sistémica o localizada. Dado que el reemplazo de núcleos es una tecnología incipiente, el mercado debe adaptarse a sus beneficios y aprender de sus desventajas. Con el desarrollo de nuevas tecnologías y su avance por las vías de comercialización, los cirujanos pronto tendrán una gran variedad de opciones para elegir. Es entonces responsabilidad de la industria educar a los cirujanos y a los pacientes sobre las indicaciones, contraindicaciones, técnicas quirúrgicas, etc. adecuadas, para que estas nuevas soluciones mínimamente invasivas puedan realmente beneficiar a los pacientes.

DEVICE	COMPANY	TYPE	CLINICAL STAGE
BioDisc™	CryoLife	Injectable	CE Mark Trial
DASCOR™	Disc Dynamics	Injectable	Pilot IDE Trial
DiscCell™	Gentis	Injectable	European Pilot Study
Geliflex SP	Synthes	Injectable	Pre-Clinical Development
HydraFlex™	Raymedica	Preformed	Pilot IDE Trial
NeoDisc™	Nuvasive	Preformed	Pivotal IDE Trial
NeuDisc™	Replication Medical	Preformed	European Trial
NUBAC™	Pioneer Surgical	Preformed	Pilot IDE Trial
NuCore™	Spine Wave	Injectable	Pilot IDE Trial
PNR	TranS1	Injectable	Filed for Pilot IDE Trial
Regain™	Biomet	Preformed	Pilot IDE Trial

20. Alejandro Reyes-Sánchez, Avinash Patwardhan, Jon E. Block. "The M6 artificial cervical disc", in James J. Yue, Rudolf Bertagnoli, Paul McCafee, Howard An, Editors. Motion Preservation Surgery of the Spine: Advanced Techniques and Controversies. Philadelphia, PA: Elsevier 2007, chapter 33, 1-5. ISBN 978-1-4160-3994-5

Restaurar la función biomecánica normal de un segmento de movimiento cervical enfermo requiere un dispositivo de reemplazo total de disco que imite la cinemática inherente del disco.

El disco cervical artificial M6 (Spinal Kinetics, Sunnyvale, CA) es un novedoso sistema de disco diseñado para replicar las características anatómicas, fisiológicas y biomecánicas del disco nativo mediante la incorporación de un núcleo comprimible dentro de un anillo de fibra tejida. Estas características de diseño permiten una cinemática natural que incluye compresión axial, traslación independiente de la rotación y resistencia progresiva al movimiento resultante de una construcción fisiológicamente restringida. La calidad de movimiento resultante imita estrechamente la del disco cervical intervertebral nativo.

El disco cervical artificial M6 es una prótesis de generación avanzada destinada a restaurar el movimiento fisiológico de un nivel espinal funcional, cuando el disco nativo está enfermo.

Se ha realizado una batería completa de pruebas preclínicas para evaluar el rendimiento y la seguridad del dispositivo, pruebas de fatiga y desgaste, caracterización estática y dinámica, las pruebas dinámicas del dispositivo se realizaron con cargas y pares de torsión apropiados durante 10 millones de ciclos, pruebas de fluencia y relajación del estrés, el dispositivo se sometió a pruebas de fluencia, incluida una duración prolongada para simular el ciclo de sueño-vigilia para evaluar la relajación del estrés, pruebas de migración y expulsión después de la implantación del dispositivo en muestras de columna cervical de cadáver, la construcción del disco artificial se sometió a un rango de movimiento natural (ROM) bajo cargas normales y excesivas. Biocompatibilidad, el dispositivo está compuesto de biomateriales caracterizados y bien aceptados con una larga historia de uso en aplicaciones de dispositivos médicos.

Se llevó a cabo un estudio de viabilidad prospectivo de un solo grupo en la Ciudad de México para evaluar la seguridad y eficacia preliminares del disco cervical artificial M6 en el tratamiento de pacientes con radiculopatía cervical sintomática que no respondieron al menos a 6 semanas de tratamiento médico conservador. Se han inscrito 32 casos y 15 pacientes (edad media: 41.2 ± 10.6 años) alcanzaron los 12 meses de seguimiento posoperatorio. Diez pacientes se sometieron a un implante de disco artificial en un nivel y cinco pacientes recibieron tratamiento en dos niveles. La duración media de los síntomas fue de aproximadamente 24 meses y 6 pacientes (40%) eran fumadores.

La puntuación media del dolor en el brazo mejoró de 6.8 antes del tratamiento a 3.2 a los 12 meses, lo que representa una mejoría promedio de 61%. La puntuación media del dolor de cuello mejoró de 7.2 antes del tratamiento a 3.5 a los 12 meses, lo que representa una mejora promedio del 50% . Las puntuaciones medias de PCS y MCS del SF-36 mejoraron de 34.7 y 43.6 antes del tratamiento a 44.6 y 50.4 a los 12 meses, respectivamente.

Utilizando radiografías dinámicas de flexión y extensión, el ROM medio en el nivel tratado fue de 12.3 grados antes de la cirugía y de 9.7 grados a los 12 meses. El ROM global medio de todo el cuello fue de aproximadamente 47 grados antes del tratamiento y volvió a este valor a los 12 meses. La altura del disco en el nivel tratado era de 3.4 mm antes de la cirugía, mejoró a aproximadamente 6 mm y se mantuvo constante durante 12 meses de seguimiento. No ha habido casos de empeoramiento del estado neurológico ni ningún problema grave con el dispositivo.

La mayoría de los pacientes con radiculopatía cervical sintomática y radiográficamente confirmada que no responden a al menos 6 semanas de atención médica conservadora obtienen un beneficio clínico inmediato y sostenido del tratamiento quirúrgico que incluye la occisión masiva del disco junto con la eliminación de osteofitos para descomprimir las raíces nerviosas en la zona afectada. Sin embargo, este procedimiento produce alteraciones estructurales que no son óptimas desde un punto de vista anatómico y biomecánico. De hecho, a pesar de los resultados clínicos satisfactorios, la discectomía cervical y la descompresión neural por sí solas casi siempre resultan en colapso del espacio discal.

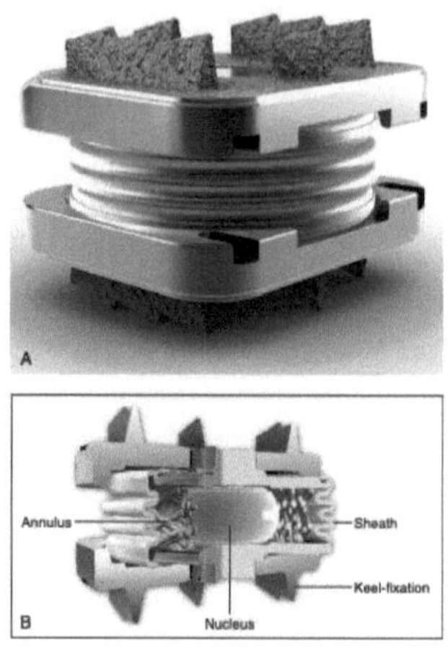

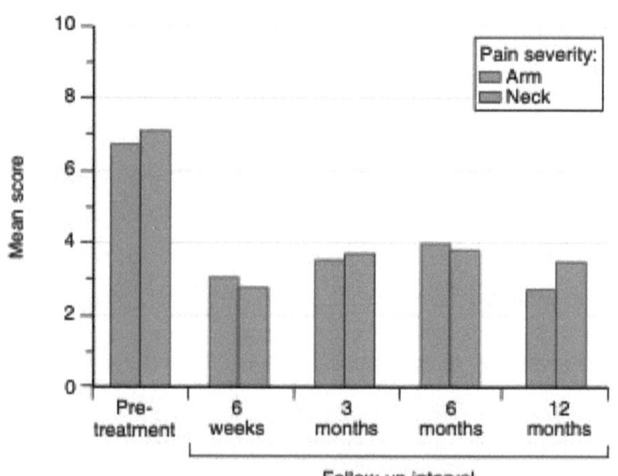

■ FIGURE 33–5. Mean arm and neck pain severity value pretreatment and at each follow-up interval. The average improvement over 12 months was 61% and 50% for arm and neck pain, respectively ($P < .002$ for both comparisons).

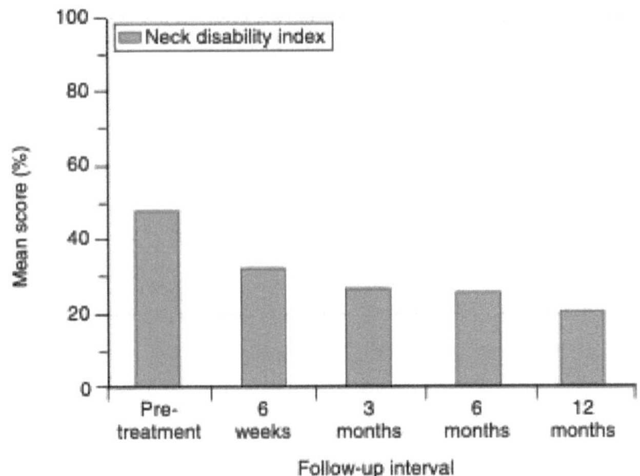

■ **FIGURE 33–4.** Mean Neck Disability Index (NDI) value pretreatment and at each follow-up interval. There was an average 59% improvement between baseline and 12 months ($P < .0001$).

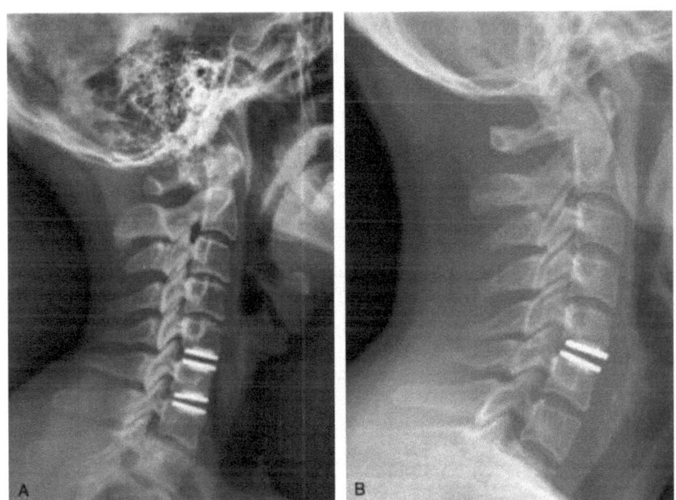

■ **FIGURE 33–6.** Neutral lateral view radiographs of M6 disc implantation at one level **(A)** and two levels **(B)** 12 months postoperatively.

G. Conducto Lumbar Estrecho:

Dra. Carla Lisette García Ramos

Dr. Isaac García Guajardo

"Piensa que tres decisiones en la vida determinan tu éxito como investigador: la pareja ideal, la línea de investigación que te apasione y el (los) colaborador (es").

Introducción:

Se define como la disminución del calibre del diámetro del conducto espinal en la columna lumbar, debido al engrosamiento del ligamento amarillo, degeneración discal y degeneración facetaria. Es una causa de discapacidad por dolor y afecta principalmente a adultos de más de 60 años con una prevalencia del 11%, que incrementa con la edad. El diagnóstico clínico incluye claudicación neurogénica intermitente, alteraciones neurológicas en miembros pélvicos, dolor lumbar y radicular; el dolor mejora con la flexión de la columna lumbar. La resonancia magnética de columna lumbar es el estudio de elección para confirmar el diagnóstico. El manejo quirúrgico esta reservado en aquellos pacientes que no mejoran con el tratamiento conservador que incluye antitinflamatorios y rehabilitación física. El tratamiento quirúrgico es la descompresión.

El conducto lumbar estrecho es una de las patologías más frecuentes que se tratan en el servicio de cirugía de columna, la investigación sobre esta patología ha involucrado revisiones del tema, estudios histopatológicos, estudios biomecánicos, artículos que incluyen el papel de los parámetros pélvicos y los tipos de columna en el conducto lumbar estrecho, también se han realizado investigaciones sobre los tipos de cirugias realizadas y la experiencia en el servicio.

Artículos Publicados:

1. Miramontes Mv, Rosales OL, Reyes-Sánchez A, "Tratamiento quirúrgico del conducto lumbar estrecho", Rev Mex Orto y Trauma 2002; 16 (2) Mar-Abr: 70-75.

2. Rosales LM, Manzur D, Miramontes V, Alpízar A, Reyes-Sánchez A, "Conducto lumbar estrecho", Acta Médica Grupo Ángeles 2006; 4 (2): abril-junio: 101-110.

3. Barón Zárate-Kalfópulos, MD., Samuel Romero Vargas, MD. Eduardo Otero Cámara, MD. Victor Correa Correa, MD. Alejandro Reyes-Sánchez MD. "Differences in pelvic parameters among Mexican, Caucasian, and Asian populations. J. Neurosurg Spine 2012 May; 16(5): 516-9.

4. S. Romero-Vargas, B. Zárate-Kalfópulos, E. Otero-Cámara, L. Rosales-Olivarez, A. Alpízar-Aguirre, E. Morales-Hernández, A. Reyes-Sánchez, "The impact of body mass index and central obesity on the spino-pelvic parameters: A correlation study", Europe Spine Journal, April 2013, volume 22, issue 4, Pag. 878-882.

5. Alejandro Urban-Baeza, MD, Barón Zárate-Kalfópulos, MD, Smuel Romero-Vartas, MD, Claudia Obil-Chavarría, MD, Luis Brenes-Rojas MD, and Alejandro Reyes-Sánchez, MD, PhD. "Influence of depression symptoms on patient expectations and clinical outcomes in the surgical management of spinal stenosis", J. Neurosurgery Spine, 2015; 22: 75-79.

6. Eibar Ernesto Cabrera-Aldana MD, Rafael de la Garza Ramos MD, Álvaro Zuluaga Gómez MD, Luis M. Rosales-Olivarez MD, Alejandro Reyes-Sánchez MD, "Multilevel thoracic ossification of the ligamentum flavum in a hispanic woman with achondroplasia", The Spine Journal on line Vol. 16, issue II (April 2016) e749-e750.

7. Carla Lisette García Ramos, Alejandro Reyes Sánchez, "Alteration of pelvic parameters in adjacent segment degeneration", Coluna/Columna, 2018, 17 (2) 99-102.

8. Zárate-Kalfópulos B, Reyes-Tárrago F, Navarro-Aceves LA, García-Ramos CL, Reyes Sánchez AA, Alpízar Aguirre A, Rosales Olivarez LM, "Characteristics of spinovelvic sagittal alignment in lumbar degenerative disease", World Neurosurg. 126 E417-E421 June 2019. DOI 10.1016/j.wneu.2019.02.067.

9. Reyes-Sánchez A, García-Ramos CI, Deras-Barrientos CM, Alpízar-Aguirre A, Rosales-Olivarez LM, Pichardo-Bahena R, "Ligamento amarillo en estenosis lumbar espinal, hernia de disco y espondilolistesis degenerativa. Una descripción histopatológica. Acta Ortopédica Mexicana 2019, 33 (5) Sept-Oct 308-313.

Desarrollo:

1. **Miramontes Mv, Rosales OL, Reyes-Sánchez A, "Tratamiento quirúrgico del conducto lumbar estrecho", Rev Mex Orto y Trauma 2002; 16 (2) Mar-Abr: 70-75.**

Desde 1991 sobre la base de los conceptos de Roy Camille, Senegas, Verbiest, y Arnoldi, hemos normado el tratamiento del conducto lumbar estrecho, considerando como base del mismo la recalibración del conducto, agregando artrodesis posterolateral con fijación transpedicular o artrodesis sin fijación. Al concluir un seguimiento mínimo de 7 años en el presente estudio donde se evalúa los resultados de la recalibración de todas las estructuras interiores de la columna, así como la fusión posterior y la instrumentación transpedicular en casos de estenosis lumbar. Concluyendo que la cirugía para el conducto lumbar estrecho debe realizarse sólo en aquellos casos en los que el tratamiento conservador ha fracasado. En cuanto al tratamiento quirúrgico recomendamos los siguientes lineamientos, realiza: recalibraje y fusión en pacientes menores de 50 años; laminectomía, recalibraje, artrodesis y fijación transpedicular en pacientes de 50 a 65 años; Recalibraje, fusión y fijación transpedicular en personas de 65 a 75 años y artrodesis posterolateral y laminectomía sin fijación en mayores de 75 años.

Cuadro 2. Valoración postoperatoria al año de la cirugía.

	Excelentes	Buenos	Regulares	Malos	Total
Dolor	60 (70.58%)	8 (9.3%)	16 (18.60%)	2 (2.32%)	86
Consolidación	0 (0%)	77 (92.77%)	3 (3.61%)	6 (7.22%)	86
Complicaciones generales	83 (96.51%)	1 (1.16%)	2 (2.32%)	0 (0%)	86
Complicaciones específicas	81 (94.18%)	0 (0%)	0 (0%)	5 (5.81%)	86

Cuadro 3. Valoración a largo plazo, después de 7 años de la cirugía.

	Excelentes	Buenos	Regulares	Malos	Total
Dolor	60 (70.58%)	6 (7.05)	12 (14.11%)	7 (8.20%)	85
Consolidación	0 (0%)	76 (89.41%)	0 (0%)	9 (10.58%)	85
Complicaciones generales	85 (100%)	0 (0%)	0 (0%)	0 (0%)	85
Complicaciones específicas	40 (47.05%)	20 (23.52%)	20 (23.52%)	5 (5.88%)	85

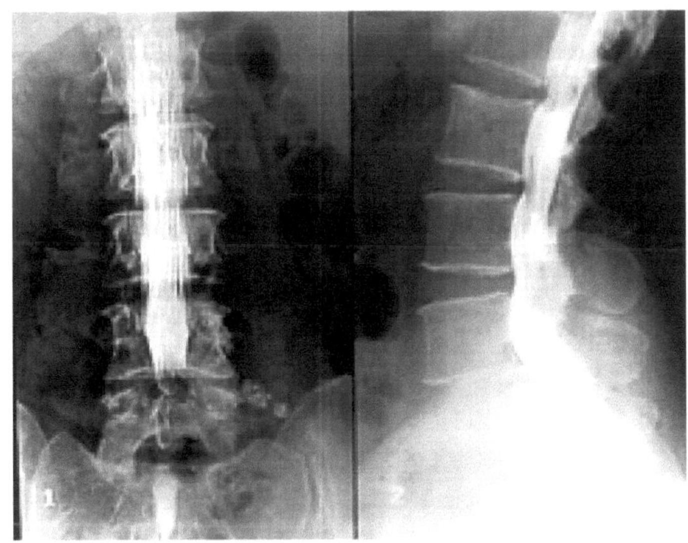

Figura 1. Estenosis total de L4 a S1, con olistesis degenerativa de L4-L5.

2. Rosales LM, Manzur D, Miramontes V, Alpízar A, Reyes-Sánchez A, "Conducto lumbar estrecho", Acta Médica Grupo Ángeles 2006; 4 (2): abril-junio: 101-110.

Define el conducto lumbar estrecho como la reducción del diámetro en el conducto espinal, en el canal lateral y/o de los forámenes. Se clasifica como primario o secundaro siendo el mas fecuente el tipo degenerativo. La fisiopatología de la degeneración discal intervertebral inicia con cambios en la hidratación del disco intervertebral iniciando una cascada de cambios degenerativos que conllevan una inestabilidad que puede ser localizada o segementaria. Clínicamente se presenta con una claudicación neurogénica como síntoma cardinal con una frecuencia en el 6% de los adultos después de los 50 años. La frecuencia en hombres varía de 29% a 85%.

Otros sintomas incluyen alteraciones motoras y/o sensitivas de miembros inferiores. Dentro de los diagnósticos diferenciales se debe descartar un problema de tipo vascular además de hernia de disco y espondilolistesis, neoplasias y alteraciones abdominales y pelvicas.

Para el diagnóstico definitivo continua siendo estandar de oro el uso de una resonancia magnética y considerar el uso de otras técnicas en pacientes con limitación para llevar a cabo dicho estudio como el uso de mielografía.

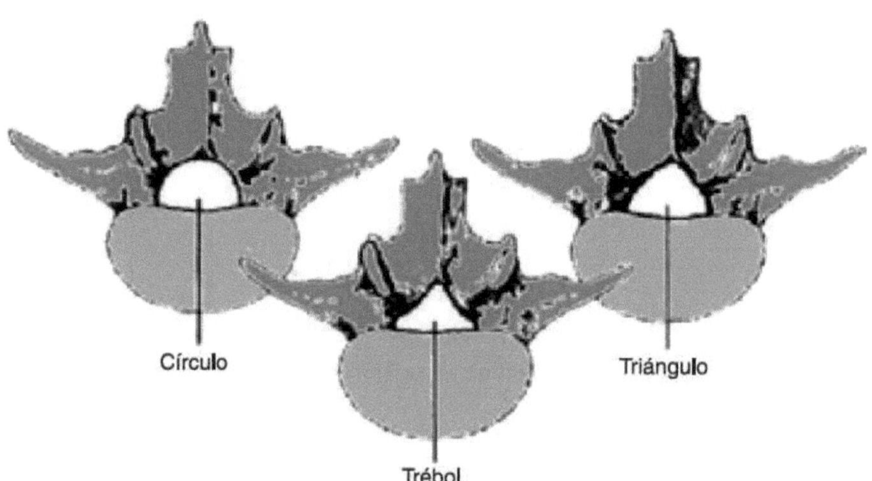

Estenosis primaria
Falla en el crecimiento normal del canal espinal
1. Defecto congénito que no sea estenosis congénita
   a. Disrafismo espinal
   b. Falla de la segmentación vertebral
   c. Estenosis intermitente
2. Desarrollada
   a. Errores en crecimiento óseo
      a.1. Acondroplasia
      a.2. Enfermedad de Morquio
      a.3. Exostosis hereditaria múltiple
   b. Idiopática
      b.1. Con hipertrofia ósea de cada arco vertebral
      b.2. En ausencia de hipertrofia
Estenosis secundaria
(Canal vertebral de dimensiones normales en un esqueleto maduro)
1. Estenosis degenerativa: siendo el más común osteófitos en facetas y en cuerpos
2. Espondilolistesis
      a. Ístmica de masa fibrosa
      b. Degenerativa canal central cerrado seguida de deslizamiento en faceta inferior
3. Postfusión[5]
      a. Al nivel de la fusión
      b. En niveles adyacentes a la fusión

3. Barón Zárate-Kalfópulos, MD., Samuel Romero Vargas, MD. Eduardo Otero Cámara, MD. Victor Correa Correa, MD. Alejandro Reyes-Sánchez MD. "Differences in pelvic parameters among Mexican, Caucasian, and Asian populations. J. Neurosurg Spine 2012 May; 16(5): 516-9.

Como se ha mencionado previamente sobre la importancia de los parámetros espinopélvicos en la patología degenerativa lumbar se debe recordar que dependiendo de la población estudiada los valores de dichos parámetros espinopélvicos pueden variar de una población a otra como se demostró en el presente trabajo donde el objetivo fue describir los parámetros pélvicos de nuestra población mexicana comparado con datos informados previamente para poblaciones caucásicas y asiáticas.

Mediante este estudio transversal que incluyó una población muestra de voluntarios mexicanos sanos, registrando la inclinación pélvica (PT), la pendiente sacra (SS), la incidencia pélvica (PI) y la lordosis lumbar (LL). Los datos se compararon con los publicados previamente para personas caucásicas y asiáticas. En total, 202 mexicanos (81 hombres y 121 mujeres; edad media 46.5 años, rango 18-85 años) se incluyeron. Hubo diferencias estadísticamente significativas entre el grupo de control mexicano y caucásico. Con respecto a PT (11.9° vs 15.78°, respectivamente) y PI (51.91° vs 56.68°, respectivamente). En comparación con el grupo asiático la población mostró diferencias estadísticamente significativas con relación al grupo mexicano en cuanto al PT (11.5° vs 15.78°), PI (47.8° frente a 56.68°) y SS (36.3° frente a 40.89°). La media de LL fue de 60.17° para el grupo mexicano, 52.3° para el grupo asiático y 61.3° para el grupo caucásico. Se encontró una diferencia significativa en LL entre los mexicanos y poblaciones asiáticas (p < 0.0001).

Concluyendo diferencias estadísticamente significativas en cuanto a los párametros espinopélvicos en diferentes grupos de población, que pueden atribuirse al origen étnico de los individuos.

TABLE 4: Pelvic parameters among the different ethnic groups

Pelvic Parameter	Mexican Mestizo*	Caucasian	p Value (vs Caucasian)	Asian	p Value (vs Asian)
PT	12.0°	11.99°	0.994	11.5°	0.695
SS	43.6°	39.92°	0.04†	36.3°	0.00†
PI	55.6°	51.91°	0.11	47.8°	0.00†
LL	63.8°	61.43°	0.278	52.3°	0.00†

* For this group, the mean age is 30 years.
† Statistically significant.

4. S. Romero-Vargas, B. Zárate-Kalfópulos, E. Otero-Cámara, L. Rosales-Olivarez, A. Alpízar-Aguirre, E. Morales-Hernández, A. Reyes-Sánchez, "The impact of body mass index and central obesity on the spino-pelvic parameters: A correlation study", Europe Spine Journal, April 2013, volume 22, issue 4, Pag. 878-882.

La obesidad es un problema epidémico cada vez de mayor proporción, la cual esta asociada a diversos transtornos musculoesqueléticos entre ellos su asociación con las enfermedades degenerativas de la columna lumbar. Sin embargo hasta la fecha no existe un respaldo entre la relación de la obesidad y su afectación de los parámetros espinopélvicos. Motivo por el cual el presente estudio se enfocó en demostrar el comportamiento mecánico del sistema espinopélvico, los parametros espinopélvicos, la lordosis lumbar y su alteración en relación a la índice de masa corporal (IMC) y la obesidad central. Este estudio transversal que incluyó 200 pacientes tomando en cuenta la LL, IP, PT y el SS y su relación con el IMC de los pacientes, encontrando que la obesidad no tenía una diferencia significativa comparando los grupos de obesidad y parámetros espinopélvicos vs no obesidad y parámetros espinopélvicos. Sin embargo a pesar de esto se observó que la obesidad si modifica los parámetros espinopélvicos levemente sin lograr ser significativo sobre todo la incidencia pélvica (P=0.078). Nos hace saber que la columna vertebral es ligeramnte diferente en pacientes con obesidad, sobrepeso y peso normal y esta relación merecere una atención futura.

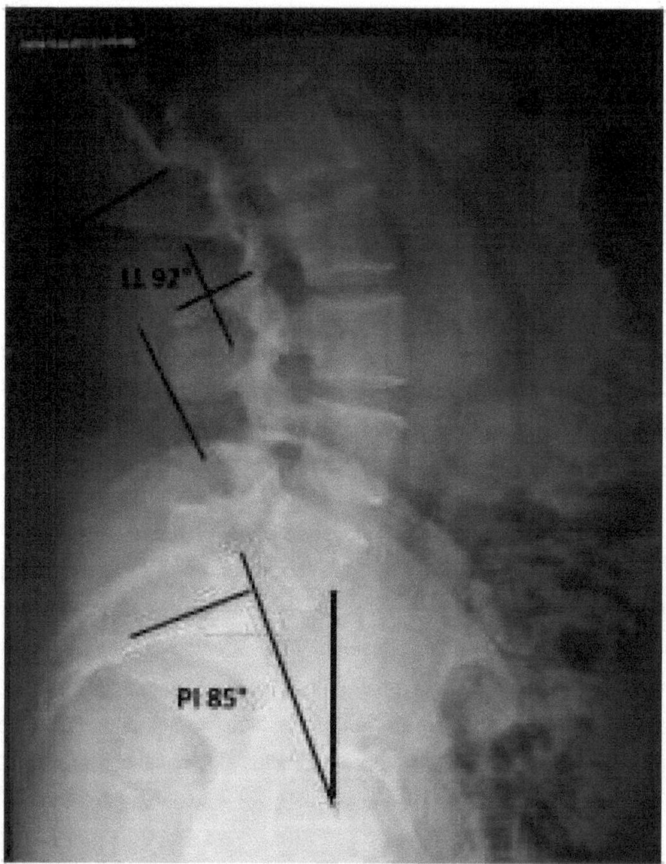

Fig. 2 X-ray of the lumbar spine of a patient with a BMI of 37. Higher values of pelvic incidence and lumbar lordosis are found compared with patients with BMI <25, PI 85°, SS 65°, PT 20°, and LL 92°

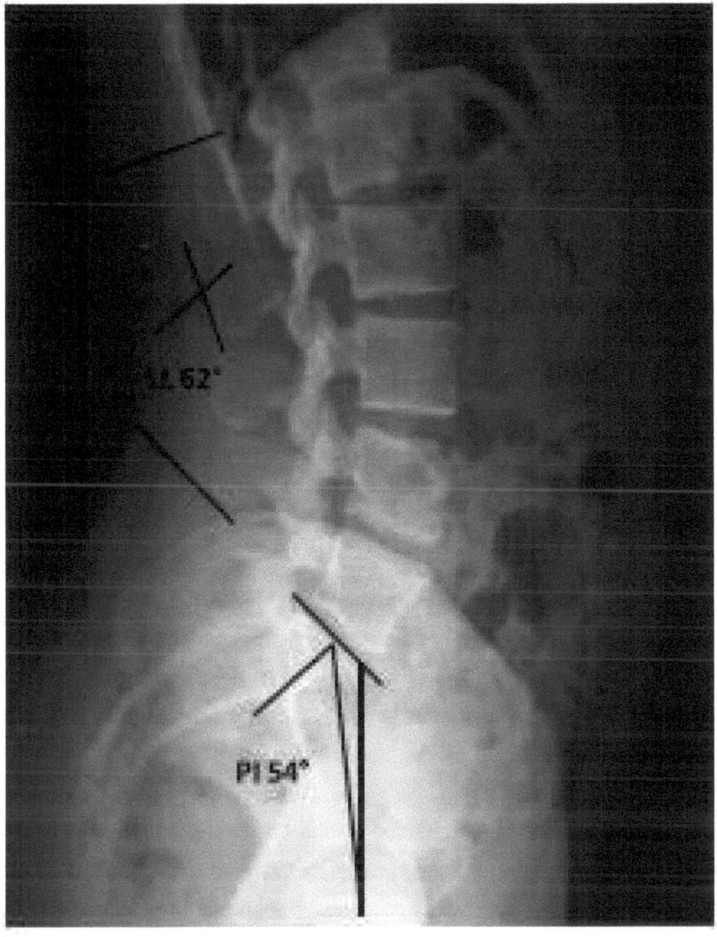

Fig. 1 Lateral X-ray of the lumbar spine of a patient with a BMI of
22, PI 54°, SS 46°, PT 8°, and LL 62°

5. **Alejandro Urban-Baeza, MD, Barón Zárate-Kalfópulos, MD, Smuel Romero-Vartas, MD, Claudia Obil-Chavarría, MD, Luis Brenes-Rojas MD, and Alejandro Reyes-Sánchez, MD, PhD. "Influence of depression symptoms on patient expectations and clinical outcomes in the surgical management of spinal stenosis", J. Neurosurgery Spine, 2015; 22: 75-79.**

La cirugía para la estenosis espinal lumbar es una opción para los pacientes que permanecen gravemente sintomáticos después de un curso de tratamiento conservador. Las características individuales de los pacientes están relacionadas con los resultados quirúrgicos para la estenosis espinal. Se han estudiado las expectativas de los pacientes para la estenosis lumbar.

La depresión y las condiciones dolorosas con frecuencia coexisten, estudios previos han demostrado que los síntomas depresivos se asocian con peores resultados después del tratamiento quirúrgico de pacientes con estenosis lumbar. Hasta donde sabemos, no hay información en la literatura sobre la influencia de los síntomas de depresión en las expectativas de los pacientes. Planteamos la hipótesis de que las expectativas del paciente pueden verse afectadas por los síntomas de depresión y, en consecuencia, afectarán los resultados clínicos. En este estudio de cohorte prospectivo, exploramos el papel de los síntomas de depresión en las expectativas de los pacientes y los resultados clínicos de la cirugía para los trastornos espinales lumbares degenerativos. Concluyendo que la cirugía para la estenosis espinal tiene un efecto de alivio sobre los síntomas de depresión preoperatoria en el seguimiento de 1 año. La persistencia de los síntomas depresivos después de la cirugía se correlaciona con peores resultados clínicos y una mayor tasa de expectativas no satisfechas. Las medidas de cribado para detectar y tratar los síntomas de depresión en el período perioperatorio podrían mejorar los resultados clínicos y la satisfacción del paciente.

TABLE 1. Comparative demographic data in patients with (Group 1) and without (Group 2) depressive symptoms

Factor	Group 1	Group 2
Total no. of patients	29	29
Sex (M/F)	13:16	15:14
Median ± SD age at surgery in yrs	57 ± 11	56 ± 10
Preop employment status		
Employed	41.37%	34.48%
Unemployed	58.6%	65.51%
Mean ± SD body mass index in kg/m^2	27 ± 4	28 ± 6
Regular exercise activity	10.34%	7.22%
Average surgical time in minutes	191	183
Average blood loss in ml	280	300
Average hospital stay in days	2.5	2.7
Dural sac tear	3	5

TABLE 2. Comparison of patients with (Group 1) and without (Group 2) persistent depression symptoms after surgery

Factor	No. (%) Group 1	No. (%) Group 2
No. of patients	15	43
Free of back pain (VAS 0)	9 (60)	20 (46)
Free of leg pain (VAS 0)	2 (13.3)	17 (40)
Moderate disability (ODI 21%–40%)	7 (47)	24 (56)
Severe back pain (VAS 8–10)	3 (20)	0 (0)
Severe leg pain (VAS 8–10)	6 (40)	1 (2.3)
Severe disability (ODI 61%–80%)	8 (53)	4 (9.3)

6. **Eibar Ernesto Cabrera-Aldana MD, Rafael de la Garza Ramos MD, Álvaro Zuluaga Gómez MD, Luis M. Rosales-Olivarez MD, Alejandro Reyes-Sánchez MD, "Multilevel thoracic ossification of the ligamentum flavum in a hispanic woman with achondroplasia", The Spine Journal on line Vol. 16, issue II (April 2016) e749-e750.**

En cuanto a la osificación del ligamento amarillo es poco común en la población no asiática, y su causa sigue siendo desconocida. La descompresión quirúrgica sigue siendo el tratamiento de elección para pacientes sintomáticos sobre todo la laminectomía amplia con estabilización la cual ha mostrado resultados favorables.

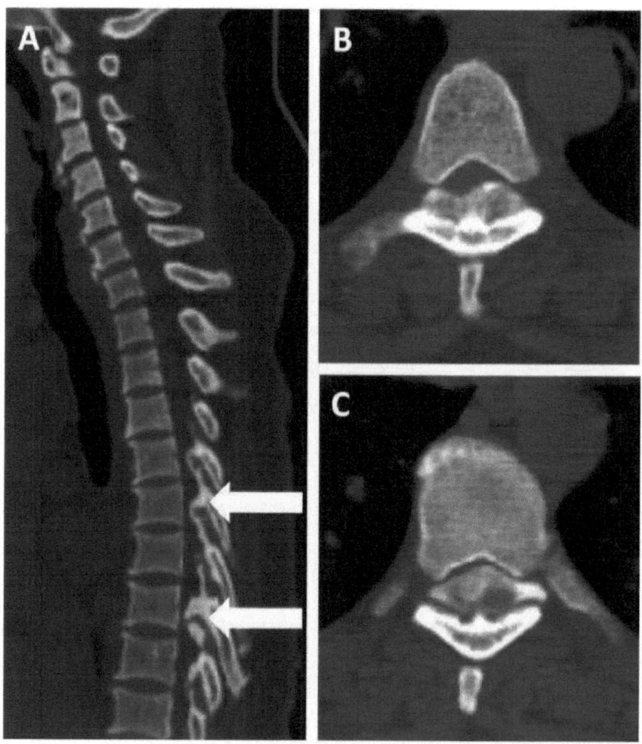

7. **Carla Lisette García Ramos, Alejandro Reyes Sánchez, "Alteration of pelvic parameters in adjacent segment degeneration", Coluna/Columna, 2018, 17 (2) 99-102.**

La enfermedad de segmento adayacente (ESA) se define como una degeneración discal que ocurre en los segmentos móviles suprayacente e infrayacente al segmento fusionado, ya que cuando se lleva a cabo una artrodesis, el centro de rotación del segmento fusionado se altera, incrementando el estrés en las facetas articulares móviles y el disco suprayacente e infrayacente y un aumento de la presión intradiscal suprayacente un 45% después de la fusión espinal con su consecuente degeneración discal. Hay informes de cambios histopatológicos y bioquímicos nueve meses después de la cirugía por modificar los patrones de carga. Actualmente, la degeneración del segmento adyacente se considera el resultado de un proceso degenerativo y secundario a los cambios biomecánicos posteriores a la artrodesis del segmento adyacente inferior.

Utilizando criterios radiográficos y cambios en la RM, la incidencia de ESA fue del 8% - 100% (seguimiento 36 meses), mientras que utilizando criterios clínicos, se notificó una incidencia de 5.2 a 18.5% (44.8-164 meses) en pacientes sometidos a artrodesis. Los factores de riesgo para ESA son osteoporosis, edad mayor de 55 años, más de un segmento fusionado, cambios biomecánicos, cambios en la inclinación de la articulación facetaria, degeneración discal preexistente, canal lumbar estrecho, posmenopausia y obesidad. Las manifestaciones clínicas resultantes de estos cambios incluyen dolor lumbar, hernia de disco, estenosis, espondilolistesis y deformidad.

La degeneración del segmento adyacente no se ha asociado con cambios en los parámetros pélvicos. La inestabilidad espinal fue descrita por Panjabi como "la pérdida de la capacidad de la columna vertebral para mantener sus patrones de desplazamiento bajo cargas fisiológicas", una función que se mantiene gracias a la armonía de tres subsistemas: la columna vertebral, los músculos y la unidad de control neural. La coordinación de estos sistemas se evalúa indirectamente a través de los parámetros radiográficos, incluyendo los parámetros espinopélvicos que caracterizan la pelvis morfológica y funcionalmente. Estos parámetros son:

• Incidencia pélvica. Definido por la intersección de una línea trazada entre las cabezas femorales en el centro de la meseta sacra y una línea perpendicular al centro de la meseta sacra, este ángulo describe la relación entre el sacro y las cabezas femorales y es una constante morfológica. Los valores normales son 35°-85°.

• Inclinación pélvica. Este es el ángulo entre una línea vertical y una línea trazada desde el centro de las cabezas femorales hasta el centro de la meseta sacra superior.

• Pendiente sacra. Esto se refiere a la orientación de la meseta sacra en relación con una línea horizontal.

Parte del trabajo fue describir los cambios en los parametros espinopélvicos obtenidos después de la cirugía de columna lumbar. En nuestro análisis de este estudio prospectivo con un seguimiento de 12 meses encontramos: cuatro pacientes (8.8%, dos mujeres y dos hombres) con degeneración del segmento adyacente según los criterios y no se observó degeneración del segmento infrayacente, ni relación con los parámetros espinopélvicos. Concluyendo, la degeneración del segmento adyacente no se correlaciona con los parámetros espinopélvicos (Nivel de evidencia II; Estudios pronósticos. Investigación del efecto de características de un paciente sobre el desenlace de la enfermedad).

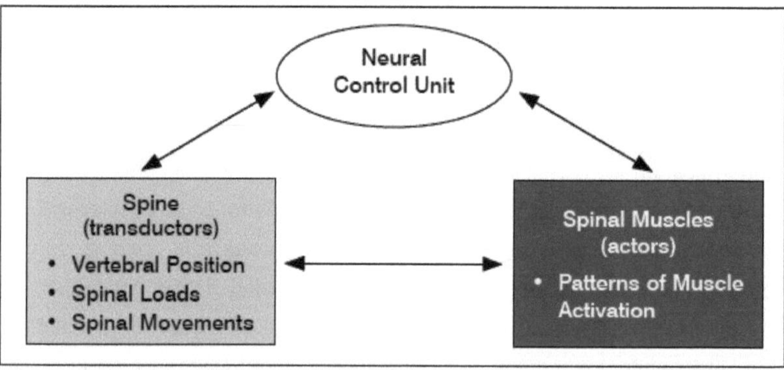

Figure 1. Spinal stability is maintained by these three systems, the failure of any of which causes spine pathologies[9].

8. Zárate-Kalfópulos B, Reyes-Tárrago F, Navarro-Aceves LA, García-Ramos CL, Reyes Sánchez AA, Alpízar Aguirre A, Rosales Olivarez LM, "Characteristics of spinovelvic sagittal alignment in lumbar degenerative disease", World Neurosurg. 126 E417-E421 June 2019. DOI 10.1016/j.wneu.2019.02.067.

Menciona la importancia del balance espinopélvico en las diferentes enfermedades degenerativas de la columna lumbar, comparando los parámetros espinopélvicos en las diferentes enfermedades degenerativas de la columna lumbar. A través de un estudio transversal que incluyó 213 pacientes; observando que en la espondilolistesis degenerativa lumbar hay una incidencia pélvica elevada y un aumento de la lordosis lumbar comparado con pacientes con estenosis espinal los cuales tienen una incidencia pélvica baja y una lordosis lumbar disminuida. Por lo tanto la incidencia pélvica juega un papel importante en la patología degenerativa de la columna lumbar.

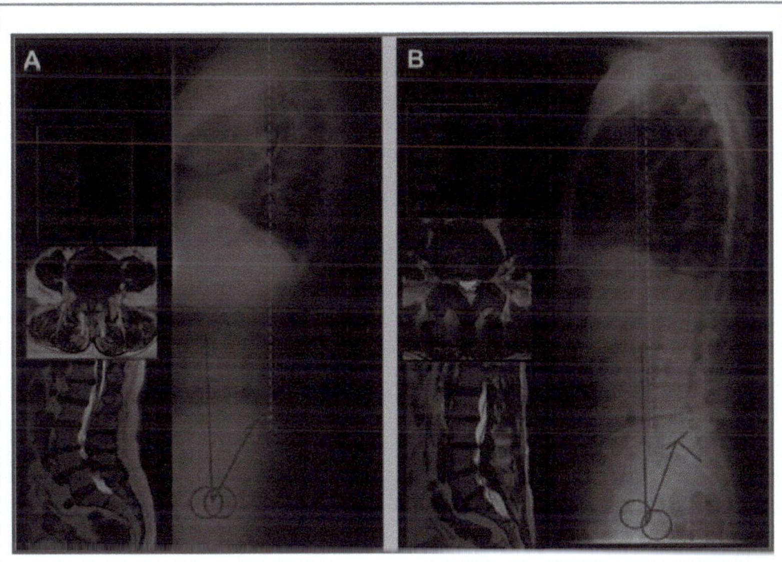

Figure 1. Typical spinopelvic sagittal alignments in degenerative spondylolisthesis (**A**) and spinal stenosis (**B**). A larger degree of pelvic incidence increases the sacral slope and lumbar lordosis in patients with degenerative spondylolisthesis. LL, lumbar lordosis; PI, pelvic incidence; PT, pelvic tilt; SS, sacral slope; SVA, sagittal vertical axis.

Table 2. Sagittal Vertebral Alignment Parameters in Patients with Degenerative Lumbar Diseases

Parameter	Degenerative Spondylolisthesis	Lytic Spondylolisthesis	Degenerative Disk Disease	Lumbar Spinal Stenosis
Age (mean)	64.7	61.8	60.5	61.4
Sex (%)				
Male	26.7	28.6	36.8	47.4
Female	73.3	71.4	63.2	52.6
Pelvic parameters (mean)				
Pelvic incidence	61.5*	56.7	58.8	55.8*
Sacral slope	39.5	34.1	39	38.1
Pelvic tilt	21.9	22.1	19.8	17.5
Lumbar lordosis	58.2	55.7	56	56
Thoracic kyphosis	33.8	33.8	30.9	35.5
Sagittal balance	23.4	23.4	10.8	30.9*

*$P < 0.05$.

9. **Reyes-Sánchez A, García-Ramos CI, Deras-Barrientos CM, Alpízar-Aguirre A, Rosales-Olivarez LM, Pichardo-Bahena R, "Ligamento amarillo en estenosis lumbar espinal, hernia de disco y espondilolistesis degenerativa. Una descripción histopatológica. Acta Ortopédica Mexicana 2019, 33 (5) Sept-Oct 308-313.**

Los cambios en el ligamento flavum (LF) relacionados con la degeneración son secundarios al proceso de envejecimiento o a la inestabilidad mecánica. Estudios anteriores han indicado que el LF con envejecimiento muestra pérdida de fibras elásticas y aumento del contenido de colágeno, la pérdida de elasticidad puede hacer que el LF se pliegue en el canal espinal, disminuyendo su espacio. En este estudio en el cual se incluyeron 67 pacientes operados de estenosis lumbar espinal (LSS), hernia de disco lumbar (LDH) y espondilolistesis degenerativa lumbar (LDS). Se obtuvieron muestras de LF de pacientes que tenían LSS, LDH y LDS. Se examinaron especímenes con respecto a metaplasia condroide, calsificación, fragmentación de fibras de colágeno, degeneración quística, apariencia fibrilar e hipercelularidad. Encontrando que los cambios histopatológicos más frecuentes fueron la hialinización y la fragmentación de las fibras de colágeno (34%), neovascularización en 40.3%, y la disposición irregular de las fibras elásticas es el cambio más frecuente con 56.7% del total de muestras. Existe una diferencia en la presencia de cambios en el LF de acuerdo con el diagnóstico, siendo estadísticamente significativo para la fragmentación de las fibras de colágeno (p = 0.045), la degeneración quística (p = 0.001), la apariencia fibrilar (p = 0.007) y la hipercelularidad (p = 0.005) todos ellos, siendo más frecuentes en el grupo LDS. El grupo LHD presentó fragmentación de las fibras de colágeno en 45.5% (p = 0.045) y la apariencia fibrilar en 4.5% (p = 0.009).

Por lo cual se llegó a la conclusión de que no hay evidencia de hipertrofia celular en los análisis histopatológicos, el engrosamiento del LF se puede ver por abultamiento del mismo, seguido de colapso del segmento de movimiento.

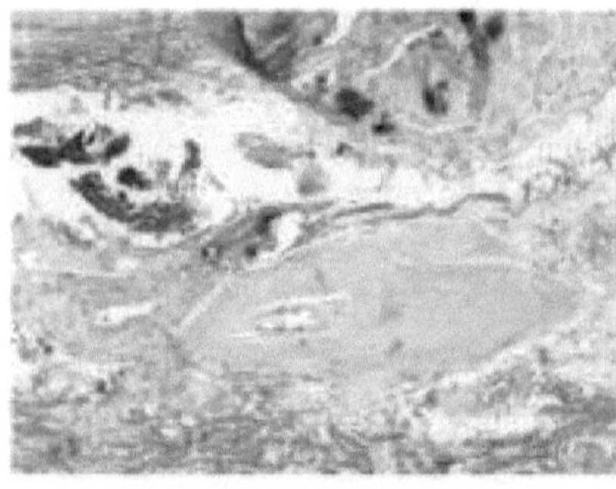

Figure 1: Immersed in the yellow ligament there is accentuation of the vascular pattern with. In this case with hyalinization of the vascular walls.

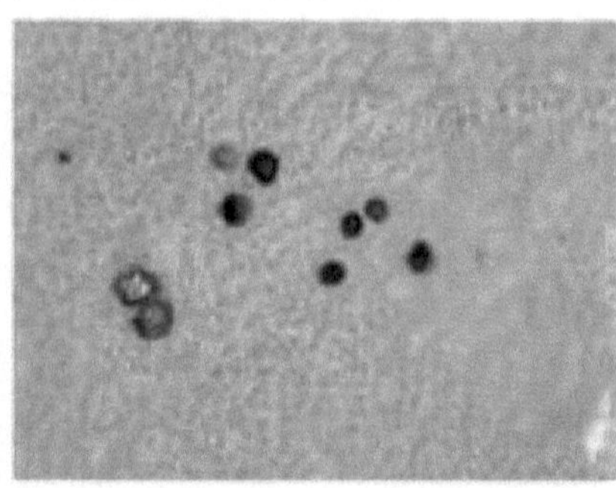

Figure 4: There are areas of calcification immersed in the elastic fibers, which are seen round, basophilic and concentric, which resemble bodies of psammoma.

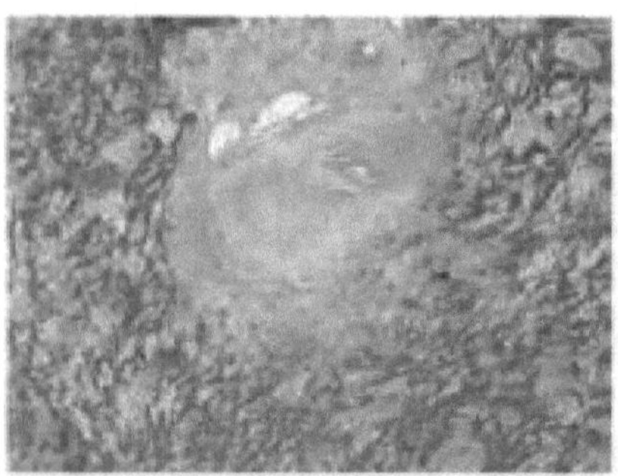

Figure 2: There are nodular areas of fibrosis with accentuation of the vascular pattern.

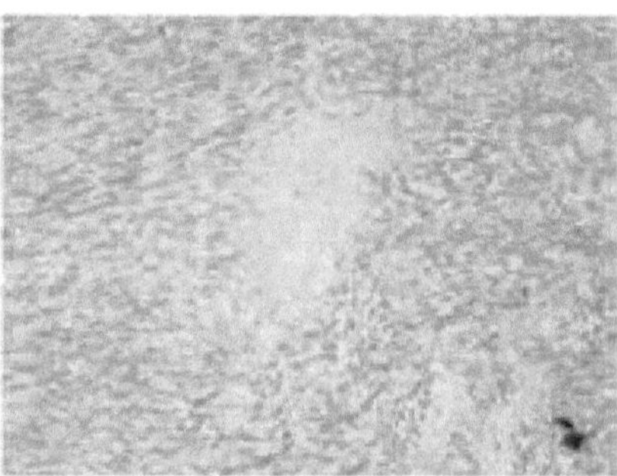

Figure 5: In the ligament flavum there are acellular basophilic amorphous nodular zones, which give them a hyalinized appearance.

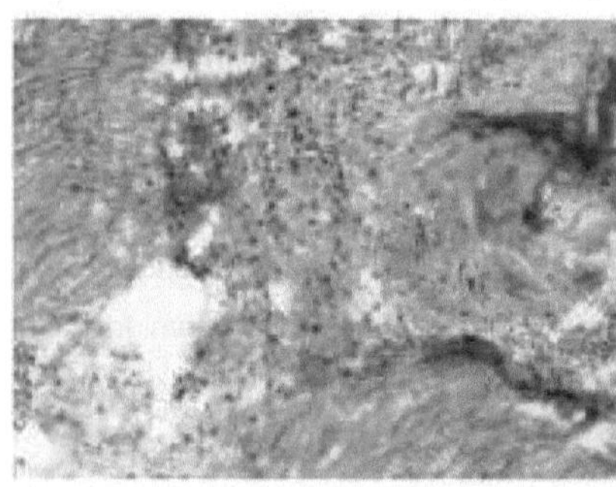

Figure 3: Areas of mononuclear inflammatory infiltrate associated with fragmentation of elastic fibers are observed.

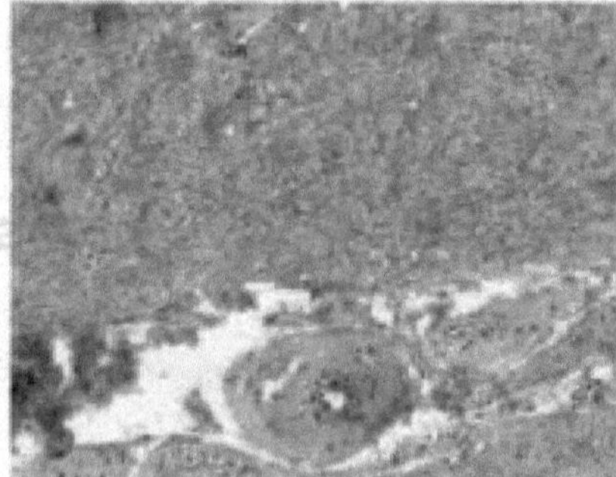

Figure 6: Areas with increased cellularity.

Table 1: Description of the sample.

Parameter	Diagnosis			Total	p
	Lumbar spinal stenosis	Lumbar disc herniation	Lumbar degenerative spondylolisthesis		
n (%)	39 (58.2)	22 (32.8)	6 (9)	67 (100)	
Age in years M (SD)	61.49 (12.60)	39.91 (11.15)	61.17 (9.45)	41.61 (8.95)	0.980
	%	(%)	(%)	(%)	
Group 1 (19-43 years)	0.0	4.5	0	4.5	
Group 2 (44-65 years)	47.8	28.4	7.5	83.6	
Group 3 (66-87 years)	10.4	0.0	1.5	11.9	
Gander Men	43.6	63.6	33.3	49.3	0.0001
Women	56.4	36.4	66.7	50.7	
Histopathological changes					
Chondroid metaplasia	25.6	22.7	16.7	65.0	0.881
Calcification	23.1	36.4	0.0	59.5	0.169
Fragmentation of collagen fibers	23.1	45.5	66.7	89.8	0.045
Cystic degeneration	2.6	0.0	33.3	35.9	0.001
Fibrillar appearance	10.3	4.5	50.0	64.8	0.009
Hypercellularity	0.0	0.0	16.7	16.7	0.006

On the top we observed distribution by group according to the age, we observed that 83.6% of the sample corresponds to the group between 44 and 65 years of age, the highest percentage in LDH group is in the youngest group (p = 0.0001) and analysis by gender. In the botton we described histopathological changes presented in the different groups; the LSS group has more prevalence of chondroid metaplasia; the LDH group has more prevalence of calcification; and the LDS group has more fragmentation of collagen fibers, cystic degeneration, fibrillar appearance and hypercellularity.

H. Síndrome de Columna Multioperada:

Alejandro A. Reyes-Sánchez

Dr. Alfonso González Martínez R.

"Equivocarse es humano, ocultar los errores una estupidez, no aprender de ellos es imperdonable"

Introducción:

El dolor lumbar es una de las principales causas de discapacidad en todo el mundo. La prevalencia estandarizada por edad en 2017 se estimó en el 7.5% y la prevalencia a lo largo de la vida puede ser tan alta como el 65-80%. En 2015, el dolor lumbar y cervical se consideró la cuarta causa principal de años de vida de discapacidad.

La prevalencia del síndrome de cirugía lumbar fallida se calcula que puede afectar potencialmente hasta al 20% de los pacientes que se han sometido a procedimientos de cirugía lumbar. Las cirugías lumbares, en particular las fijaciones con artrodesis, tienden a tener un mayor riesgo de desarrollar este síndrome.

En el servicio denominamos esta patología como Síndrome de Columna Multioperada, porque nos da la idea del conflicto al que nos enfrentamos, desde saber que la primera cirugía es la única oportunidad de obtener beneficio terapéutico y la segunda (llámese al momento de nuestra actuación) la última oportunidad de que el paciente quede asintomático o lo mejor posible. Por tal motivo tenemos en nuestra acción la idea de que se debe hacer el todo por el todo, es decir, actuar en lo que se dio como indicación quirúrgica, (en ocasiones sin indicación de cirugía) lo que se ocasionó con la cirugía realizada (mínima o abierta) y la prevención de lo que se originará con nuestra intervención.

Un concepto que se nos ha criticado es razonar que hay médicos no especialistas en las áreas de columna vertebral, que creyendo hacer un curso para operar discos, se mencionan como cirujanos de columna (Anestesiólogos, médicos generales, algólogos, etc.) y creando en ocasiones atrocidades por indicaciones erróneas de cirugía. Y publicamos hay Pseudocirujanos haciendo pseduocirugías. Siempre hay que recordar los tres conceptos básicos de actuación de nuestro servicio: No hay mejor cirugía que la que no se hace. No hay mejor cirujano que la naturaleza. Y no se operan imágenes se operan pacientes (síntomas y signos).

Por último un día escuchamos que la Resonancia Magnética es el peor enemigo de los discos lumbares, ya que ahora cualquier Lumbalgia con disco negro es indicación de cirugía, lo cual es falso y por demás causante de muchos de los pacientes afectados con el síndrome de columna Multioperada.

En este capítulo se abordarán los diferentes artículos publicados por parte de nuestro servicio de Cirugía de Columna del Instituto Nacional de Rehabilitación "Luis Guillermo Ibarra Ibarra". En donde podemos apreciar los diferentes enfoques dados a cada uno de ellos. Desde el primero publicado en 2003 al último que fue publicado en el 2015. Se trata en ellos la definición, el diagnóstico, la forma de manejo y recomendaciones por los autores para evitar o tratar esta patología generalmente derivada por una mala indicación o ejecución de la primera cirugía.

A continuación, se plasman los puntos más relevantes de estos 3 artículos.

Artículos Publicados

1. Rosales Olivarez LM, Miramontes Martínez V, Alpízar Aguirre A, Reyes-Sánchez A, "Síndrome de columna multioperada", Cir Ciruj 2007 75(1): enero-febrero:37-41.
2. Samuel Romero-Vargas, Claudia Obil-Chavarría, Barón Zárate-Kalfópulos, Luis Miguel Rosales-Olivarez, Armando Alpízar Aguirre, Alejandro Reyes-Sánchez, "Perfil del paciente con síndrome de columna multioperada en el Instituto Nacional de Rehabilitación análisis comparativo", Cirugía y Cirujanos 2015, 83 (2): 117-123
3. Reyes-Sánchez A., "Síndrome de columna multioperada", Bistre S., Araujo M., "Dolor, síntoma, síndrome y padecimiento". Azerta Comunicación Creativa, S.A. de C.V., México, marzo 2003; 110-111

Desarrollo:

1. **Rosales Olivarez LM, Miramontes Martínez V, Alpízar Aguirre A, Reyes-Sánchez A, "Síndrome de columna multioperada", Cir Ciruj 2007 75(1): enero-febrero:37-41.**

El Objetivo de este artículo fue dar a conocer la etiología y fisiopatología del padecimiento, haciendo conciencia de la seriedad de indicar y realizar una cirugía de columna vertebral.

Se define como el dolor lumbar y/o síndrome Neurológico (radicular) lumbar persistente, después de una o más cirugías que hayan intentado combatir un diagnóstico de alteración en el ámbito de la columna vertebral lumbar.

El desarrollo de técnicas denominadas de mínima invasión está aumentando la alteración, ya que se operan en forma, por demás innecesaria, cualquier tipo de enfermedad discal arguyendo que no se daña en forma importante la estabilidad; sin embargo cualquier cirugía altera a ésta y por tanto repercute en el pronóstico de nuestros pacientes.

Se considera que las siguientes son causas de la patología: error de diagnóstico, paciente inapropiado, error transoperatorio, complicación quirúrgica, error en la técnica, mala indicación y mala aplicación.

En este síndrome no es importante la presencia de síntomas o signos específicos, sino la persistencia de lumbalgia o radiculopatia posterior a una cirugía de columna lumbar. Lumbalgia: incapacitante, de tipo terebrante, que se exacerba con los cambios de postura, que disminuye con el reposo en cama, aumenta de pie y sentado y se acompaña de claudicación neurogénica en mayor o menor grado. Radiculopatía: con origen en el nivel operado, que habitualmente no es precisa en sus manifestaciones combinándose alteraciones sensitivas, motoras y de percepción propioceptiva.

- Es fundamental para el diagnóstico y establecimiento del tratamiento que se piense en las anomalías resultantes y no en la indicación de la primera cirugía. Para que así se planee de acuerdo con los problemas actuales y se prevengan los futuros.

- Si la última cirugía fue efectuada antes de 1 año, se recomienda realizar el tratamiento conservador, y si no mejora, realizar la cirugía al completarse el año; el 50% de los casos mejoran con 3 meses de rehabilitación bien efectuada.
- Los mejores resultados se obtienen en ciática y los peores en lumbalgia
- Cuando existe déficit neurológico, neurotensión positiva y evidencia de compresión discal, el resultado esperado es del 96%.

Se conlcuye que:

1- Tener conocimiento absoluto de la etiología para no omitir cualidades del diagnóstico es fundamental en el tratamiento.
2- Debemos evitar errores técnicos, que son la suma de pequeñas fallas que terminan en complicaciones quirúrgicas.
3- No hay enfermedades, hay enfermos. Paciente más patología es igual al tratamiento.
4- Artrodesis intersomática en listesis y pseudoartrosis.
5- La técnica quirúrgica no es aplicada a la enfermedad, sino adaptada a cada diagnóstico y a cada paciente.
6- Lesión posterior con disco sano: debe de realizarse discectomía pues puede ser la causa de lumbalgia.
7- En deformidad secundaria, se debe realizar doble abordaje(anterior y posterior con fijación y artrodesis.
8- Evite caer en las trampas de la mercadotecnia

2. **Samuel Romero-Vargas, Claudia Obil-Chavarría, Barón Zárate-Kalfópulos, Luis Miguel Rosales-Olivarez, Armando Alpízar Aguirre, Alejandro Reyes-Sánchez, "Perfil del paciente con síndrome de columna multioperada en el Instituto Nacional de Rehabilitación análisis comparativo", Cirugía y Cirujanos 2015, 83 (2): 117-123**

El objetivo de este artículo fue identificar las causas del Síndrome de Columna Multioperada en nuestra población y comparar el perfil de los pacientes con esta enfermedad tanto en pacientes cuya primera cirugía se realizó en un centro académico de referencia nacional vs un grupo de pacientes operados por primera vez en otros centros hospitalarios.

Es un estudio retrospectivo de 65 sujetos; 18 conformaron el grupo I (inicialmente operados en nuestra institución) y 47 pacientes el grupo II (operados en otro hospital). Se comparó su perfil demográfico, antecedentes, características clínicas y estado funcional. En el grupo I la mayoría de los casos fueron diagnosticados como estenosis lumbar (grupo I 44.4% vs grupo II 25.5%; p = 0.22), mientras que el diagnóstico de hernia discal fue el principal en el grupo II (grupo I 22.2% vs grupo II 61.7%; p = 0.001). La principal causa del síndrome en el grupo I fue error técnico (61.1%), mientras que para el grupo II esta etiología solo estuvo presente en el 6.3% (p=0.001). En este último grupo la principal causa fue el error diagnóstico (57.4%), contra ningún caso en el grupo de pacientes operados primariamente en nuestro hospital (p=0.001). El estado funcional preoperatorio entre los grupos y su recuperación en el periodo postoperatorio inmediato fue similar (p=0.68).

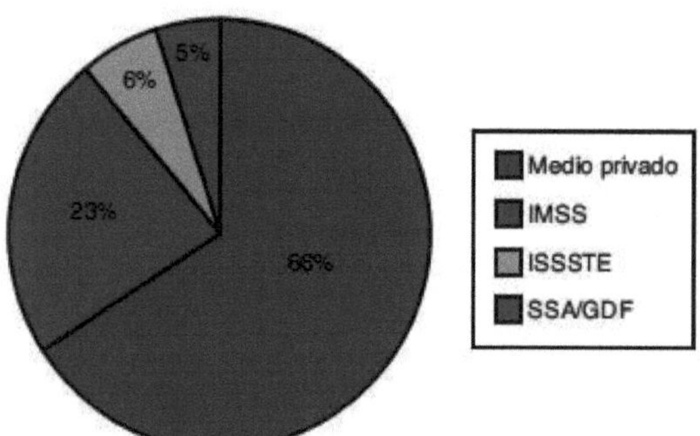

Figura 1   Pacientes del grupo II.
IMSS: Instituto Mexicano del Seguro Social; ISSSTE: Instituto de Seguridad y Servicios Sociales de los Trabajadores del Estado; SSA: Secretaría de Salud; GDF: Hospitales del Gobierno del DF.

Tabla 1 Factores predictivos en el pronóstico de cirugía de columna lumbar

Factores favorables	Factores desfavorables
Más de 6 meses de mejoría después de la cirugía previa	Menos de 6 meses de mejoría tras la cirugía previa
Dolor radicular más severo que el dolor lumbar o torácico	Presencia de fibrosis en la cirugía previa
Compresión radicular por disco o hueso	Radiología con evidencia de aracnoiditis
Correlación entre la clínica y técnicas de contraste	Perfil psicológico pobre
Déficit neurológico	Causa de litigio laboral o compensatorio
No existencia de litigio laboral o compensación	Operaciones múltiples previas
	Abuso de tóxicos o medicación previamente

Tabla 4 Comportamiento del estado funcional antes y después de la cirugía definitiva entre los grupos

Grado de discapacidad (Oswestry)	Grupo I		Grupo II	
	Prequirúrgico	Posquirúrgico	Prequirúrgico	Posquirúrgico
Mínima (0-20)	0	11 (62%)	0	35 (75%)
Moderada (21-40)	7 (39%)	6 (33%)	0	10 (21%)
Severa (41-50)	0	1 (5%)	21 (45%)	2 (4%)
Totalmente discapacitado (61-80)	10 (56%)	0	23 (49%)	0
Oswestry 80-100	1 (5%)	0	3 (6%)	0

Muestra la severidad en la afectación funcional preoperatoriamente en ambos grupos, así como su mejoría en el posquirúrgico inmediato de la cirugía definitiva.

Estos hallazgos enfatizan la necesidad de generar estrategias para prevenir el síndrome. Este análisis de las casusas más frecuentes de columna multioperada en relación con 2 formas distintas de estudiar y abordar al paciente puede orientarnos a enteder la eficacia clínica que se puede atribuir a la discusión de los casos de columna como equipo en la disminución y/o prevención del síndrome de columna fallida.

3. Reyes-Sánchez A., "Síndrome de columna multioperada", Bistre S., Araujo M., "Dolor, síntoma, síndrome y padecimiento". Azerta Comunicación Creativa, S.A. de C.V., México, marzo 2003; 110-111

Aunque el síndrome de columna multioperada es bien conocido e incluso temido por los cirujanos de columna, su génesis es multifactorial. Al analizar la etiología se observa que en general es de origen iatrogénico, descrito Reyes Sanchez en 2007.

Se evaluaron en forma prospectiva, observacional y lineal, 20 pacientes de un total de 313 cirugías efectuadas y de 4,500 consultas otorgadas. Se analizó edad, sexo, número de cirugías previas, diagnóstico previo a la primera cirugía, sintomatología principal para la última cirugía, tiempo quirúrgico, segmento involucrado, Oswestry preoperatorio y a los dos años, cirugía final, sangrado y sintomatología final, satisfacción, complicaciones y causa de la falla.

Los resultados fueron 16 mujeres y cuatro hombres, con edad promedio de 53.2 años; ocho pacientes con una cirugía previa; ocho con dos; tres con tres y uno con cuatro. La evaluación preoperatoria por escala de Oswestry fue mayor de 60% en 12 pacientes y a los dos años, menor de 20% en once. A pesar de la sintomatología persistente en casi todos los pacientes y de las complicaciones, el índice de satisfacción fue de 100%.

Al evaluar los casos se encontró que la causa fue mala indicación en tres; mala indicación aunada a error en la técnica en 10 y error en la técnica en siete.

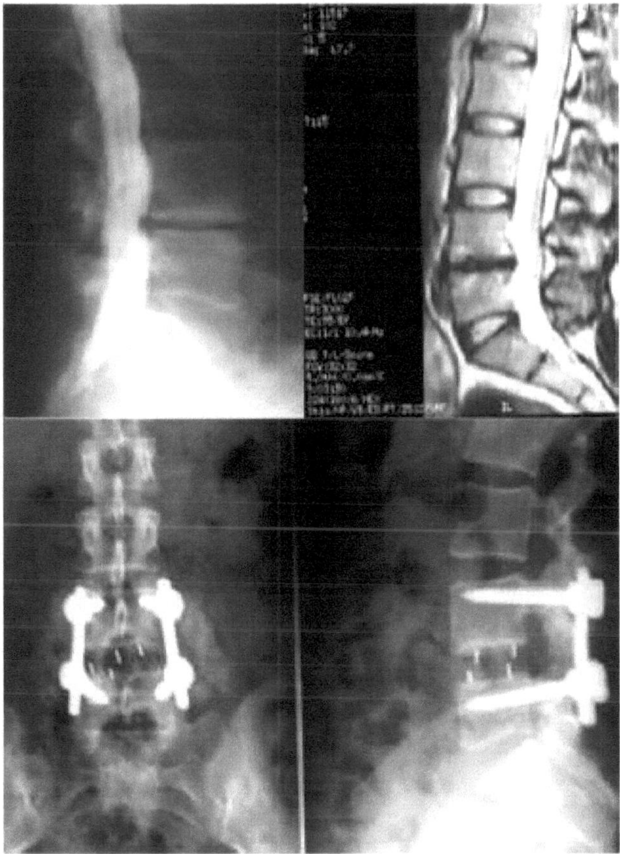

Figura 1. Mujer de 38 años de edad, operada dos años antes con discectomía percutánea, dolor persistente, Oswestry 50 %, inestabilidad vertical. Resultado a dos años de seguimiento: asintomática con Oswestry de 10 %, consolidación completa.

Se concluye que en los pacientes el índice mujer-hombre fue de 4:1. La principal etiología inicial fue hernia discal lumbar con tratamiento de mínima invasion con dudosa indicación quirúrgica. Las principales causas del problema fueron mala indicación del tratamiento quirúrgico y mala técnica aplicada.

I. **Conducto Cervical Estrecho, Inestabilidad Cervical:**

Dra. Carla Lisette García Ramos

Dr. Daniel Santana López

"Utiliza las herramientas de la investigación para ser mejor profesional y mejor maestro. Cuando se realiza investigación, se enseña bien y se atiende mejor"

Introducción

La enfermedad degenerativa de la columna cervical abarca cambios estructurales y fisiológicos crónicos y progresivos principalmente en los componentes articulares de las vértebras. El inicio de la degeneración es en los discos intervertebrales, y se conoce como enfermedad degenerativa del disco, que comienza con fisuras discales radiales y circunferenciales, disminución de la altura del disco y colapso, acompañadas de sinovitis local y alteración de la función integral de la columna vertebral. Los cambios en la alineación sagital y la estabilidad axial generan tensión en las articulaciones facetarias, lo que resulta en anomalías de los discos, así como hipertrofia facetaria, formación de osteofitos, engrosamiento del ligamento amarillo e incluso subluxación. Las etapas crónicas de la enfermedad se caracterizan por la anquilosis de la columna cervical y el estrechamiento del conducto cervical, lo que puede causar compresión de la médula espinal, y mielopatía cervical degenerativa. Las manifestaciones clínicas de la espondilosis degenerativa y la estenosis de la columna cervical varían mucho según el estadio de la enfermedad. Por tal motivo, los pacientes pueden presentar variedad de síntomas y signos que van desde cambios radiológicos asintomáticos hasta dolor de cuello/brazo, rigidez en el cuello, alteraciones sensibles, atrofia muscular, reducción de la fuerza muscular en extremidades superiores, dolores de cabeza y disfunción de la médula espinal. El diagnóstico puede ser muy difícil debido a los diferentes grados de progresión de la enfermedad y las comorbilidades que la acompañan, que pueden afectar la evolución y el pronóstico de la enfermedad.

Aunque la degeneración del disco cervical es un fenómeno natural, relacionado con la edad, los estudios han encontrado factores distintos a la edad como son, la genética, el sexo, el sobrepeso, la obesidad, la aterosclerosis, la diabetes, la ocupación, los deportes de contacto, las cirugías previas, el tabaquismo y el consumo de alcohol. Incluso, diferencias socioculturales pueden modificar la percepción de las manifestaciones en diferentes regiones.

Se ha descrito la demografía y presentación de pacientes mexicanos con enfermedad degenerativa de la columna cervical. Nuestros resultados identifican características particulares de los pacientes con degeneración de la columna cervical, destacando una alta carga de enfermedad en Tándem Cervical y lumbar. En el servicio se ha determinado que la enfermedad discal degenerativa con estenosis radicular y o raquídea con diferentes grados de alteración sintomática, se debe denominar Conducto Cervical Estrecho, y por eso nuestras publicaciones se han referido a la patología como tal. Por otro lado se han establecido publicaciones en inestabilidad postraumática por esguince cervical y sobre todo en la patología de la unión occipitocervical.

Artículos Publicados

1. Álvarez GB, Granados SE, Reyes-Sánchez A, Campos GP, "Valor pronóstico de las lesiones secundarias de esguince cervical diagnosticadas por resonancia magnética", Rev Mex de Med Fix y Rehab 14(1), enero-marzo 2002, Pag. 20-25.

2. Alpízar Aguirre A, Lara Cano J, Rosales Olivarez LM, Miramontes Martínez V, Reyes-Sánchez A, "Tratamiento quirúrgico para la inestabilidad cráneo cervical. Trabajo de revisión", Acta Ortopédica Mex 2007; 21(4): Jul-Ago: 2004-211.

3. Alpízar Aguirre A, Lara Cano J, Rosales Olivarez LM, Miramontes Martínez V, Reyes-Sánchez A, "Resultado en el tratamiento quirúrgico de la inestabilidad atlantoaxoidea", Cir Ciruj 2009; 77(2): marzo-abril: 101-105.

4. Álvarez García B, Reyes-Sánchez A, "Esguince cervical. Propuesta de tratamiento", Acta Ortopédica Mexicana 2009; 23(2): Mar-Abr: 103-108.

5. Alpízar-Aguirre A, Solano Vargas JD, Zárate-Kalfópulos B, Rosales Olivarez LM, Sánchez-Bringas G, Reyes-Sánchez AA. "Resultados funcionales de la cirugía del conducto cervical estrecho", Acta Ortopédica Mexicana 2013; 27 (1): Ene-Feb: 4-8

6. Pedro Joachín-Hernández, Armando Alpízar Aguirre, Baron Zarate Kalfópulos, Luis Miguel Rosales Olivarez, Guadalupe Sánchez-Bringas, Alojandro Reyes-Sánchez, "Uso de caja Peek (poli-ether-ether-ketona) para el tratamiento de la

espondilosis cervical", Cirugía y Cirujanos Vol. 81, No. 4, julio-agosto 2013, Pag. 307-311

7. Alpízar-Aguirre A, Estrada-Gómez JA, Zárate-Kalfópulos B, Sánchez Bringas G, Rosales Olivarez LM, Reyes-Sánchez AA. "Estudio comparativo entre placa-injerto, caja-placa y caja de Peek en artrodesis de la columna cervical con conducto cervical estrecho", Acta Ortopédica Mexicana 2015, 29/1/Ene-Feb, 28-33

8. Barón Zárate-Kalfópulos MD, Walter Araos-Silva MD, Alejandro Reyes-Sánchez PHd, Luis Miguel Rosales-Olivarez MD, Armando Alpízar-Aguirre MD, Francisco López Meléndez MD, "Hybrid decompression and fixation technique for the treatment of multisegmental cercical spondylotic myelopathy", published on line Int. J. Spine Surg 2016;10:30

9. Alejandro Antonio Reyes-Sánchez, Luis Alberto Gameros Castañeda, Claudia Obil Chavarría, Armando Alpízar Aguirre, Barón Zárate Kalfópulos, Luis Miguel Rosales-Olivarez, "Resultado a 4 años de seguimiento del tratamiento del conducto cervical estrecho mediante corpectomía, malla de titanio y fijación anterior con placa", Cirugía y Cirujanos 2017; 85(5): 381-386

10. Reyes-Sánchez AA, Estrada –Gómez JA, Zárate-Kalfópulos B, García C, Alpízar-Aguirre A, Rosales-Olivarez LM, "Comparative study between Plate-Graff, Plate-Cage and PEEK cage in cervical spine fusión. Acta Ortopédica Mexicana 2018, 32 (4): Jul-Ago: 203-208.

11. García-Ramos CL, Mireles-Cano JN, Rosales-Olivarez LM, Alpízar-Aguirre A, Reyes-Sánchez A, Os Odontoideum. Presentación en edad adulta, Acta Ortopédica Mexicana, 2020 34(4) Jul-Ago 234-237

Desarrollo

1. **Álvarez GB, Granados SE, Reyes-Sánchez A, Campos GP, "Valor pronóstico de las lesiones secundarias de esguince cervical diagnosticadas por resonancia magnética", Rev Mex de Med Fix y Rehab 14(1), enero-marzo 2002, Pag. 20-25.**

El síndrome del latigazo involucra dos conceptos, el de esguice que es un mecanismo de energía de aceleración-desaceleración transferida al cuello y el término "latigazo" es utilizado para describir no solamente un mecanismo de lesión, sino también la lesión o síndrome asociado con dicho mecanismo en el cual se atribuyen lesiones a músculos y ligamentos de la región cervical. El estudio de Imagen por Resonancia Magnética se ha convertido en el estudio de elección para la evaluación de los pacientes con trauma de columna cervical. Ya que permite una visualización completa de la columna cervical en múltiples planos de orientación, nos permite la valoración de tejido blando (disco intervertebral, ligamentos, conducto medular, canal radicular, forámenes, complejo ligamentario posterior), determinar presencia de edema o hemorragia.

El objetivo del estudio fue determinar la efectividad de la resonancia magnética en la valoración de las lesiones cervicales secundarias a esguince.

Se trata de un diseño prospectivo, transversal, descriptivo y comparativo entre tres métodos diagnósticos. Se revisaron 42 pacientes de la consulta externa de rehabilitación y ortopedia con un mínimo de 4 semanas de evolución y sin límite de máximo, ambos sexos entre 18 y 42 años.

Resultados.

Sólo 25 completaron el protocolo, debido que cada paciente debía financiarse los gastos requeridos para cada estudio.

Fueron 19 mujeres (76%) y 6 hombres (24%), con un promedio de edad de 30 años (18-42 años); y con una mediana de tiempo de evolución de 3 meses (1-48 meses).

Teniendo como sintomatología predominante parestesias en manos, cervicalgia, dolor en hombros y cintura escapular.

De las placas de rayos X sólo 16% presentaron datos patológicos, mientras que la electromiografía en un 92% y la RM en un 88% de los casos.

Los niveles de mayor afección detectados electromiográficamente fueron C5 y C6, sin embargo 11 pacientes (47.8%) presentaron afección en tres niveles, 6 (26%) en dos niveles y los 6 pacientes restantes (26%) en un solo nivel.

Por IRM las lesiones más frecuentemente encontradas fueron hernias y abombamientos discales en igual proporción (40.9%), siendo también el nivel C5–C6 el sitio de mayor incidencia de lesión; 8 pacientes (72.7%) con un solo nivel de hernia de disco y 3 (27.3%) con dos niveles.

Hubo un reporte de siringomielia postraumática y un hallazgo de meningioma vs neurofibroma.

Figura 3. Frecuencia de signos y síntomas.

Signos y síntomas	Pacientes	%
Cefalea	22	18
Parestesia en manos	25	100
Cervicalgia	25	100
Dolor hombros y cintura escapular	25	100
Vértigo	14	56
Alteraciones visuales	3	12

Figura 4. Resultados de estudios anormales.

	RX		EMG		IRM	
	FC	%	FC	%	FC	%
Normal	2	84	2	8	3	12
Anormal	4	16	23	92	22	88

Figura 5. Nivel de lesión por electromiografía.

Nivel	Pacientes	%
C3	1	2.0
C4	3	5.8
C5	17	33.3
C6	17	33.3
C7	9	17.6
C8	4	78

Figura 6. Tipos de lesión por IRM.

Tipos de lesión	Frecuencia	%
Hernias de disco	9	40.9
Abombamientos	9	40.9
Meningioma *vs* neurofibroma	1	4.5
Siringomelia	1	4.5
Hernia y abombamiento	2	9

Conclusiones.

1) Las placas simples de rayos X no son de utilidad para la valoración integral de los pacientes con diagnóstico de esguince cervical con persistencia de sintomatología neurológica.

2) La IRM es el único método do imagen capaz de demostrar la existencia de lesiones secundarias al esguince cervical.

3) Por su alto costo la IRM debe ser precedida por el estudio de electromiografía, el cual es de menor costo, con mayor facilidad de realización, que proporciona datos que indican la necesidad de estudiar más a los pacientes con dicho diagnóstico.

4) Así mismo, la electromiografía debería ser realizada como estudio de rutina y ser reforzada por la IRM en caso de reportar datos patológicos.

2. Alpízar Aguirre A, Lara Cano J, Rosales Olivarez LM, Miramontes Martínez V, Reyes-Sánchez A, "Tratamiento quirúrgico para la inestabilidad cráneo cervical. Trabajo de revisión", Acta Ortopédica Mex 2007; 21(4): Jul-Ago: 2004-211.

El concepto de inestabilidad en la columna vertebral es aún controvertido. Variantes anatómicas, biomecánicas, clínicas y radiográficas intervienen y dificultan su definición. En fracturas y padecimientos degenerativos existen bases firmes para su diagnóstico, sin embargo la inestabilidad pura de la columna aún se encuentra en estudio.

Ésta se puede definir como una movilidad aumentada más allá de los límites fisiológicos de una vértebra sobre la otra, al menos en uno de los tres planos de movimiento de la columna el eje x (flexión-extensión), el eje y (rotación) y el eje z (movimiento lateral). La causa más común de inestabilidad de la columna vertebral superior (atlas, axis y C3), es de tipo traumático aunque también existen otras afecciones de tipo degenerativo, metabólico y neoplásico que pueden ocasionarla.

En el caso de la región craneocervical su comprensión se vuelve más difícil, al tratarse de una anatomía y fisiología más compleja y con mayor movilidad.

Para su tratamiento quirúrgico pueden ser usados los abordajes anterior y posterior. La estabilización occipitocervical o atlantoaxial logra mejor resultado, usando el abordaje posterior ya que el anterior tiene limitaciones. Por ejemplo, el abordaje transoral con injerto óseo resiste la compresión pero no provee una fijación satisfactoria inmediata y tiene riesgo de infección.

La selección de un abordaje quirúrgico deberá ser considerada según la condición médica del paciente, los niveles específicos de la columna involucrados, la extensión del compromiso neurológico, las anormalidades radiológicas y la patología individual.

Los objetivos de la cirugía se logran realizando una adecuada alineación anatómica, asegurando la protección de los elementos neurales y obteniendo una adecuada estabilización de la columna, preservando la mayor movilidad de los segmentos vertebrales posible.

Tabla 1. Técnicas quirúrgicas para fijación de la unión craneovertebral.

I. Estabilización atlantoaxial.

Abordajes anteriores.
    1. Transoral con injerto óseo.
    2. Fijación anterior facetaria con tornillo en C1-C2.
    3. Fijación con tornillo de la odontoides.
B. Abordajes posteriores.
    1. Alambrado de C1-C2 con injerto óseo.
        a. Fusión interespinosa.
        b. Fusión de Brooks.
        c. Fusión de Gallie.
    2. Tornillos en las facetas posteriores de C1-C2.
    3. Grapas de Halifax en C1-C2

II. Estabilización occipitocervical.

    1. Alambre con injerto óseo.
    2. Pin de Steinmann, barra metálica.
    3. Placa y tornillo occipitocervical.

3. **Alpízar Aguirre A, Lara Cano J, Rosales Olivarez LM, Miramontes Martínez V, Reyes-Sánchez A, "Resultado en el tratamiento quirúrgico de la inestabilidad atlantoaxoidea", Cir Ciruj 2009; 77(2): marzo-abril: 101-105.**

La inestabilidad de la columna cervical puede definirse como una movilidad aumentada más allá de los límites fisiológicos de una vértebra sobre la otra, al menos en uno de los tres planos de movimiento de la columna el eje x (flexión-extensión), el eje y (rotación) y el eje z (movimiento lateral). La causa más común de inestabilidad de la columna vertebral superior (atlas, axis y C3), es de tipo traumático aunque también existen otras afecciones de tipo degenerativo, metabólico y neoplásico que pueden ocasionarla.

El objetivo de este trabajo es conocer la estadística en la atención de inestabilidad craneocervical en pacientes atendidos en el Instituto Nacional de Rehabilitación entre enero de 1993 y mayo de 2002, para determinar edad y sexo más frecuentes, momento de fijación del complejo craneocervical, escalas funcionales preoperatorias y posoperatorias, método e instrumentación empleados, etiología y complicaciones.

Se realizó un estudio retrospectivo, longitudinal, observacional y descriptivo, de intervención deliberada, en pacientes con cirugía por inestabilidad atlantoaxoidea, de enero de 1993 a mayo de 2002, con un seguimiento mínimo de cinco años.

Resultados.

Se evaluaron 11 pacientes con edades de 25 a 75 años, media de 56 años. El sexo predominante fue el femenino. La etiología fue iatrogénica en 6 casos, 4 por artritis reumatoide y 1 postraumática.

Los síntomas predominantes fueron paresias y dolor, con 10 y 6 casos, respectivamente; los que menos se presentaron, disestesia y mareos.

En las radiografías, 7 pacientes presentaron luxación atlantoaxial; subluxación atlantoaxial y patología en odontoides en 2 casos, respectivamente.

En todos los pacientes se realizó fusión occipitocervical con resección del arco posterior de C1, fijando hasta C3 en nueve y hasta C4 en dos.

El déficit neurológico según la escala de Ranawat antes de la cirugía correspondió a grado II en ocho pacientes, grado IIIA en dos y grado III en uno. En el posoperatorio, grado I en ocho y grado II en dos y grado IIIA en uno, lo que indicó que ocho pacientes presentaron mejoría posoperatoria, dos permanecieron igual y uno empeoró.

En cuanto a las complicaciones propiamente relacionadas con el procedimiento quirúrgico, 1 caso con lesión vascular a la arteria espinal posterior derecha, 1 con hematoma del lecho quirúrgico posoperatorio y otro con dehiscencia de la herida quirúrgica; el primero de los dos últimos fue resuelto con ligadura sin repercusión y el otro con desbridamiento quirúrgico de un tiempo y antibióticos.

Conclusiones.

La edad media de nuestra serie fue discretamente menor respecto a la indicada en la literatura; el sexo predominante correspondió a lo informado en la literatura. Existió mejoría en ocho de los 11 pacientes, como en otras series. La mayor incidencia se observó entre los 30 y 64 años. La actividad ocupacional con mayor frecuencia fue la del hogar. El déficit neurológico según la escala de Ranawat mejoró en 72% de los pacientes.

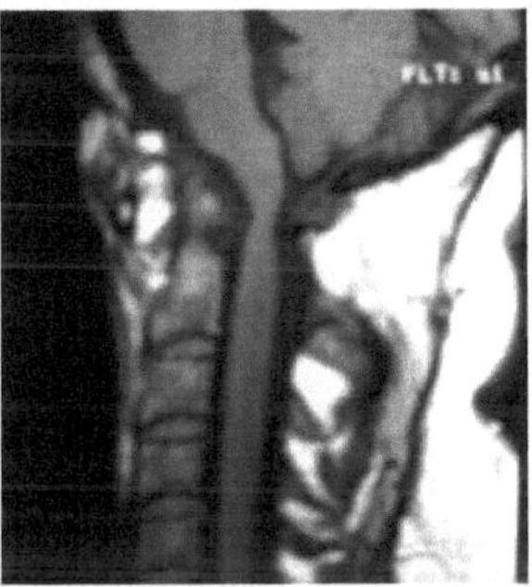

Figura 1. Resonancia magnética de columna cervical en corte sagital; se aprecia subluxación odontoidea vertical que provoca compresión del tronco encefálico secundaria a la formación de pannus en C1-C2.

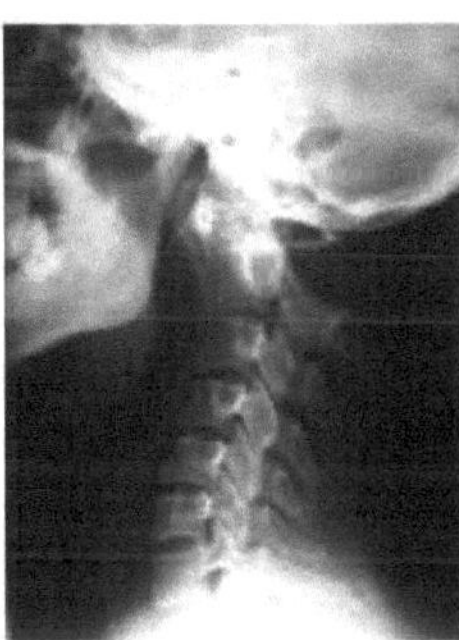

Figura 2. Rayos X simple en proyección lateral de la columna cervical que muestra luxación de C2 que condiciona inestabilidad C1-C2.

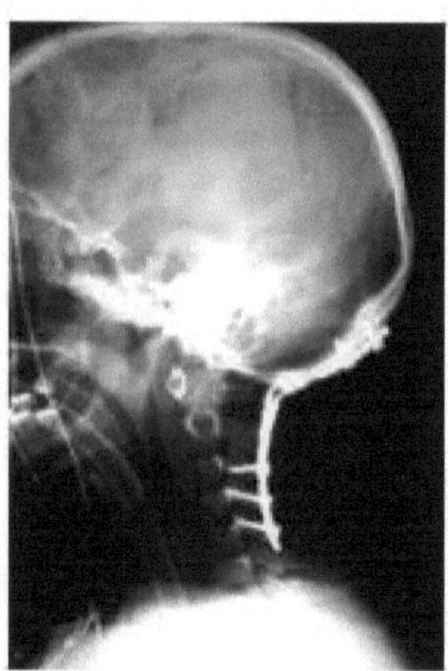

Figura 3. Fijación occipitocervical mediante placa de reconstrucción con reducción completa.

4. Álvarez García B, Reyes-Sánchez A, "Esguince cervical. Propuesta de tratamiento", Acta Ortopédica Mexicana 2009; 23(2): Mar-Abr: 103-108.

El término latigazo fue sugerido inicialmente por Harold Crowe en 1928, el cual es controvertido, porque la interpretación o aceptación de su definición no es universal, siendo nombrado como esguince y aceptado generalmente, por lo que el término latigazo es utilizado para describir no solamente un mecanismo de lesión, sino también la lesión misma, las diversas manifestaciones clínicas como consecuencia de la lesión y los signos y síntomas denominados síndrome de latigazo (Whiplash Syndrome). En 1995, la Quebec Task Force (QTF) on Whiplash Associated Disorders (WAD) adoptó la siguiente definición de latigazo: mecanismo de aceleración y desaceleración de energía transferida al cuello. Puede ser el resultado de un accidente de automóvil por colisión trasera o lateral, pero puede ocurrir también al bucear o en otra clase de accidentes. El impacto

240

puede provocar lesiones óseas o de partes blandas (lesión del latigazo), que a su vez pueden producir diferentes manifestaciones clínicas denominadas trastornos asociados al latigazo (TAL).

Las lesiones por latigazo son las más comunes asociadas al trauma cervical, de las más incapacitantes y con consecuencias económicas importantes.

Los factores biomecánicos para desarrollar síntomas crónicos por una lesión de este tipo son aún poco entendidos.

El esguince cervical es una patología frecuente, debido a lesiones de músculos y ligamentos de la región cervical, debido a la falta de evidencia de lesión de las estructuras óseas y del sistema nervioso, provoca elevadas pérdidas económicas anualmente en las grandes ciudades. Puede provocar una lesión secundaria, que puede ser una siringomielia cervical postraumática, lesión de ligamentos, escalonamiento de cuerpos vertebrales, derrames interespinosos, hernias de disco, etc. El nivel más comúnmente afectado es C5 – C6, seguido por C6 – C7 y C4 – C5.

En el diagnóstico, los rayos X tienen una baja sensibilidad comparada con la detección de cambios por imagen de la resonancia magnética (IRM). El estudio de electroneurofisiología es un estudio que debe considerarse de rutina y en el caso de resultar con alteraciones reforzar con la IRM que es el estudio de elección para evaluar la patología de la columna cervical.

Desafortunadamente, los tratamientos de rehabilitación no han sido científicamente evaluados por lo que hay poco soporte y evidencia de los beneficios y efectividad obtenidos de dichos tratamientos y por lo tanto no se puede establecer una conclusión. Siendo importante mencionar que el tratamiento puede llegar a ser quirúrgico.

Tabla 1. Clasificación Quebec task force de trastornos asociados al latigazo (WAD).	
Grado	Presentación clínica
0	No síntomas cervicales, ni signos físicos
1	Síntomas cervicales (como dolor, sensibilidad y rigidez), pero no signos físicos
2	Síntomas cervicales y signos musculoesqueléticos (como una menor amplitud de movimiento o debilidad muscular)
3	Síntomas cervicales y signos neurológicos (como déficit sensorial, disminución o ausencia de reflejos tendinosos profundos y debilidad)
4	Síntomas cervicales y fractura o luxación

5. **Alpízar-Aguirre A, Solano Vargas JD, Zárate-Kalfópulos B, Rosales Olivarez LM, Sánchez-Bringas G, Reyes-Sánchez AA. "Resultados funcionales de la cirugía del conducto cervical estrecho", Acta Ortopédica Mexicana 2013; 27 (1): Ene-Feb: 4-8**

El conducto cervical estrecho es la estenosis del espacio intrarraquídeo o de los forámenes intervertebrales en diferentes niveles anatómicos, esto secundario a procesos patológicos de los elementos vertebrales. La incidencia en la población general se reporta entre 1.07-3.5 casos por cada 1,000 habitantes y una prevalencia de 3.5 por 1,000 habitantes, con un pico de incidencia en la sexta década de vida. El dolor cervical es lo que se presenta más frecuentemente. Se recurre al manejo quirúrgico cuando existe falla en el manejo conservador. Los abordajes utilizados con más frecuencia son anteriores y posteriores y las opciones quirúrgicas derivadas de estos abordajes son: discectomía cervical anterior más fusión, corporectomía anterior más fusión, laminoplastía, laminectomía y artroplastía.

El objetivo del estudio es evidenciar los resultados funcionales postquirúrgicos obtenidos según el índice de discapacidad cervical y la escala de Nurick. Además de mostrar resultados en cuanto a sexo, edad, niveles afectados y tipo de cirugía realizada en nuestro centro, del cual no tenemos información.

Se realizó un estudio ambispectivo realizado en 195 pacientes con diagnóstico de conducto cervical estrecho que requirieron tratamiento quirúrgico en nuestro hospital desde enero de 1995 a enero de 2007. Se les aplicó el cuestionario de índice de discapacidad cervical y la escala de Nurick. Se aplicó estadística descriptiva con medidas de frecuencia y porcentaje.
Resultados.

Se realizó la revisión del archivo electrónico del Instituto Nacional de Reha- bilitación desde el 1 enero de 1995 hasta el 31 diciembre de 2007 donde se revisaron 195 pacientes operados por conducto cervical estrecho, donde solo 70 pacientes cumplieron los criterios de selección.

Existe un predominio de incidencia del sexo femenino, el cual es acorde con lo descrito en la bibliografía mundial. Se evidencia un incremento en la incidencia de la patología descrita en el grupo de 46 a 55 años, seguido de cerca por el grupo de 56 a 65 años; a su vez se evidencia un menor índice en los pacientes muy jóvenes (<45 años) y en los más seniles (>76 años).

Los procedimientos de discectomías más fusión se encontraron a la cabeza de forma notoria, seguidos por las corporectomías más fusión, siendo éstos los procedimientos descritos en la literatura mundial como los más ampliamente realizados.

El nivel de mayor afección fue C5-C6, seguido de C4-C5. Ambos en conjunto comprenden el 70% de los niveles afectados.

Se observó una mejoría significativa en el índice de discapacidad cervical por dolor y en la escala de Nurick.

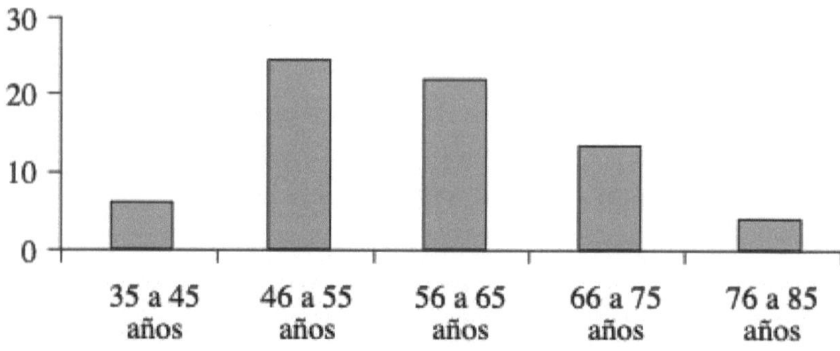

Figura 2. Comportamiento de los grupos de edad en pacientes con conducto cervical estrecho.

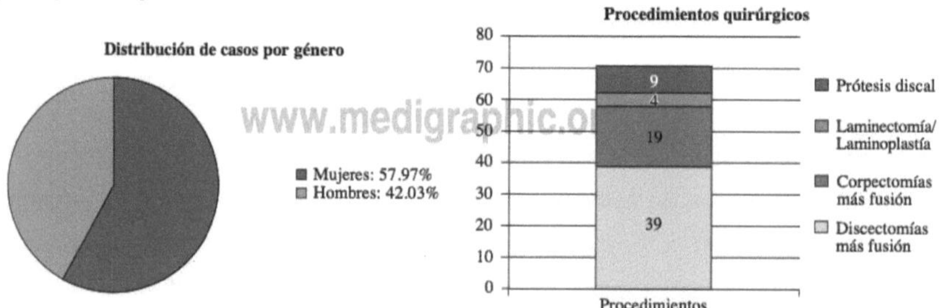

Figura 1. Porcentaje de pacientes por género con conducto cervical estrecho.

Figura 3. Frecuencia de procedimientos quirúrgicos realizados.

Conclusión.

De acuerdo con la literatura mundial, los pacientes con conducto cervical estrecho presentan una edad promedio de 57.2 años y los niveles más comprometidos fueron C4-C5 y C5-C6. La mejoría fue evidente según el índice de discapacidad cervical y la escala de Nurick.

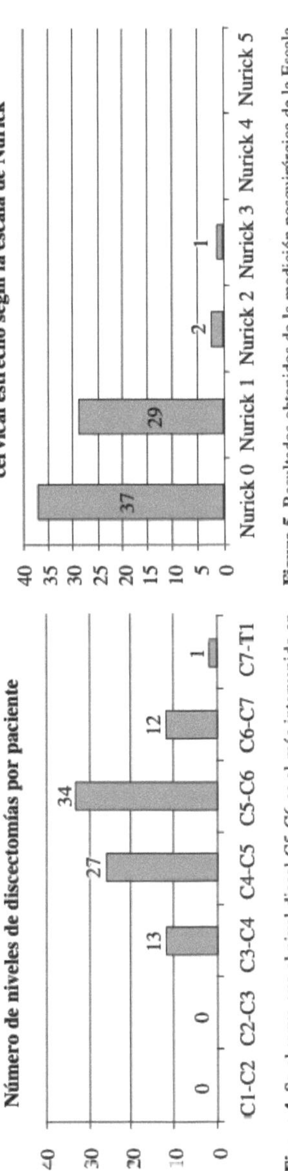

Figura 5. Resultados obtenidos de la medición posquirúrgica de la Escala de Nurick.

Figura 4. Se observa que el nivel discal C5-C6 es el más intervenido en pacientes con conducto cervical estrecho.

6.   **Pedro Joachín-Hernández, Armando Alpízar Aguirre, Barón Zárate Kalfópulos, Luis Miguel Rosales Olivarez, Guadalupe Sánchez-Bringas, Alejandro Reyes-Sánchez, "Uso de caja Peek (poli-ether-ether-ketona) para el tratamiento de la espondilosis cervical", Cirugía y Cirujanos Vol. 81, No. 4, julio-agosto 2013, Pag. 307-311**

La descompresión y artrodesis con autoinjerto es el patrón de referencia para el tratamiento del conducto cervical estrecho. El uso de cajas de PEEK polímero no reabsorbible, con elasticidad similar al hueso, radiolúcido, y mismo grado de fusión reduce la morbilidad.

Los objetivos específicos de la investigación fueron: 1) demostrar la capacidad de la caja PEEK para favorecer la artrodesis, lordosis cervical y mantener la altura del espacio intervertebral; 2) evaluar la efectividad en relación con el dolor, medido con la escala visual análoga (EVA) del dolor, y la funcionalidad mediante el índice de discapacidad cervical, medición del tiempo quirúrgico, sangrado transoperatorio y estancia hospitalaria y 3) evaluar la seguridad en términos de complicaciones (pseudoartrosis, hundimiento de la caja, migración de la caja, pérdida de la lordosis, disfagia, etc.), y comparar los resultados con los existentes en la bibliografía.

245

Se trata de un estudio de serie de casos, prospectivo, longitudinal, de intervención deliberada, evaluación en grupo antes y después, seguimiento a dos años. Discoidectomía y colocación de caja de PEEK con injerto autólogo. Se evaluaron artrodesis, lordosis cervical, altura del espacio intervertebral, dolor mediante escala visual análoga, índice de discapacidad cervical, tiempo quirúrgico, sangrado transoperatorio, estancia intrahospitalaria y complicaciones.

Resultados.

17 pacientes estudiados, 9 (53%) eran del sexo femenino. La edad promedio 62 años. Sangrado promedio de 187 mL. El nivel más afectado fue C5-C6, C6-C7 en cinco pacientes. Se encontró fusión al 100% sin hundimiento ni migración de la caja, altura del espacio conservada, pero no se conservó la lordosis segmentaria. Mejoría clínica en todos los pacientes y del índice de discapacidad.

Cuadro I. Variables radiológicas

	Altura intervertebral anterior	Altura intervertebral posterior
Pre operatorio		
Promedio	4.11	2.6
D.E.	1.49	1.56
1 año		
Promedio	7.23	5.52
D.E.	1.92	1.36
2 años		5.35
Promedio	7.11	1.32
D.E.	1.86	

D.E.: desviación estándar

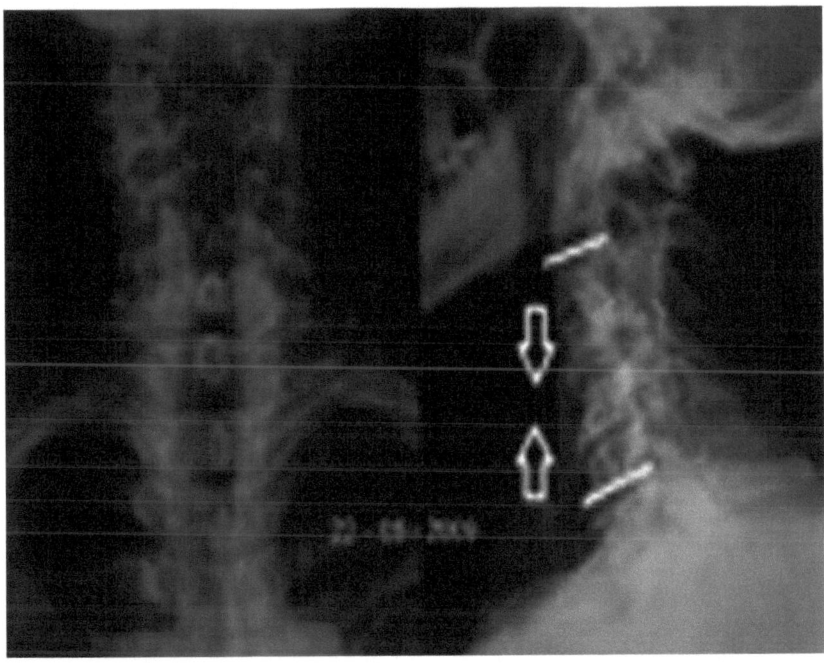

Figura 1. Estudios preoperatorios, paciente masculino de 72 años de edad, con síntomas de dolor y neurológica de mielopatía grado I, con inestabilidad axial en C5-C6 y C6-C7, con listesis en C4-C5.

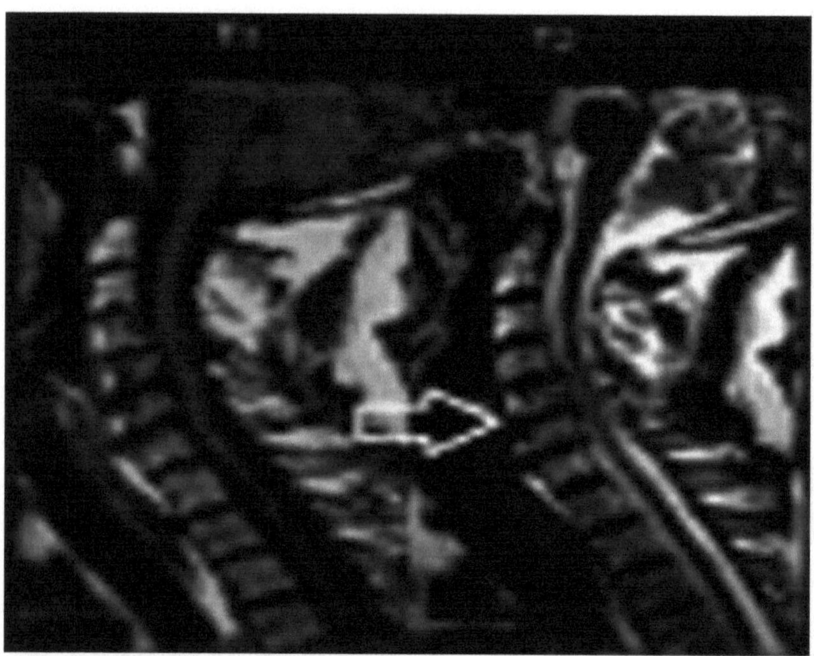

Figura 2. Resonancia magnética preoperatoria del mismo paciente, con compresión a nivel de C5-C6, listesis corroborada en C4-C5 con compresión de la medula espinal, y se observa incluso líquido cefalorraquídeo en C6-C7.

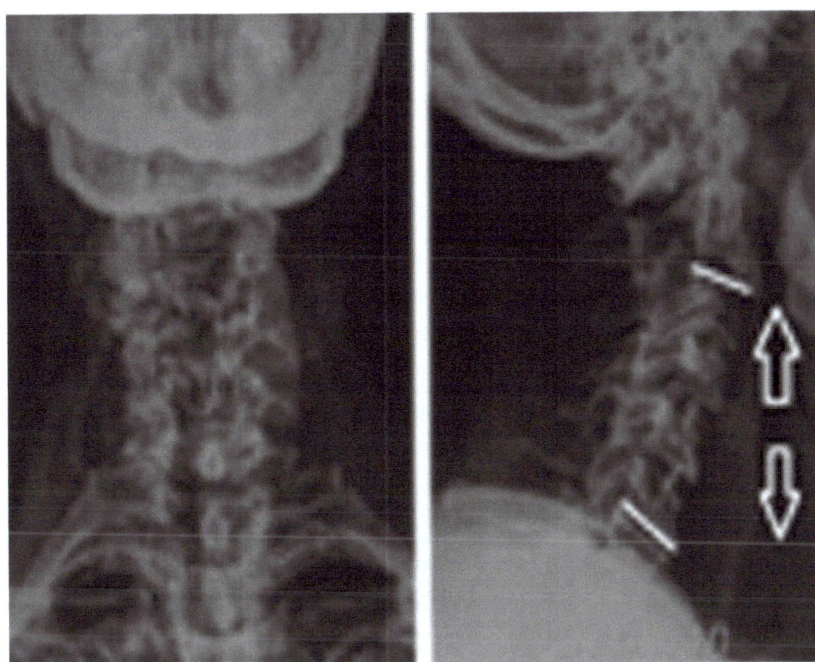

Figura 3. Radiografías de control, del mismo paciente, en el postoperatorio inmediato con imágenes de dispositivos radiotransparentes y marcadores metálicos a nivel de C4-C5 y C5-C6, compatibles con cajas de PEEK, en donde se observan lordosis segmentaria y global restablecidas a normal.

Conclusión.

La disminución de los síntomas, la conservación de la altura del espacio anterior y posterior, la no conservación de la lordosis segmentaria y la fusión con caja de PEEK fueron congruentes con lo reportado en la bibliografía. Se sugiere utilizar la placa anterior para mantener la lordosis cervical. El índice de fusión encontrado fue de 100%, con disminución de los síntomas de dolor y discapacidad. Pérdida do lordosis cervical global

7. **Alpízar-Aguirre A, Estrada-Gómez JA, Zárate-Kalfópulos B, Sánchez Bringas G, Rosales Olivarez LM, Reyes-Sánchez AA. "Estudio comparativo entre placa-injerto, caja-placa y caja de Peek en artrodesis de la columna cervical con conducto cervical estrecho", Acta Ortopédica Mexicana 2015, 29/1/Ene-Feb, 28-33**

Se han desarrollado una variedad de sistemas para fijar y artrodesar la columna cervical con las ventajas de reducir del riesgo de pseudoartrosis, extrusión y colapso del injerto, así como una mayor precisión en la alineación sagital.

El objetivo del presente estudio fue el comparar los resultados de los sistemas placa cervical anterior e injerto, caja-placa y caja de PEEK, en pacientes sometidos a cirugía con el diagnóstico de conducto cervical estrecho.

Se trata de un estudio prospectivo, de intervención y comparativo, formando tres grupos: grupo I, artrodesis con placa-injerto, grupo II, caja-placa, grupo III, caja-PEEK. La evaluación funcional pre y postoperatoria con escala de discapacidad cervical y escala visual análoga (EVA) de dolor y radiografías columna cervical.

Resultados: Muestra de 37 pacientes para el grupo I con n = 12, con 22 niveles; grupo II con: n = 11, con 19 niveles; grupo III con: n = 14, con 25 niveles. La mayoría de pacientes entre la sexta y octava década de la vida. Al año de postoperados el índice de discapacidad cervical y escala visual análoga (EVA) del dolor mostraron mejoría con diferencia estadística en los tres grupos (p = 0.001). Sin embargo, las mediciones radiográficas al año de seguimiento mostraron una mejoría significativa de la lordosis segmentaria (p = 0.02) sólo en pacientes operados con placa-injerto.

Tabla 1. Resultados de los tres tipos de tratamientos.

	Placa-injerto	Caja-placa	Caja de PEEK
Masculino	7 (41.7%)	4 (63.6%)	7 (50%)
Femenino	5 (58.3%)	7 (36.4%)	7 (50%)
Edad	34-79 (61)	39-80 (62)	42-84 (62)
Niveles operados			
1 nivel	4	3	3
2 niveles	6	8	11
3 niveles	2	-	-
Escala visual análoga			
Prequirúrgica	8-9 (8)	8-9 (8)	5-8 (7)
A un año de seguimiento	2-7 (4.5)	2-8 (5)	2-5 (2)
	$(p = 0.002)$*	$(p = 0.003)$*	$(p = 0.001)$*
Índice discapacidad cervical			
Prequirúrgico	21-40 (28)	10-41 (22)	34-50 (48)
Un año de seguimiento	9-26 (20)	10-18 (16)	8-34 (14)
	$(p = 0.003)$*	$(p = 0.006)$*	$(p = 0.001)$*
Lordosis global			
Prequirúrgica	0 a 42 (25°)	14 a 30 (24°)	-16 a 40 (13.7°)
Un año de seguimiento	18 a 40 (23°)	0 a 31 (20°)	-8 a 28 (7.5°)
	$(p = 0.755)$	$(p = 0.474)$	$(p = 0.085)$
Lordosis segmentaria			
Prequirúrgica	-8 a 16 (25°)	0 a 16 (10°)	-16 a 40 (11.3°)
Un año de seguimiento	4 a 16 (23°)	0 a 12 (8°)	-8 a 16 (5.8°)
	$(p = 0.007)$*	$(p = 0.516)$	$(p = 0.414)$
Altura del espacio interdiscal			
Aih prequirúrgico	30-67 (10)	32-66 (52)	5-90 (52)
Aih un año	37-70 (70)	30-72 (58)	28-96 (52)
	$(p = 0.154)$	$(p = 0.018)$*	$(p = 0.624)$
Hundimiento al año			
Con hundimiento	16.7%	27.3 %	50 %
Sin hundimiento	83.3%	72.7%	50 %
Tiempo quirúrgico	90-240 (132)	60-400 (170)	90-180 (120)
Sangrado	50-250 (100)	90-230 (150)	30-250 (200)

Conclusiones: El uso de la placa injerto ofrece mejores resultados clínicos y radiográficos en comparación con la caja-placa y caja-PEEK al año de seguimiento.

8. Barón Zárate-Kalfópulos MD, Walter Araos-Silva MD, Alejandro Reyes-Sánchez PHd, Luis Miguel Rosales-Olivarez MD, Armando Alpízar-Aguirre MD, Francisco López Meléndez MD, "Hybrid decompression and fixation technique for the treatment of multisegmental cercical spondylotic myelopathy", published on line Int. J. Spine Surg 2016;10:30

La mielopatía cervical espondilótica (MCE) se define como el compromiso de la médula espinal debido a cambios degenerativos de la columna cervical. Es la causa más comun de disfunción de la médula espinal en pacientes mayores de 55 años. Un tratamiento quirúrgico temprano es primordial para lograr un mejor resultado neurológico. Todavía

251

hay controversia sobre el tratamiento quirúrgico adecuado para el MCE multinivel que involucre tres o más niveles. La técnica híbrida de descompresión y fijación combina una corporectomía de uno o dos niveles y una discectomía de un solo nivel para obtener una descompresión y fijación óptimas en pacientes con mielopatía cervical de varios niveles. El objetivo de nuestro presente estudio es evaluar los resultados clínicos y las tasas de fusión alcanzadas por la técnica híbrida en pacientes con MCE de tres niveles después de al menos dos años de seguimiento.

Se realizó un estudio prospectivo de casos y controles entre 2011 y 2013. Un total de 15 pacientes con diagnóstico de MCE recibieron tratamiento quirúrgico con un procedimiento híbrido anterior de la técnica de descompresión y fijación.

Resultados

Durante el período 2010-2013, 15 pacientes fueron tratados mediante una técnica híbrida de descompresión y fijación. Edad media 64.8 años SD 9.4. El período de seguimiento fue de 29.6 SD ± 9.8 meses. La puntuación JOA mejoró significativamente a 13.8 ± 1.9 puntos en el seguimiento (prueba t emparejada, P = 0,001), la escala de Nurick preoperatoria fue de 3.3 y mejoró a 2.4 de media, lo cual fue significativo (prueba de rango firmada por Wilcoxon p = 0.006).

El ángulo medio de lordosis C2-C7 fue de 10.8° ± 8.9 en la cirugía anterior, y 14.3 ° ± 8.8 en el seguimiento, no hubo pérdida significativa de ángulo de lordosis entre las mediciones preoperatorias y de seguimiento (prueba de rango firmada por Wilcoxon, P = 0.149); En el seguimiento, se observó no fusión de injerto en 1 paciente (7%, k=1).

Table 3. Perioperative Parameters an Clinical Outcomes.

FACTOR	PRE	FOLLOW UP	P value	STATISTICAL ANALYSIS
Sex	Male 8 (53.3%), female 7(46.7%)			NT
Age at surgery (years)	64.8, SD 9.4			NT
Blood loss (cc)		264.7, SD± 172.5		NT
Operation time (minutes)		178.3, SD ± 55.3		NT
Follow-up period (months)		29.6, SD ± 9.8		NT
JOA score (points)	11.4, SD ± 2.6	13.8, SD± 1.9	0.001 (CI 95% 1.1-3.7)	paired t test
JOA Recovery rate (%)		38.9%, SD ± 38.5	NT	NT (1)
Nurick Scale	3.3, SD ± 1	2.4, SD ± 0.9	0.006	Wilcoxon signed rank test
SF-36 MCS	35.8, SD ± 9.7	44.5, SD ±13.9	0,049 (CI 95% 0.04 - 17.29)	paired t test
SF-36 PCS	33.3, SD ± 13.8	35.5, SD ±9.5	0.644 (CI 95% -7.6 - 11.9)	paired t test

JOA: Japanese Orthopaedic Association; NT: Not testable; SD: Standar Desviation; CI: Confidence intervals.

Table 4. Radiological Outcomes.

FACTOR	PRE	FOLLOW UP	P	STATISTICAL ANALYSIS
cervical lordosis	10.8, SD ± 8.9	14.3, SD ±8.8	0.116 (CI 95% -1.61- 8.6)	paired t test
Torg Ratio (mean) corpectomy level	0.66			NT
Fusion rate (%)		93%		NT

NT: Not testable; SD: Standard Deviation; CI: Confidence intervals.

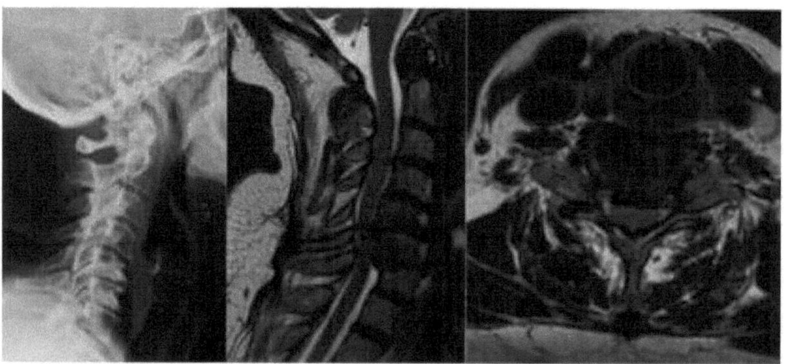

Fig. 1. A 66-year-old female patient complained of numbness of both hands and difficulty of ambulation for 7 years.: (a)X-ray lateral view of pre-operative three-level (C4-C7) CSM. segmental lordosis: 3°; (b) Preoperative sagittal MRI showing the presence of three-segment spinal cord compression associated with T2 signal changes (c) Preoperative axial MRI showing C4 - C5 large central herniated disc with reduction in cervical spinal canal diameter.

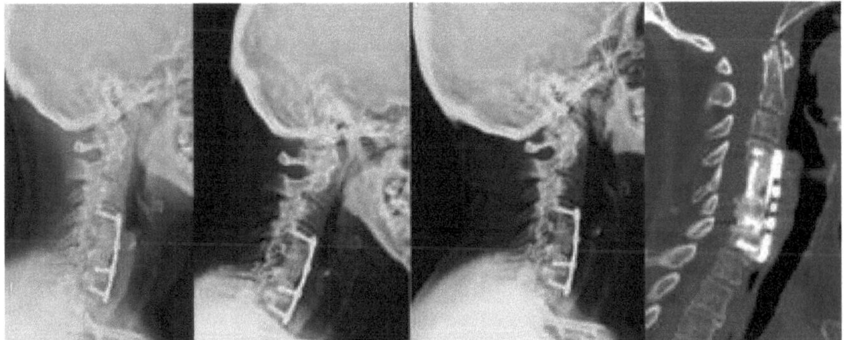

Fig. 2. Postoperative images of the same 66-year-old female patient (a) X-ray lateral view 6 months post-operation. Fused segmental lordosis: 10°; (b,c) 6 months Post-operative flexion-extension X-ray images showed that fused segments were stable; (d) 1 year postoperative sagittal reconstruction of CT scanning showed bony fusion.

Conclusiones

En esta serie prospectiva, de número pequeño de un solo cirujano, se demostró que el uso de una corporectomía de un solo nivel y una discectomía adyacente proporciona resultados y tasas de complicaciones similares a las técnicas quirúrgicas alternativas. Por lo tanto, los autores consideran esta una alternativa quirúrgica viable con algunas ventajas percibidas, una baja tasa de complicaciones y una alta tasa de fusión espinal.

9. **Alejandro Antonio Reyes-Sánchez, Luis Alberto Gameros Castañeda, Claudia Obil Chavarría, Armando Alpízar Aguirre, Barón Zárate Kalfópulos, Luis Miguel Rosales-Olivarez, "Resultado a 4 años de seguimiento del tratamiento del conducto cervical estrecho mediante corpectomía, malla de titanio y fijación anterior con placa", Cirugía y Cirujanos 2017; 85(5): 381-386**

La mielopatía cervical espondilótica es ocasionada por un conducto cervical estrecho. Se han descrito varias técnicas para el tratamiento multinivel, como la corporectomía anterior más colocación de malla y placa anterior, que tiene la ventaja de realizar una descompresión más amplia y utilizar el mismo tejido óseo como injerto; sin embargo, es causa de controversia, ya que el hundimiento de la malla sigue siendo la mayor limitación que tiene este procedimiento.

Se realizó un estudio prospectivo con seguimiento a 4 años, en 7 pacientes con diagnóstico de conducto cervical estrecho que fueron tratados quirúrgicamente mediante corporectomía de un nivel, colocación de malla de titanio y placa cervical anterior, evaluándolos mediante radiografías y escalas clínicas.

Resultados.

Se estudió a 5 pacientes femeninos y 2 masculinos. El nivel más común de corporectomía fue C5 (n=4). El índice de discapacidad cervical (IDC) prequirúrgico media de 30.01±124.32 y posquirúrgico a 4 años 32.05±16.90, p=0.801. La escala de Nurick prequirúrgico y posquirúrgico a 4 años fue 3.28±.48 y 3.14±1.21, respectivamente, p=0.766. La lordosis cervical prequirúrgica fue de 14.42 ± 8.03 y la posquirúrgica a 4 años 17 ± 11.67 grados, p = 0.660. El hundimiento posquirúrgico inmediato y posquirúrgico a 4 años fue de 2.69 ± 2.8 y 6.11 ± 1.61 mm, respectivamente, p = 0.0001.

Tabla 1   Resultados por paciente

Paciente	Género	Nivel	Consolidación 4 años	IDC pre-Qx	IDC post-Qx	Nürick pre-Qx	Nürick post-Qx 4 años	Lordosis pre-Qx	Lordosis post-Qx 4 años	Hundimiento post-Qx inmediato	Hundimiento 4 años
1	F	C5	Grado 1	18	36	4	4	6	7	8.21	9.18
2	F	C5	Grado 1	24.4	52.5	3	1	19	39	2.4	6
3	M	C5	Grado 1	0	0	4	3	17	14	1.88	6
4	F	C5	Grado 1	26	28	3	4	3	21	3.84	7.03
5	F	C6	Grado 1	40	33.3	3	4	27	3	0	4.7
6	F	C4	Grado 1	77.7	44.4	3	2	14	0	3	5.56
7	M	C6	Grado 1	0	0	3	4	15	15	0	4.35
				30.0	32.05	3.28	3.14	14.24	17	2.69	6.11
				$p=0.801$		$p=0.766$		$p=0.660$			$p=0.0001$

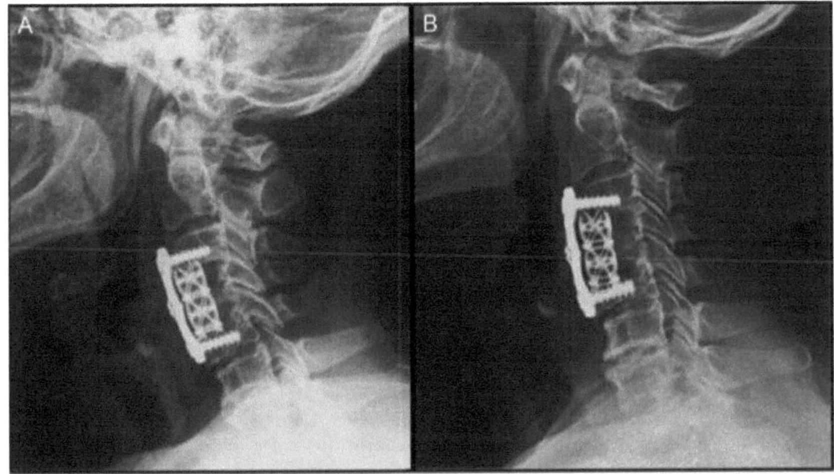

Figura 1   A) Radiografía posquirúrgica inmediata. B) Radiografía a 4 años posquirúrgica.

Conclusiones.

A pesar de lo pequeño de la muestra, el hundimiento de la malla es común en este procedimiento. No se observaron cambios estadísticamente significativos en la lordosis ni en la escala de Nurick ni en el IDC.

10. **Reyes-Sánchez AA, Estrada –Gómez JA, Zárate-Kalfópulos B, García C, Alpízar-Aguirre A, Rosales-Olivarez LM, "Comparative study between Plate-Graff, Plate-Cage and PEEK cage in cervical spine fusión. Acta Ortopédica Mexicana 2018, 32 (4): Jul-Ago: 203-208.**

El objetivo del estudio fue comparar los resultados de los sistemas placa cervical anterior e injerto, caja-placa y caja de PEEK, en pacientes con estenosis cervical.

Se trató de un estudio prospectivo, con antes y después de la intervención y estudio comparativo. De enero de 2005 a octubre de 2011. Evaluación funcional pre y postoperatoria con índice de discapacidad cervical (NDI) y escala analógica visual para el dolor (VAS). La evaluación radiológica solo con rayos X.

Se obtuvieron estadísticas descriptivas. Uso del método Wilcoxon de acuerdo con la distribución de datos, pruebas no paramétricas de rangos con signo de Kruskal-Wallis para la comparación entre más de dos grupos, y nivel de significación con $p < 0.05$. Utilizamos el paquete estadístico SPSS versión 15.

Resultados.

Incluimos 37 pacientes (hombres: 48.6%, mujer: 51.4%) después de la cirugía por abordaje anterior; 3 grupos a través de: Grupo I, artrodesis con placa cervical anterior-injerto n = 12 (M 41.7%, F 58.3%) con 22 niveles, grupo II, caja-placa n = 11 (M 63.6% 36.4% F) 19 niveles, grupo III, caja de PEEK, n = 14 (M 0% F 50%) con 25 niveles.

La mayoría de los pacientes se encontraron entre la sexta y la octava década de vida. A un año de seguimiento, el NDI y el dolor con VAS mostraron una mejoría con diferencia estadística en tres grupos ($p = 0.001$).

Sin embargo, las mediciones radiográficas por año de seguimiento mostraron una mejoría significativa de la lordosis segmentaria ($p = 0.02$) solo en pacientes con placa cervical anterior-injerto.

	Plate-Graff	Plate-Cage	PEEK Cage	1 year
Male	7 (41.7%)	4 (63.6%)	7 (50%)	
Female	5 (58.3%)	7 (36.4%)	7 (50%)	
Age	34-79 (61)	39-80 (62)	42-84 (62)	
Operated levels				
1 Level	4	3	3	
2 Levels	6	8	11	
3 Levels	2	-	-	
Visual analogue scale				
Preoperative	8-9 (8)	8-9 (8)	5-8 (7)	
1 year follow up	2-7 (4.5)	2-8 (5)	2-5 (2)	
	$p = 0.002^*$	$p = 0.003^*$	$p = 0.001^*$	$p = 0.000^{\cdot}$
Neck discapacity index				
Preoperative	21-40 (28)	10-41 (22)	34-50 (48)	
1 year follow up	9-26 (20)	10-18 (16)	8-34 (14)	
	$p = 0.003^*$	$p = 0.006^*$	$p = 0.001^*$	$p = 0.000^{\cdot}$
Global lordosis				
Preoperative	0 a 42 (25°)	14 a 30 (24°)	-16 a 40 (13°)	
1 year follow up	18 a 40 (23°)	0 a 32 (20°)	-8 a 28 (10°)	
	$p = 0.755$	$p = 0.474$	$p = 0.085$	$p = 0.000^{\cdot}$
Segmentary lordosis				
Preoperative	-8 a 16 (25°)	0 a 16 (10°)	-16 a 40 (11.3°)	
1 year follow up	4 a 16 (23°)	0 a 12 (8°)	-8 a 16 (5.8°)	
	$p = 0.007^*$	$p = 0.516$	$p = 0.414$	$p = 0.449^{\cdot}$
Disc space height				
Preoperative	30-67 (10)	32-66 (52)	5-90 (52)	
1 Year follow up	37-70 (70)	30-72 (58)	28-96 (52)	
	$p = 0.154$	$p = 0.018^*$	$p = 0.624$	$p = 0.556^{\cdot}$
Subsidence				
With	8.3%	9.09%	21%	
With out	91.7%	90.9%	79%	
Surgical time	90-240 (132)	60-400 (170)	90-180 (120)	$p = 0.665^{\cdot}$
Bloodless	50-250 (100)	90-230 (130)	30-250 (200)	$p = 0.663^{\cdot}$

* Wilcoxon signed ranks test. · Kruskal-Wallis test. () Medium value.

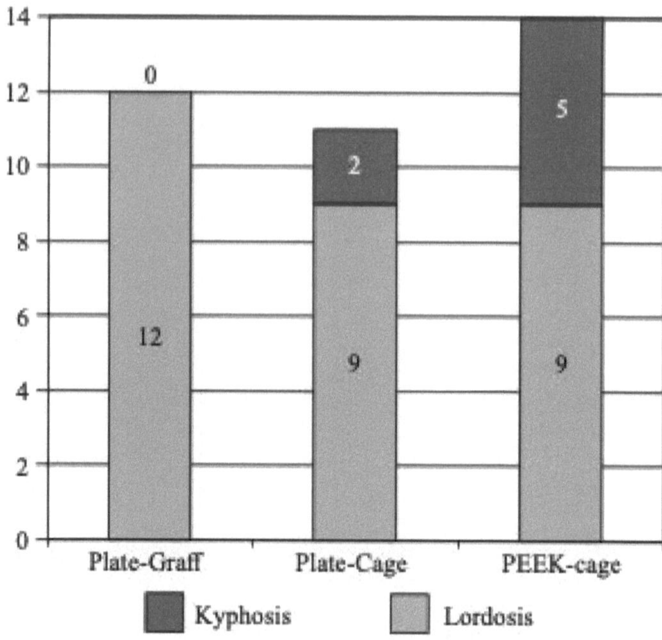

Figure 2: Relation lordosis-kyphosis in the three groups.

11. García-Ramos CL, Mireles-Cano JN, Rosales-Olivarez LM, Alpízar-Aguirre A, Reyes-Sánchez A, Os Odontoideum. Presentación en edad adulta, Acta Ortopédica Mexicana, 2020 34(4) Jul-Ago 234-237

Os odontoideum es un osículo oval o redondo de tamaño variable con un borde cortical liso, que se corresponde parcialmente con la apófisis odontoides, sin tener continuidad ósea con el resto de C2. La etiología es multifactorial, causa inestabilidad y clínicamente se traduce en dolor y datos de compresión a las estructuras neurales.

El tratamiento de elección es quirúrgico y se han desarrollado técnicas que se enfocan en conservar la estabilidad del segmento.

Presentamos el caso de una mujer de 23 años, inicia padecimiento a los ocho años, refiere cervicalgia moderada a intensa, que evoluciona con parestesias en hemicuerpo izquierdo y posteriormente paresia de miembro torácico izquierdo. A la exploración física se evidencia hipoestesia de hemicuerpo izquierdo, así como paresia de miembro torácico izquierdo. Los estudios de extensión demuestran lesión axonal crónica de C1 a C3, de predominio izquierdo, los estudios de imagen evidencian inestabilidad axial y la resonancia magnética compresión bulbar. La paciente recibe tratamiento quirúrgico consistente en fijación posterior C1- C2, evolucionando satisfactoriamente. La paciente evolucionó de manera satisfactoria con fuerza global 5/5 y presentó mejoría de la sensibilidad de hemicuerpo izquierdo (2/2).

Los estudios radiológicos postoperatorios mostraron una reducción de la luxación y la restauración del conducto medular cervical, sin datos de fatiga ni aflojamiento del material con seguimiento a los 24 meses, así como consolidación adecuada del injerto.

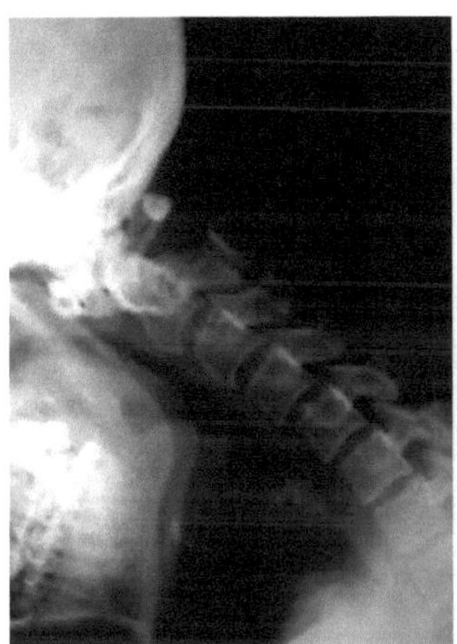
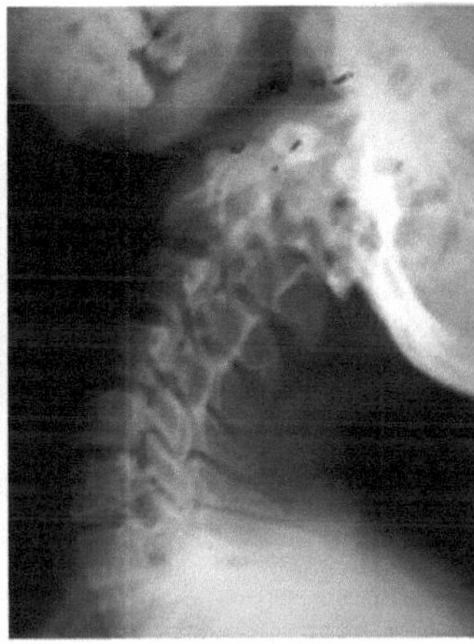

Figura 1:

Radiografías dinámicas de columna cervical, se aprecia *os odontoideum* en posiciones distintas en cada toma.

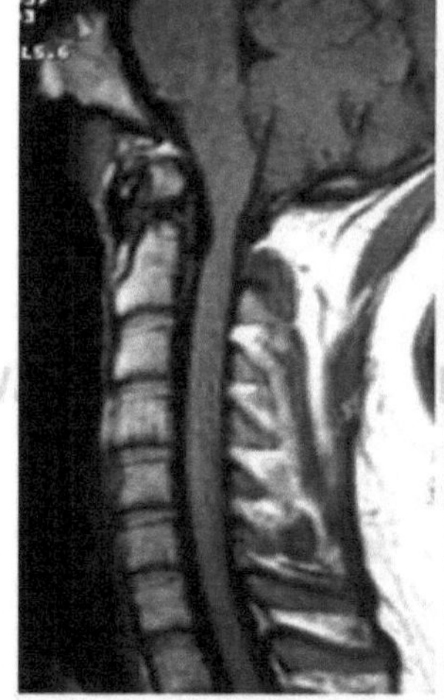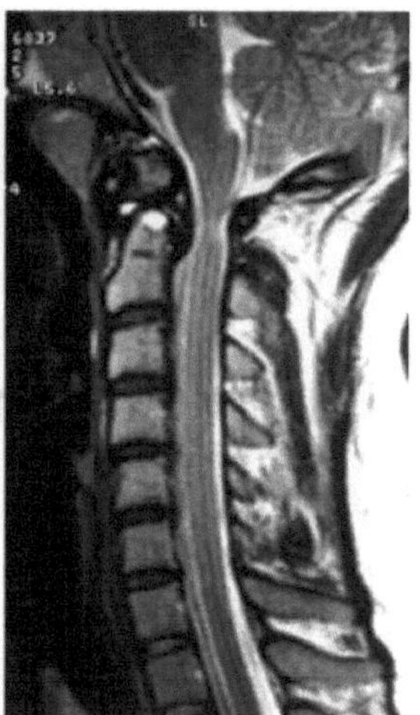

Figura 2:

Imagen de resonancia magnética en corte sagital de columna cervical en T1 y T2 donde se corrobora la compresión medular, con mielomalacia a nivel de C1-C2.

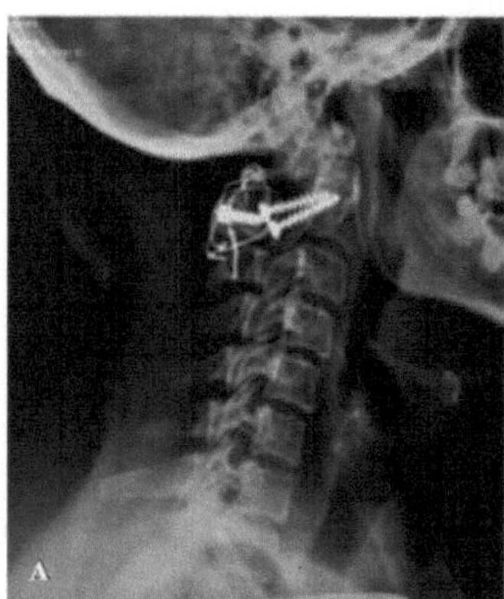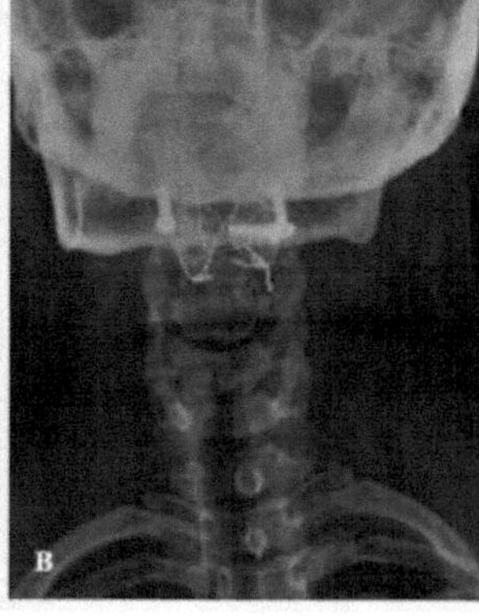

Figura 3:

Radiografías postoperatorias lateral (A) y anteroposterior de columna cervical (B). Se observa la fijación posterior de C1-C2 con técnica de Magerl.

Concluimos que el os odontoideum es una patología rara que se presenta y se diagnostica de manera predominante en la etapa infantil. La etiología es controversial, pero la mayoría de los autores sugieren etiología traumática. En el ámbito clínico, se manifiesta con dolor cervical y suele asociarse con signos y síntomas neurológicos de compresión de la unión bulbomedular.

J. **Tumores Intraraquídeos:**

Dr. Armando Alpizar Aguirre

Dr. Wilson Quispe Alanoca

"Forme un equipo, jamás un grupo de trabajo, la empatía siempre será la firmeza de su equipo"

Introducción:

Los tumores intraraquídeos, son procesos expansivos con relativa baja frecuencia en la población, presentan una evolución variable, que en muchos casos es tórpida. En general permanecen silentes por varios años antes de presentar un cuadro neurológico. El síntoma más común es dolor, presentándose al inicio con dolores radiculares poco definidos y alteraciones de la sensibilidad lo que hace difícil su diagnóstico inicial. Posteriormente este dolor se hace de predominio nocturno y se encuentra relacionado con el decúbito supino. Para su estudio es necesario clasificar de acuerdo a la localización en tumores extradurales o vertebrales, intradurales extramedulares e intradurales intramedulares, esto con el fin de hacer un mejor diagnóstico y abordaje de tratamiento.

Los tumores primarios de la columna vertebral son de 10 a 15 veces menos comunes que los tumores primarios intracraneales, en general representan de 2 a 4% de todos los tumores del sistema nervioso central, con un promedio de presentación de 41 años, con un rango de 18 a 47 años en los Estados Unidos. De acuerdo con lo reportado por Anaya-Delgadillo de un grupo de 511, tuvieron una relación de 6/1 de tumores intracraneales/intrarraquídeos; los tumores de la columna vertebral representaron el 19.53% de tumores de todo el sistema nervioso central; siendo los neurinomas el tumor primario más frecuente a este nivel con 45% de los tumores espinales; la afección torácica representó el 46% y la lumbar 27% en México. Otra serie de Alpizar-Aguirre de tumores intradurales extramedulares reporta Meningioma en 44.4% y Schwanoma en 44.4%; el 40.7 corresponde al género masculino y 59.3 al femenino, con un promedio de edad de 47.3 años y un rango de 20 a 70 años.

Los tumores intrarraquídeos se clasifican respecto a su relación con el saco dural y la médula espinal, en tres grupos: 1. Extradurales. 2. Intradurales extramedulares. 3. Intradurales intramedulares. Siendo una guía para diagnosticar el tumor y analizar la conducta terapéutica. (Figura 1 y Tabla 1)

1. **Extradurales o Vertebrales (50%):** son los tumores de columna más frecuentes y se originan fuera del saco dural, ya sea de los cuerpos vertebrales o tejidos epidurales. Las metástasis constituyen el 97% de estas lesiones, porque el 70% de los pacientes con cáncer tienen metástasis vertebrales, en particular el cáncer de mama, pulmón y próstata; resultando en la comprensión epidural de la médula espinal y no son discutidas en este capítulo. Los tumores primarios de esta categoría son extremadamente raros, entre los que se encuentran: condrosarcomas, quiste óseo aneurismático, osteoma osteoide, osteoblastoma benigno, osteocondroma, cordoma, entre otros.

2. **Intradurales extramedulares (40%):** se originan en las leptomeninges o raíces nerviosas; 96% es primario y 4% metastásico. En este grupo son predominantemente Meningioma (50%) o tumores de la vaina del nervio periférico (50%), presentando un dolor lumbar que empeora en la noche y/o posición en decúbito supino.

3. **Intradurales intramedulares (10%):** se generan dentro del tejido de la médula espinal y desplazan o invaden la materia blanca, los tractos y los cuerpos neuronales, pueden ser encontrados en cualquier sitio a lo largo de la médula espinal. Estos tumores en la mayoría están compuestos por gliomas (80% a 90%), de los cuales el más común con 60% a 70% son los ependimomas, seguidos con un 30% a 40% por los astrocitomas; las metástasis intramedulares son extremadamente raras, con rangos de incidencia en la médula espinal del 0.1% a 2%. Al igual que el grupo previo se presentan comúnmente con dolor nocturno y/o en supino.

1. Extradurales	Metástasis
	Quiste óseo aneurismático
	Tumor de células gigantes
	Osteoma osteoide
	Osteoblastoma benigno
	Histiocitosis de células de Langerhans
	Osteocondroma
	Cordoma
	Sarcoma de Ewing
2. Intradurales extramedulares	Schwannomas
	Meningiomas
	Neurofibroma
	Tumor dermoide
	Tumor epidermoide
	Hemangioblastoma
	Linfoma
3. Intradurales intramedulares	Astrocitomas
	Ependimomas

Tabla 1. Etiología de los tumores intrarraquídeos

Son tres los principios generales que se deben seguir en el Diagnóstico de Tumores Intrarraquídeos:

1. Un interrogatorio minucioso, haciendo énfasis en las características del dolor

2. Una exploración física completa y detallada, con foco en el examen neurológico

3.   Estudios de Gabinete con imágenes de alta calidad, que incluyan resonancia magnética en secuencia T2 y con contraste.

Hemos publicado 5 artículos encaminados a documentar el resultado del tratamiento de los tumores intrarraquídeos mediante laminoplastia, un procedimiento que está encaminado a preservar la biomecánica de la columna vertebral al permitir la reinserción del grupo muscular de la región toracolumbar, a continuación presentamos un listado y aportaciones relevantes.

Tumor	Edad	Genero	Imagenología	Tratamiento	Clínica	Notas
Schwannoma	20-50 años	Masculino = Femenino	Ensanchamiento del agujero neural, aumento de señal heterogéneo en T2.	Resección quirúrgica.	Dolor punzante y parestesias inducidas por la palpación del nervio.	Tumor más común del nervio espinal Común en pacientes con neurofibromatosis
Meningioma	40–50 años	Femenino > Masculino	Lesión sólida, bien circunscrita, homogénea, con cola dural.	Resección quirúrgica.	Dolor, no reproducible a la palpación.	Lesiones solitarias. No se originan del nervio, pasan paralelo al nervio.

Neurofibroma	20–30 años	Masculino = Femenino	Defecto circular en forma de mancuerna, pueden presentar erosión vertebral y adelgazamiento de las costillas.	Resección quirúrgica. Terapia adyuvante si la resección es incompleta.	Dolor y debilidad, es probable la deformidad.	La mayoría se produce en la región torácica.
Astrocitoma	Niños y adultos jóvenes.	Masculino > Femenino	Lesiones expansivas con bordes mal definidos, excéntricos.	Resección quirúrgica.	Dolor, déficits sensoriales y motores distales a los niveles espinales de la patología.	Surgen de la transformación de las células gliales. Frecuente en la infancia.
Ependimoma	30–40 años	Masculino = Femenino	Ubicación central, realce heterogéneo al medio de contrate, puede encontrarse hemorragias y quistes.	Resección quirúrgica.	Dolor de espalda, parestesias, pérdida de sensibilidad debajo del nivel afectado.	Se originan de células ependimarias. Neoplasia intramedular primaria más común en adultos.

Artículos Publicados:

1. Alpízar Aguirre A, Zárate Kalfópulos B, Rosales Olivarez LM, Baena Ocampo L, Reyes-Sánchez A, "Hemangiona vertebral del arco posterior con extensión extraósea y sintomatología neurológica. Informe de un caso y revisión de literatura", Cir Ciruj 2009; 77(2): marzo-abril: 127-130.

2. Alpízar Aguirre A, Chávez Miguel C, Zárate Kalfópulos B, Rosales Olivarez LM, Baena Ocampo L, Reyes-Sánchez A, "Tumores intramedulares primarios tratados en el Instituto Nacional de Rehabilitación", Cir Ciruj 2009; marzo-abril 77(2): 107-110.

3. Baena Ocampo LC, Reyes Sánchez A, Alpízar Aguirre A, Rosales Olivarez LM, "Tumor de vaina nerviosa periférica maligno asociado a neurofibromatosis Tipo 1. Informe de dos casos", Cir Ciruj 2009; 77(5): septiembre-octubre: 391-395.

4. Eibar Ernesto Cabrera-Aldana, Rafael de la Garza-Ramos, Ramiro Pérez-Zavala, Álvaro Zuluaga-Gómez, Alejandro Reyes-Sánchez "Sporadic intramedullary hemangioblastoma with holo-hydrosyringomyelia", the Spine Journal Vol. 16, issue 10 (2016), e655-e656

5. Claudia Alejandra Obil-Chavarría, Carla Lisette García-Ramos, Sergio Alberto Castro-Quiñonez, Raúl Huato-Reyes, Concepción Guadalupe Santillán-Chapa, Alejandro Antonio Reyes-Sánchez, "Presentación clínica de quiste aracnoideo epidural dorsal posterior a anestesia epidural", Cirugía y Cirujanos 2016; 84(6): 487-492.

Desarrollo:

1.   **Alpízar Aguirre A, Zárate Kalfópulos B, Rosales Olivarez LM, Baena Ocampo L, Reyes-Sánchez A, "Hemangiona vertebral del arco posterior con extensión extraósea y sintomatología neurológica. Informe de un caso y revisión de literatura", Cir Ciruj 2009; 77(2): marzo-abril: 127-130.**

El hemangioma es una lesión benigna compuesta de vasos sanguíneos maduros, que se presenta a cualquier edad, sin preferencia de sexo. El cuerpo vertebral es el sitio afectado con mayor frecuencia, aunque ocasionalmente se ven involucradas estructuras del arco posterior. En la mayor parte de los casos es asintomático y descubierto de forma incidental. De acuerdo con la naturaleza y tamaño de los vasos se clasifican en cinco tipos: capilares, cavernosos, venosos, arteriovenosos y mixtos. El caso clínico se trata de una adolescente femenina de 16 años de edad, quien inició cuadro clínico con dolor constante en la región dorsolumbar que no se modificaba con los cambios de posición y disminuía solo con analgésicos, sin desaparecer. A la exploración física se encontró tumor de 10 x 10 cm en unión dorsolumbar paraespinal derecha, adherido a planos profundos, no móvil y doloroso a la palpación profunda, hiperestesia del dermatoma de T12 a L1, con paresia 4/5 de los miotomas L1, L2 y L3. En las radiografías se observó ensanchamiento pedicular y signo del guiño de búho en T11, T12 y L1. En la tomografía computarizada se evidenció lesión trabeculada y quística con material en su interior de una densidad similar al tejido hemático, con invasión del conducto raquídeo y compresión foraminal derecha. En la resonancia magnética nuclear observamos hipointensidad en T1, hiperintensidad en T2, con invasión a conducto raquídeo, pedículo derecho y columna posterior de los cuerpos de T12 y L1, así como niveles hidroaéreos. La paciente fue sometida a laminectomía T11, T12 y L1 con resección completa de la lesión en dos tiempos quirúrgicos y artrodesis posterolateral de T8 a L3. El estudio histopatológico indicó hemangioma mixto capilar y cavernoso. En el posoperatorio, la paciente evolucionó con remisión completa de la sintomatología y reincorporación total a sus actividades cotidianas. El caso descrito es relevante por la presentación extraósea y tamaño inusual del hemangioma vertebral, con manifestaciones neurológicas progresivas, en donde el tratamiento oportuno evitó secuelas severas y permanentes.

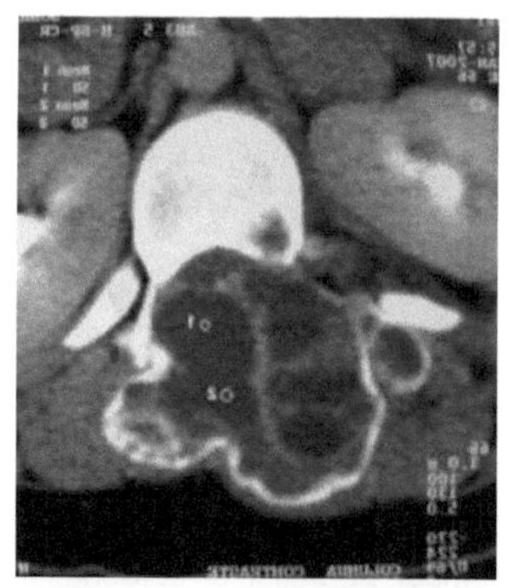

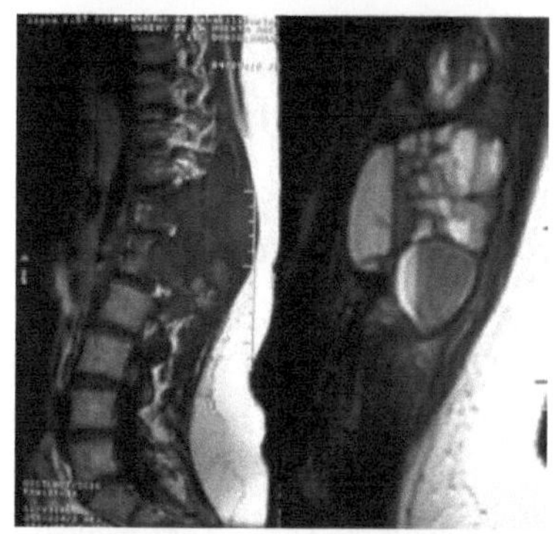

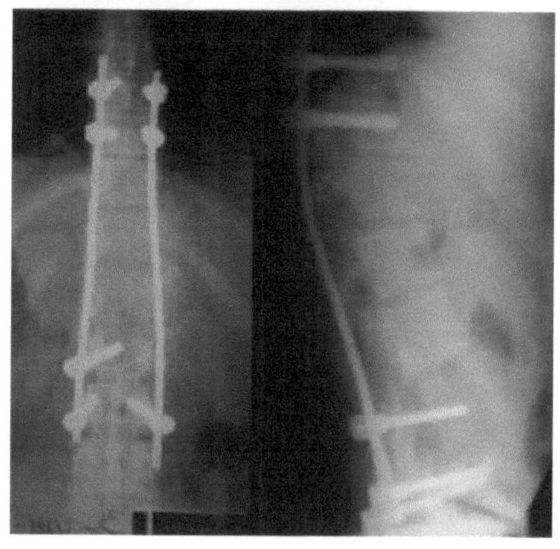

2.	**Alpízar Aguirre A, Chávez Miguel C, Zárate Kalfópulos B, Rosales Olivarez LM, Baena Ocampo L, Reyes-Sánchez A, "Tumores intramedulares primarios tratados en el Instituto Nacional de Rehabilitación", Cir Ciruj 2009; marzo-abril 77(2): 107-110.**

El objetivo de este trabajo fue conocer la frecuencia de los tumores intradurales extramedulares en el Servicio de Cirugía de Columna Vertebral del Instituto Nacional de Rehabilitación y su diagnóstico histopatológico definitivo. Es un estudio retrospectivo de una serie de pacientes tratados quirúrgicamente entre 1996 y 2006 por diagnóstico de tumor intradural extramedular. Fueron 27 pacientes: 11 hombres (40.73%) y 16 mujeres (59.25%). El promedio de edad fue de 47.33 años. La manifestación clínica predominante fue dolor en 15 pacientes (55.55%), seguida de disminución de la fuerza muscular en 6 (22.22%), y parestesias en 6 (22.22%). El abordaje al tumor fue: laminoplastia en 21 (77.77%), Laminectomía sin fijación en 3 (11.11%) y Laminectomía con instrumentación en 3 (11.11%). Existieron dos complicaciones posoperatorias (7.4%), consistentes en fístula de líquido cefalorraquídeo, las cuales cedieron con medidas conservadoras dentro de las primeras 72 horas. La localización de los tumores fue torácica en 17 (62.96%), Toracolumbar en 4 (14.81%), lumbar en 4 (14.81%), Lumbosacra en 1 (3.7%) y cervical en 1 (3.7%). El diagnóstico histopatológico definitivo fue Meningioma en 12 pacientes (44.44%), Schwanoma en 12 (44.44%) y Neurofibroma en 3 (11.11%). En todos los pacientes hubo mejoría del dolor (100%), en 19 (70.37%) se presentó mejoría neurológica y en ocho (29.62%) no se obtuvo mejoría neurológica alguna, de acuerdo con la escala de la Asociación Americana de Lesión Espinal (ASIA). La sintomatología, localización y predominio de sexo son similares a los informados en la literatura. A diferencia de otras series, los tumores más frecuentes en la nuestra fueron Schwannoma y Meningioma. Es importante el diagnóstico oportuno y tratamiento adecuado, que en nuestros pacientes consistió en resección total, para evitar secuelas neurológicas permanentes. El 77% fue posible llevar a cabo laminoplastia, un procedimiento que se debe llevar en todos los casos cuando sea posible.

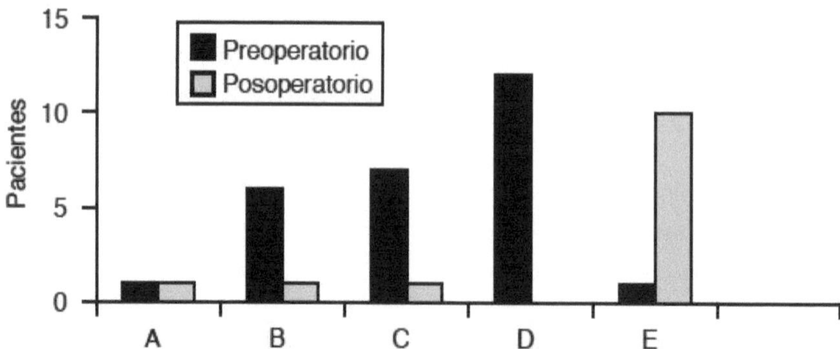

Figura 1. Estado neurológico de los pacientes según la escala de la Asociación Americana de Lesión Espinal.

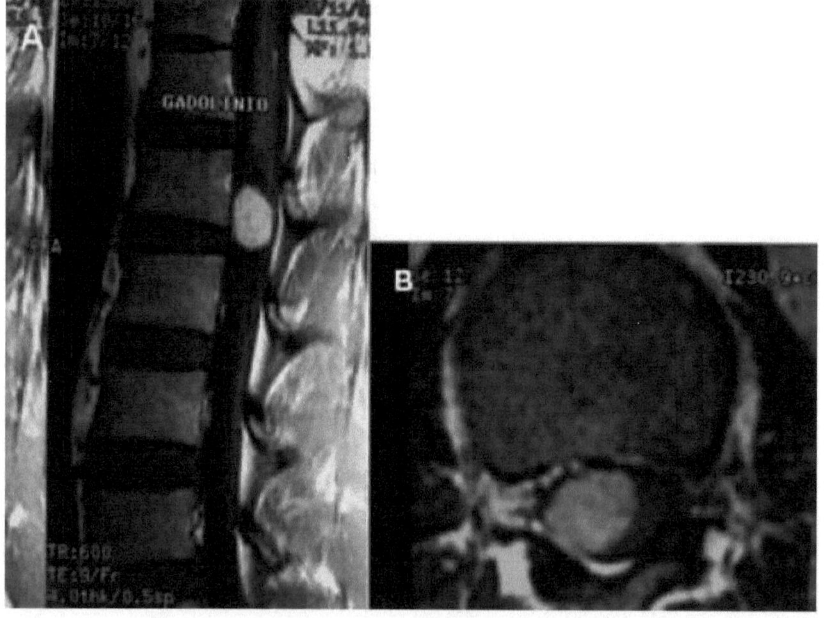

Figura 3. Schwannoma en L2. A) Corte sagital. B) Corte axial.

3.   **Baena Ocampo LC, Reyes Sánchez A, Alpízar Aguirre A, Rosales Olivarez LM, "Tumor de vaina nerviosa periférica maligno asociado a neurofibromatosis Tipo 1. Informe de dos casos", Cir Ciruj 2009; 77(5): septiembre-octubre: 391-395.**

El tumor de vaina nerviosa periférica maligno (TVNPM) es un sarcoma de alto grado de malignidad, originado de componentes de las vainas nerviosas, fibroblastos, células perineurales y células de Schwann. Se presentan dos casos de TVNPM asociado a neurofibromatosis tipo 1. El primero, hombre de 19 años. Su padecimiento se inició con dolor de moderada intensidad y continuo en miembro torácico izquierdo sin causa aparente. En la exploración física se observaron neurofibromas subcutáneos y manchas cutáneas "café con leche" diseminadas, disminución de la fuerza muscular en el miembro izquierdo 4/5 y disminución de los reflejos bicipital y tricipital. En la resonancia magnética se apreció un tumor intrarraquídeo en región cervicotorácica con compresión de raíces nerviosas, que se extendía a la región intratorácica del lado izquierdo. En un primer tiempo se realizó laminectomía torácica y resección parcial. En un segundo tiempo fue una toracotomía para resección de tumor intratorácica. Histológicamente correspondió a lesión neurofibromatosa en transición con neoplasia maligna. El paciente evolucionó con recidiva local del tumor, recibió radioterapia, sin lograr control adecuado, posteriormente falleció.

El segundo caso, mujer de 32 años. A los 12 años de edad desarrolló deformidad torácica posterior, acompañada de dolor de moderada intensidad, con aumento de volumen progresivo en dicha zona. En la consulta se diagnosticó cifoescoliosis torácica grave, sin compromiso neurológico, en la resonancia magnética se identificó un tumor bien delimitado, hiperintenso, con zonas hipointensas en región torácica posterior (T1 a T8). Fue sometida a resección quirúrgica completa por abordaje posterior. Histológicamente se identificó neoplasia sarcomatosa infiltrante, con inmunopositividad para proteína S100 y vimentina. La paciente no recibió tratamiento neoadyuvante y falleció 19 meses después. Por el crecimiento progresivo de los TVNPM y la dificultad anatómica para su abordaje, deberá tenerse un control estrecho de los pacientes con neurofibromatosis tipo 1 a fin de identificar tempranamente la transformación maligna de las lesiones.

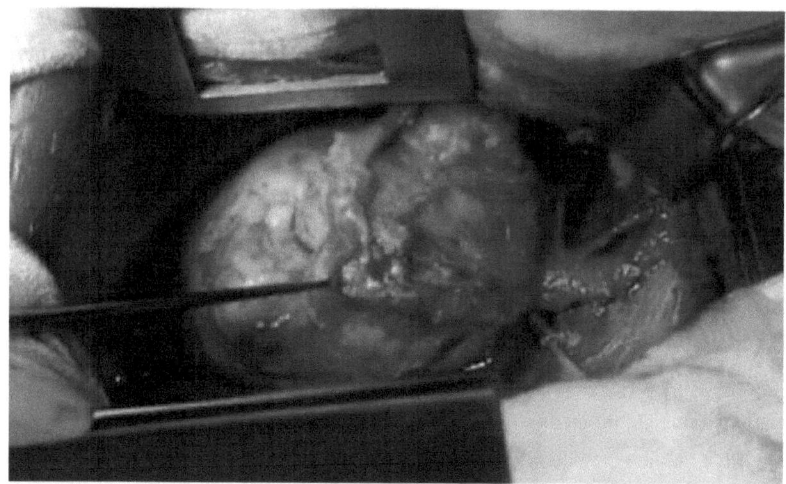

Figura 2. Caso 1. Tumor intrarraquídeo durante la resección quirúrgica.

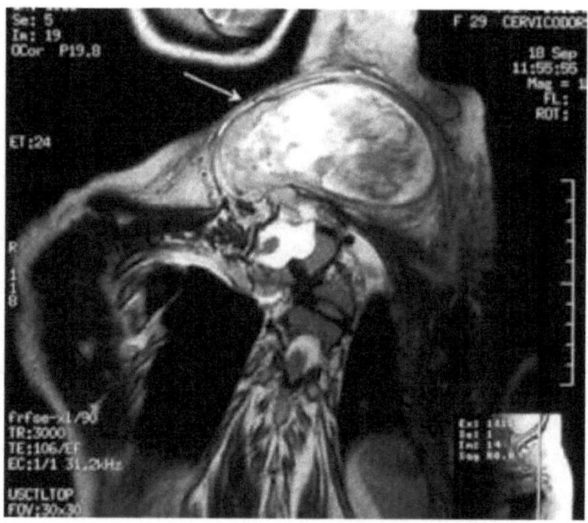

Figura 5. Caso 2. Resonancia magnética corte coronal en T2. Se observa tumor por arriba del vértice de la cifosis torácica (flecha).

4.   Eibar Ernesto Cabrera-Aldana, Rafael de la Garza-Ramos, Ramiro Pérez-Zavala, Álvaro Zuluaga-Gómez, Alejandro Reyes-Sánchez "Sporadic intramedullary hemangioblastoma with holo-hydrosyringomyelia", the Spine Journal Vol. 16, issue 10 (2016), e655-e656

Paciente masculino de 42 años que acudió para evaluación de espasticidad y disestesia en extremidades inferiores, así como caídas frecuentes, todas las cuales habían progresado en un período de 7 meses. Al examen físico presentaba marcha espástica, así como hiperreflexia en extremidades inferiores y signos de Babinski bilaterales. La resonancia magnética reveló una lesión que ocupaba espacio detrás de los cuerpos vertebrales T9-T10, así como una extensa hidrosiringomielia desde la unión cervicomedular hasta el cono medular. Se tomó la decisión de realizar resección quirúrgica y se demostró que el tumor era un hemangioblastoma intramedular. Los hemangioblastomas son lesiones altamente vascularizadas que representan entre el 1.5% y el 2.5% de todos los tumores de la médula espinal. Aproximadamente entre el 20 y el 30% de los pacientes con enfermedad de Von-Hippel-Lindau desarrollan estas lesiones y en estos pacientes, pueden ser múltiples. En el presente caso no hubo evidencia de enfermedad de Von-Hippel-Lindau. La extirpación microquirúrgica, junto con la coagulación de las arterias nutricias dominantes, es la estrategia quirúrgica recomendada.

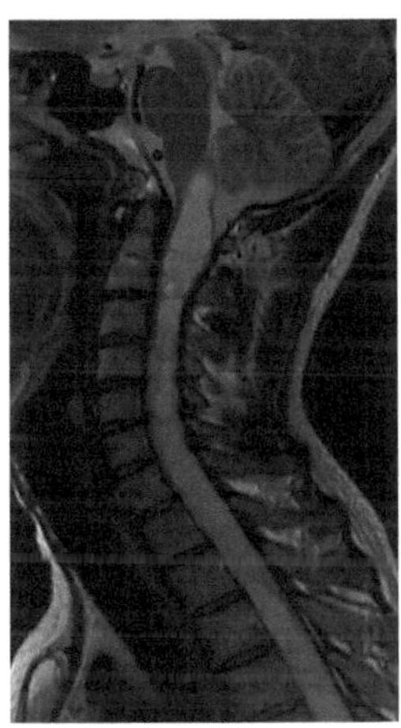

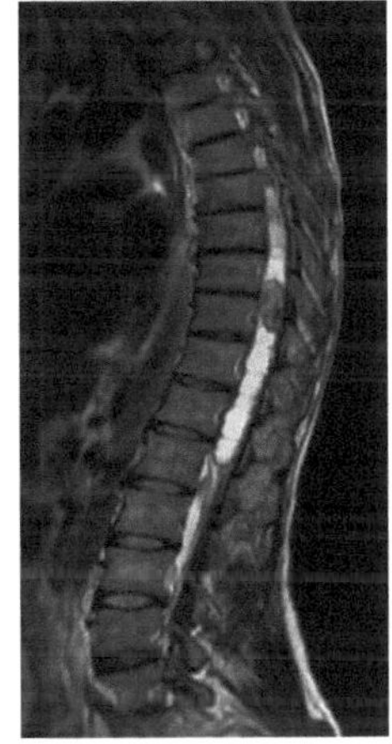

5.   Claudia Alejandra Obil-Chavarría, Carla Lisette García-Ramos, Sergio Alberto Castro-Quiñonez, Raúl Huato-Reyes, Concepción Guadalupe Santillán-Chapa, Alejandro Antonio Reyes-Sánchez, "Presentación clínica de quiste aracnoideo epidural dorsal posterior a anestesia epidural", Cirugía y Cirujanos 2016; 84(6): 487-492.

Los quistes aracnoideos corresponden al 1% de los tumores espinales y se definen como un divertículo de la duramadre, la aracnoides o de la vaina de una raíz nerviosa que resultan en la acumulación de líquido similar al cefalorraquídeo (LCR). Se trata de un paciente masculino de 15 años, quien acude a valoración por paraparesia espástica de 20 meses de evolución. Posterior a presentar fractura de tobillo derecho posterior, que ameritó cirugía con anestesia epidural lumbar. El paciente evolucionó con disminución de la fuerza y sensibilidad de las extremidades pélvicas, hasta presentar anestesia a nivel de dermatomos T12 a L4, hipoestesia L5 a S1 bilateral y fuerza 4+/5 bilateral, en la raíz L2 y 2+/5 en L3, L4, L5, S1, hiperreflexia patelar con clonus aquíleo, Babinski bilateral. La resonancia magnética nuclear mostró un conducto raquídeo, un proceso ocupativo extramedular, fuera del espacio subaracnoideo, en forma alargada, que se extiende de T6 a T9; la intensidad de la señal corresponde a líquido; la médula espinal se encuentra desplazada y comprimida en sentido dorso ventral. Se realizó laminotomía T6 a T10, encontrando una lesión quística a tensión con pedículo en la raíz dorsal derecha de T8. Se realizó resección con cierre del defecto dural y laminoplastia. El estudio histopatológico, confirma el diagnóstico de quiste aracnoideo. A 12 meses de la cirugía el paciente presentó sensibilidad superficial y discriminación dolor-tacto romo conservada desde T6 hacia distal, fuerza muscular con 4+/5 en la raíz L2 a S1, normoreflexia patelar e hiperreflexia Aquilea bilateral. Sin recurrencia de la lesión según resonancia magnética. Proponemos que después de la anestesia espinal se causaron cambios en la presión del LCR y expansión del quiste, lo que desencadenó el déficit neurológico, haciendo evidente su presencia. A pesar del tiempo que se mantuvo la compresión, el paciente presentó una adecuada evolución clínica.

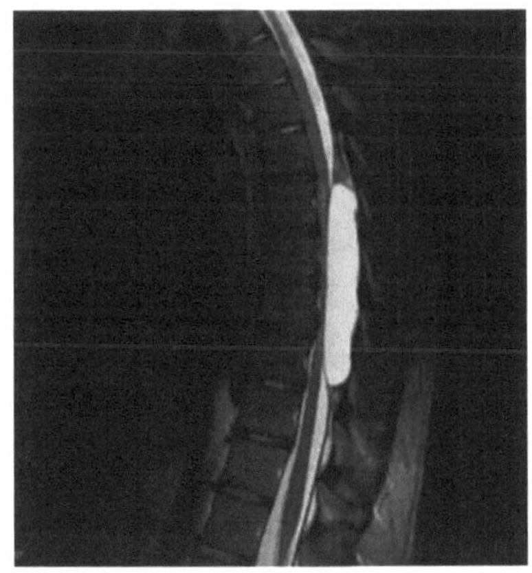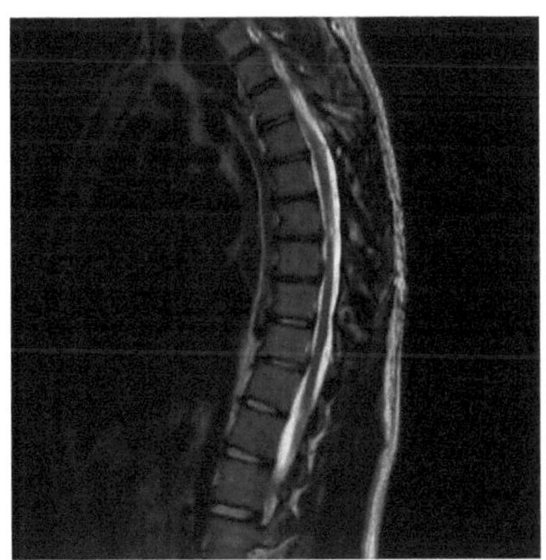

K. Escoliosis Degenerativa del Adulto:

Alejandro A. Reyes-Sánchez

Dr. Fernando Reyes Tarrago

"Organiza tus proyectos do investigación para que coincidan con tus proyectos de vida personal y familiar"

Introducción:

Se define como la deformidad coronal lumbar de más o menos 10 grados y se incluye a la escoliosis idiopática en el adulto y la escoliosis degenerativa del adulto de Novo. Mientras que la primera es la continuación de la escoliosis idiopática del adolescente, la segunda se desarrolla durante la edad adulta debido a una cascada de cambios degenerativos progresivos. Tiene una distribución de género similar y por lo general, comienza alrededor de los 50 años con una edad promedio de presentación de 70.5 años. Son características la escoliosis principalmente lumbar con curvas torácicas compensatorias ocasionales y rotación limitada al ápice de la deformidad, subluxación lateral, o "laterolistesis", acuñamiento de la vertebra ápico y co compaña frecuentemente do ocpondilolistesis. Los ángulos de Cobb miden menos de 40° en la de Novo y más de 50° en la escoliosis idiopática en el adulto.

Esta afección de la columna vertebral es potencialmente debilitante debido a cambios degenerativos progresivos que dan lugar a una deformidad rotacional multiaxial. Puede provocar un dolor significativo y un deterioro funcional y a menudo, justifica una intervención quirúrgica, ya que las medidas conservadoras no han demostrado ser efectivas en la mayoría de los casos. El estudio implica un examen físico completo y una investigación radiográfica apropiada para determinar la verdadera fuente del dolor y la intervención quirúrgica debe estar dirigida a abordar esta fuente, descomprimir los nervios afectados, fusionar segmentos dolorosos o inestables y corregir la deformidad. El cirujano tratante debe equilibrar los objetivos de alineación con los riesgos a la luz de las comorbilidades del paciente y los objetivos de alineación específicos de la edad para producir el mejor resultado para los pacientes con el menor riesgo posible. Las técnicas más nuevas están ganando popularidad y se muestran prometedoras para disminuir la morbilidad perioperatoria al tiempo que proporcionan una corrección adecuada de la deformidad. Adicionalmente hemos encontrado controversial si la fijación corta o larga son lo mejor para nuestros pacientes.

La importancia de la patología es que su diagnóstico está en crecimiento debido al incremento de la posibilidad de vida, se describe incluso en el 68% de la población con más de 60 años asintomáticos y cerca del 30% en los de más de 70 años con sintomatología, en donde se debe entender que la cirugía es indicada solo en sintomatología incapacitante y considerar las complicaciones inherentes a cirugía en pacientes con síndrome de fragilidad.

Artículos publicados:

1. Garcia-Ramos CL, Obil-Chavarría CA, Zárate-Kalfópulos B, Rosales-Olivarez LM, Alpízar-Aguirre A, Reyes-Sánchez AA, "Escoliosis degenerativa del adulto", Acta Ortopédica Mexicana 2015; 29 (2): mar-abr: 127-138.
2. García-Ramos CL, Obil-Chavarría CA, Molina Choez DD, Reyes-Sánchez A. "Epidemiological and radiiological profile of patients with degenerative scoliosis: 20 year experience at a referral Institute. Acta Ortopédica Mexicana 2018, 32 (2), Mar-Abr 60-64.

3. Reyes-Sánchez A, Valenzuela-González J, Valle-Valdez MA, García Ramos C. "Incisional hernia, a rare complication of the anterolateral transpsoas approach, Acta Ortopédica Mexicana 2020, 34 (2) Mar-Abr 134-138.

4. Reyes-Sánchez A, Uribe-Alpizar C, Gómez-Ríos JC, García-Ramos C, Zárate-Kalfopulos B, Barragán-Hermosillo JL, et al. Comparison of posterior vs double approach in the treatment of adult degenerative scoliosis. Cir Columna. 2023; 1 (1): 13-23. https://dx.doi.org/10.35366/111049

Desarrollo:

1. **García-Ramos CL, Obil-Chavarría CA, Zárate-Kalfópulos B, Rosales-Olivares LM, Alpizar-Aguirre A, Reyes-Sánchez AA. Escoliosis degenerativa del adulto [Degenerative adult scoliosis]. Acta Ortop Mex. 2015 Mar-Apr;29(2):127-38. Spanish. PMID: 27012088.**

La escoliosis del adulto es una patología tridimensional caracterizada por cambios degenerativos en un esqueleto maduro, con deformidad rotacional (sagital, coronal y axial) y que en el plano anteroposterior se obtiene un Cobb mayor de 10°. Se debe entender como una patología degenerativa en la cual se genera un círculo entre degeneración asimétrica, carga asimétrica y deformidad asimétrica, lo cual favorece la deformidad, progresión de la misma y evolución sintomática.

La progresión de la curvatura ha sido descrita de 0 a 22° sin manejo quirúrgico con seguimiento de 1.2 a 14.4 años, sin presentar una progresión lineal.

La presentación clínica se basa en Dolor (90% de los pacientes, predominio axial, exacerbado por la carga y mejora al retirar la misma), dolor radicular y/o claudicación neurogénica, déficit neurológico variable por compresión de las distintas estructuras nerviosas.

Diferentes autores han procontado clasificaciones

Aebi et al describieron 3 tipos de escoliosis en el adulto: Tipo I: Degenerativa primaria o denovo; Tipo II: Deformidad idiopática progresiva en la vida adulta; Tipo III: Escoliosis degenerativa del adulto secundaria.

Faldini et al en 2006 describió como estable o inestable el tipo de curvatura variando en cada grupo la hipertrofia facetaria con estenosis foraminal o central/degeneración discal, o presentando hipermovilidad, degeneración discal o desbalance sagital.

El tratamiento inicial debe considerarse conservador en pacientes sin radiculopatía, sin estenosis significativa, lumbalgia o curvatura menor a 30° o 2 mm de subluxación. Se deben considerar contraindicaciones quirúrgicas para el manejo como patología cardiopulmonar, osteoporosis o condiciones físicas y mentales que no permitan evolución adecuada postoperatoria.

En el caso de decisión quirúrgica se han expresado recomendaciones, Silva et al describieron niveles y recomentaciones:

Nivel 1: Descompresión, pacientes sin inestabilidad con estenosis en recesos laterales y centrales, sintomatología aislada en extremidades pélvicas.

Nivel 2: Descompresión y artrodesis limitada instrumentada, paciente con Cobb mayor a 15 - 20°, subluxación lateral e inestabilidad dinámica. Se considera como fusión selectiva, se debe tener en cuenta el riesgo de enfermedad del segmento adyacente.

Nivel 3: Descompresión y artrodesis de la curvatura instrumentada. Se realiza artrodesis larga excediendo la vértebra final, con fin de evitar el brazo de palanca y descompensar la curvatura. Se puede optar por realizar procedimientos 360° para mejorar la alineación.

Nivel 4: Descompresión y fusión instrumentada anterior y posterior. Deformidades rígidas que requieren liberación anterior y posterior. Permite corrección de la hipocifosis y del desbalance.

Nivel 5: Instrumentación torácica y extensión de la fusión, pacientes con deformidad, imbalance sagital, hipocifosis y descompensación torácica (imbalance global).

Es importante considerar el nivel a detener la artrodesis, cuando se detiene la instrumentación en L1L2 incrementa la enfermedad del segmento adyacente, por lo cual se recomienda aumentar a T10.

Se han descrito diferentes osteotomías para realizar la corrección de deformidades:

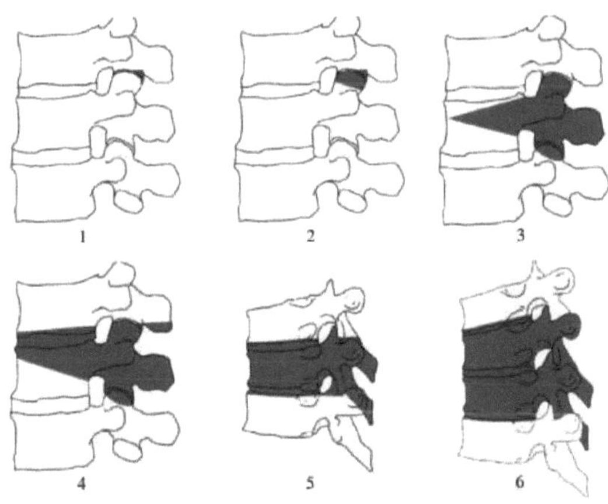

Figura 3.

Clasificación de osteotomías de acuerdo con la resección anatómica realizada. Tomado de Diebo Bassel, Liu Shian, Lafage Virginie, Schwab Frank. Osteotomies in the treatment of spinal deformities: indications, classification, and surgical planning. *Eur J Orthop Surg Traumatol.* 2014; 24(1): 11-20.[43]

Tipo 1: Facetectomía parcial + cápsula articular

Tipo 2: Resección completa de facetas, involucra faceta superior, inferior, ligamento amarillo, con posibilidad de extender a lámina y espinosa.

Tipo 3: Resección en cuña del cuerpo vertebral y elementos posteriores, se conservan discos intervertebrales.

Tipo 4: Resección del disco y por lo menos una plataforma de uno de los discos.

Tipo 5: Resección del cuerpo vertebral y discos adyacentes

Tipo 6: Resección de múltiples cuerpos vertebrales con discos adyacentes.

Las complicaciones con variables con reporte de 20 a 40%, transquirúgicas siendo sangrado, hematoma epidural, embolia pulmonar, falla respiratoria e infarto al miocardio. Tardías la enfermedad del segmento adyacente, ruptura de la unión por arriba o debajo de la unión, pseudoartrosis, falla del implante, fracturas adyacentes y requerir cirugía de revisión.

Se estima una tasa de cirugía de revisión a cuatro años del 36%, con reportes del 8 al 58%.

2. García-Ramos CL, Obil-Chavarría CA, Molina-Choez DD, Reyes-Sánchez A. Epidemiological and radiological profile of patients with degenerative scoliosis: 20 year experience at a referral institute. Acta Ortop Mex. 2018 Mar-Apr;32(2):60-64. English. PMID: 30182549.

Se ha descrito la experiencia del Instituto Nacional de Rehabilitación LGII sobre el tema de escoliosis degenerativa. En 2018 García-Ramos et al. Describieron la epidemiología y hallazgos radiográficos en un periodo de 20 años.

El periodo de seguimiento fue de 1994 a 2013 encontrando una prevalencia de 87/100000 (0.097%) (CI 95% 67.8 -111) pacientes. Se presentó con mayor prevalencia en mujeres 72.1% versus hombres 27.9%. La media de edad de presentación fue de 64.9 (+/- 9.4) años con un rango de 41 a 79 años. El riesgo estimado fue de 2.37 veces en mujeres de presentar escoliosis degenerativa lumbar.

La prevalencia de espondilolistesis asociada a escoliosis degenerativa fue del 21%, encontrando una mayor prevalencia en mujeres (8/44) versus hombres (5/17). El nivel con mayor frecuencia de afectación fue L4L5 (61.5%). La olistesis se presentó con mayor frecuencia en L5S1 (62.3%), seguido por L4L5 (29.5%). La media de curvatura medida por Cobb fue de 31.23 +/- 4.1° con rangos de 15 a 40°.

Dentro de los resultados quirúrgicos, la corrección pasó de 30.95 +/- 4.9° a 31.13 +/- 4.3° sin encontrar significancia. El abordaje principal fue posterior en el 82%, y doble abordaje con 18%. L'as complicaciones asociadas 11.5% durotomía y 1.6% infección de sitio quirúrgico. La estancia hospitalaria promedio fue de 3.3 días.

3. **Reyes-Sánchez A, Valenzuela-González J, Valle-Valdez MA, García-Ramos C. Incisional hernia, a rare complication of the anterolateral transpsoas approach. Acta Ortop Mex. 2020 Mar-Apr;34(2):134-138. English. PMID: 33244916.**

Dentro de las complicaciones en 2020 Reyes Sánchez et al. Describieron un caso de hernia insicional posterior al abordaje transpsoas. Se trató de un paciente de 75 años con diagnóstico de escoliosis degenerativa del adulto que se realizó abordaje lateral con colocación de cajas lumbares en L2L3, L3L4, L4L5 y artrodesis instrumentada posterolateral de L1 a S1.

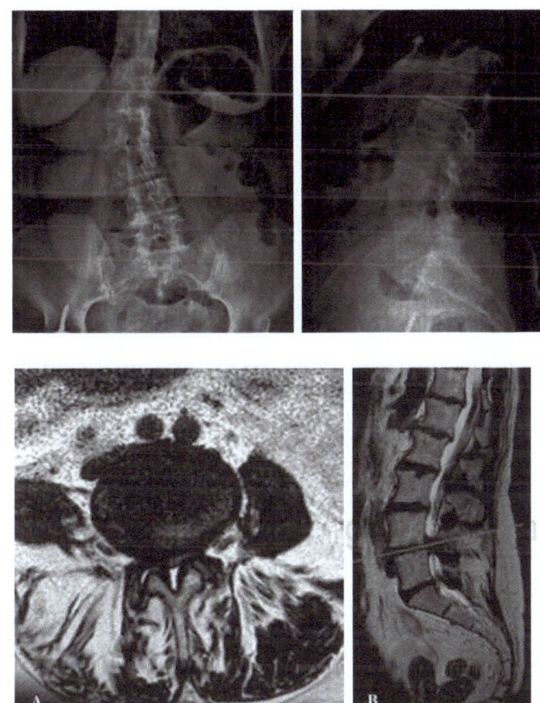

Evolucionó a los 2 meses con aumento de volumen en región abdominal izquierda, no doloroso, se tomaron estudios encontrando en tomografía una hernia incisional la cual requirió manejo por cirugía general.

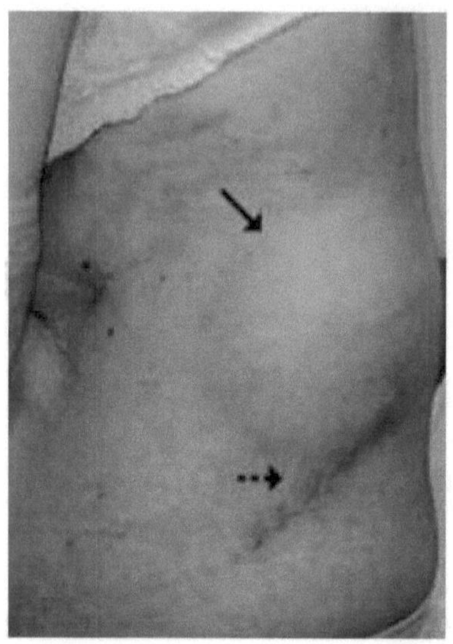

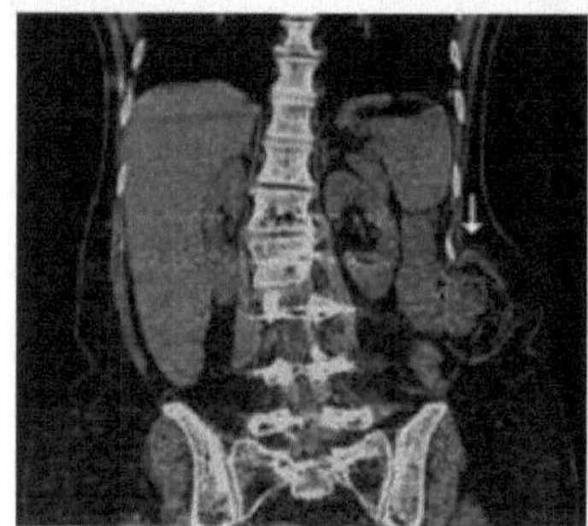
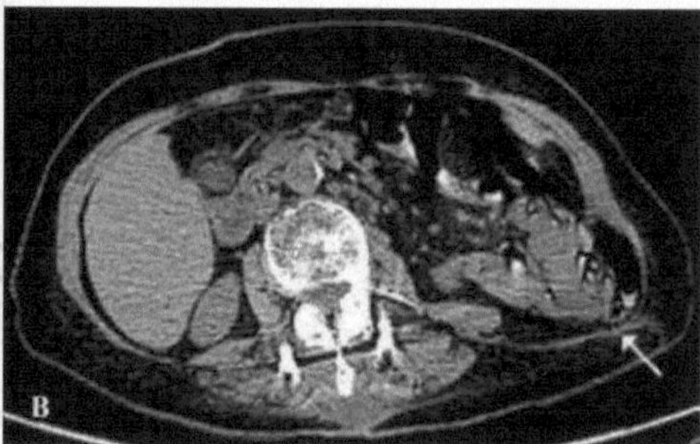

Es una complicación a considerar, con baja prevalencia, reportándose en el 1% de las incisiones, se presenta principalmente en los flancos de la región abdominal. La etiología descrita es por denervación de la pared abdominal, generando incompetencia muscular y por cierre incompleto con defecto de la pared con tono normal. La recomendación es realizar una disección meticulosa lo cual evitará la denervación y debilitamiento de las capas musculares. Se debe realizar un cierre adecuado de las capas abordadas.

4. **Reyes-Sánchez A, Uribe-Alpizar C, Gómez-Ríos JC, García-Ramos C, Zárate-Kalfopulos B, Barragán-Hermosillo JL, et al. Comparison of posterior vs double approach in the treatment of adult degenerative scoliosis. Cir Columna. 2023; 1 (1): 13-23. https://dx.doi.org/10.35366/111049**

En abril 2023 Reyes Sánchez et al publicaron un estudio comparativo entre abordaje posterior contra abordaje doble en el tratamiento de la escoliosis degenerativa del adulto, siendo un estudio prospectivo, longitudinal, comparativo, controlado con seguimiento de 2 años, teniendo un total de 43 pacientes de 63.2 años, con curvatura variable de 10 a 42°; 35 de los cuales se realizó abordaje posterior y 8 por doble abordaje (ALPA + posterior). Se encontró mejoría en ambos grupos sin significancia entre grupos, en la escala de Roland Morris pasando de 13.17 a 9.75 pts. y de 14.71 a 7.28 pts. respectivamente, la escala de Oswestry de 54.27% al año, de 35.51% a los 2 años y de 49.71% a 21.85% a los 2 años respectivamente, sin encontrar significancia estadística.

No se encontró cambios significativos en los parámetros espinopélvicos aunque si se encontró mejoría en el balance sagital y corrección de escoliosis. Como conclusión el doble abordaje permite una mejor corrección del balance sagital y de la curvatura escoliótica, teniendo un resultado efectivo, aunque sin diferencia en las escalas funcionales, calidad de vida y dolor.

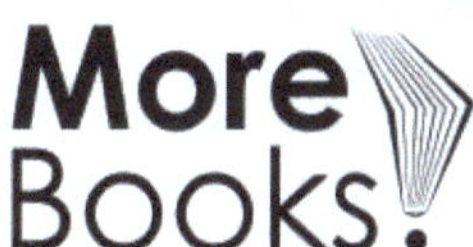

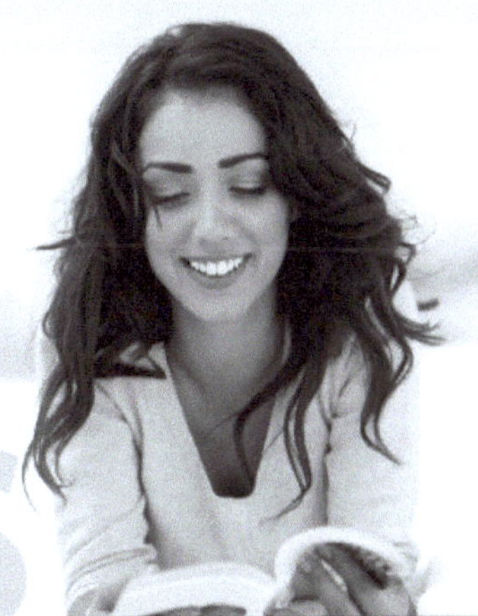

I want morebooks!

Buy your books fast and straightforward online - at one of world's fastest growing online book stores! Environmentally sound due to Print-on-Demand technologies.

Buy your books online at
www.morebooks.shop

¡Compre sus libros rápido y directo en internet, en una de las librerías en línea con mayor crecimiento en el mundo! Producción que protege el medio ambiente a través de las tecnologías de impresión bajo demanda.

Compre sus libros online en
www.morebooks.shop

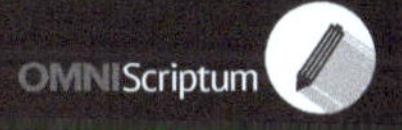

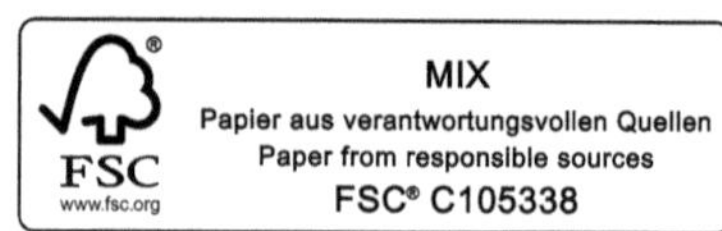

Printed by Books on Demand GmbH, Norderstedt / Germany